EVA JAEGGI

LIEBE UND ANDERE WAGNISSE

fischer & gann

EVA JAEGGI

LIEBE UND ANDERE WAGNISSE

ÜBER DAS LEBEN IN BEZIEHUNGEN

IM GESPRÄCH MIT MATHILDE FISCHER

fischer & gann

Bibliografische Information der Deutschen Nationalbibliothek:
Die Deutsche Nationalbibliothek verzeichnet diese Publikation
in der Deutschen Nationalbibliografie; detaillierte bibliografische Daten
sind im Internet über http://dnb.d-nb.de abrufbar.

Umschlaggestaltung | Layout: Gesine Beran, Turin
Umschlagmotiv: Shutterstock/Stock-Asso
Gesamtherstellung | Druck: Aumayer Druck + Verlag Ges.m.b.H. & Co KG,
Munderfing
Printed in the European Union

ISBN: 978-3-903072-30-5
ISBN E-BOOK: 978-3-903072-37-4
www.fischerundgann.com

INHALT

VORWORT

Dieses Interview-Buch mit seiner Fokussierung auf »Liebe« und andere Beziehungen ist auf Anregung von Frau Dr. Mathilde Fischer entstanden. Sie kennt viele meiner Bücher sehr gut, hat einige als Lektorin betreut und wollte meine Erfahrungen als Therapeutin und als Wissenschaftlerin auch ein wenig mit meinem privaten Leben in Verbindung bringen. Wir hoffen beide, dass dies so gelungen ist, dass die Leserinnen und Leser dieses Buches sich davon angesprochen fühlen, vielleicht auch persönlich profitieren.

In meiner beruflichen Laufbahn als Psychotherapeutin und Universitätslehrerin für Klinische Psychologie sind natürlich alle Formen von menschlichen Beziehungen, ganz besonders Liebesbeziehungen, DAS große Thema. Doch warum im Titel das Wort »Wagnisse«?

Es ist wohl eine nicht zu hinterfragende Erfahrung für jeden Menschen, dass wichtige menschliche Beziehungen, nicht nur Liebesbeziehungen im engeren Sinn, immer wieder geknüpft sind an Möglichkeiten des Scheiterns und damit an Trauer, Enttäuschungen und Wut, eben an alle Formen des Leides – und das in jeder Lebensphase. Die meisten Menschen sind sich, wenn sie in einer erfreulichen Beziehung leben und sich von anderen Menschen getragen fühlen (seien es Freundschaften, Partner, Kinder etc.) nicht klar darüber, dass sie mit jedem Menschen ein »Wagnis« eingehen. Jede Beziehung kann zerbrechen, kann sich verwandeln, kann Leid verursachen. Manche Menschen ziehen daraus instinktiv den Schluss, sich lieber nicht zu nahe einzulassen in Beziehungen zu anderen Menschen. Das Wagnis der Enttäuschung scheint allzu groß. Lieber bleibt man ein wenig distanziert, unter Umständen auch alleine.

Für andere Menschen hingegen ist es lebensnotwendig, sich in möglichst vielen Beziehungen wiederzufinden. Es gibt auch bei diesen Menschen eine Art »Enttäuschungsprävention«; man nimmt nach allen Seiten hin Beziehungen auf, ein wenig im Sinne von:

Wenn einer verloren geht, dann stehen noch viele andere bereit. Zwischen all diesen Möglichkeiten gibt es natürlich Zwischenstufen, immer wieder neue Variationen und sehr individuelle Ausformungen von Beziehungen.

Das ganze Interview ist durchzogen von dem Bemühen, alle diese Beziehungsformen immer wieder abzuklopfen auf ihre Bedeutsamkeit, ihre individuellen und gesellschaftlichen Kreativitätspotentiale und eben auch auf die Risiken, die damit verbunden sind, wenn man sich nicht mehr so selbstverständlich von Normen leiten lassen kann wie in vormodernen Zeiten.

Es werden recht unterschiedliche Beziehungsformen bedacht: die sogenannte »bürgerliche« Ehe, die sehr viel lockereren Partnerschaften mit und ohne Kinder, wo eventuell kein gemeinsamer Haushalt besteht, die Patchworkfamilie, Freundschaft, die Lebensform der Singles, das Leben als altes Paar, und auch die Veränderung von Beziehungen durch die sozialen Medien.

Gemeinsam ist allen Beziehungen, dass sie unter dem Gesetz moderner Reflexivität stehen. Wo Beziehungen nicht mehr sehr klar definiert werden, wo Regeln des Zusammenlebens individuell sehr unterschiedlich ausgestaltet werden, muss sich der Einzelne darüber klar werden, wie er seine ganz spezielle Lebensform (als Vater, als Ehefrau, als Single) eigentlich beurteilen, gestalten und jeweils auch verändern will.

Dieser Prozess geht selten alleine im »stillen Kämmerlein« vor sich – es ist vielmehr ein Prozess, der begleitet wird von den Beurteilungen durch andere, von eigenen und fremden Evaluationen, die sich zu immer wieder neuen Identitätsfacetten zusammenfügen. Diese Sicht der »anderen« ist natürlich nicht ganz neu, nicht nur der Moderne geschuldet: Immer haben Nachbarn, Freunde, Familienmitglieder Urteile abgegeben über die Art und Weise, wie jeder lebt.

Neu ist die Vervielfachung der Standpunkte, von denen aus ge- und verurteilt wird, neu ist der Variationsreichtum, der erforderlich ist, um in Zeiten sozialer und räumlicher Mobilität sowie in Zeiten ungemein großer Veränderung des Beziehungslebens, u. a. durch den Einfluss der modernen Medien, das Leben gründlicher denn je reflektieren zu können. Auch diese Reflexion selbst aber verändert das Erleben von Beziehungen.

Dieses Buch ist daher durchzogen von Vergleichen mit »früheren« Zeiten – das kann sich auf das 19. Jahrhundert beziehen, auf das 20. Jahrhundert mit seinen beiden Weltkriegen, den 50er-Jahren und der 68er-Bewegung. Da ich sowohl die Nazizeit als auch die nachfolgenden Jahre schon sehr bewusst erlebt habe, kann ich aus dem Fundus meiner eigenen Erfahrungen auch hier einiges beisteuern. Wenn ich aus therapeutischen Erfahrungen berichte, musste ich um der Anonymisierung willen einiges verschleiern, kompilieren oder auch Figuren verschmelzen. Niemand ist als reale Person charakterisiert, eher als Prototyp bestimmter Verhaltens- und Erlebensweisen. Eine Ausnahme davon bin ich selbst: Ich habe in diesem Interview sehr oft über persönliche Erlebnisse berichtet, meist ohne Abstriche.

Über Erfahrungen aus meinem Berufsleben als Therapeutin habe ich schon oft in anderen Kontexten geschrieben. Nach wie vor leiten mich meine große Neugierde, andere Menschen kennenzulernen, und meine zunehmend multiperspektivische Sicht auf Menschen und Theorien. Immer wieder bin ich ausgebrochen aus allzu engen Sichtweisen über den Menschen: sei es eine verengte Verhaltenstherapie, eine allzu in sich abgeschottete Psychoanalyse oder eine rein gesellschaftliche Betrachtungsweise bestimmter Leidens- oder Erlebensformen.

Dass wir in Zukunft möglicherweise durch technische Neuerungen und eine Vervielfältigung der sozialen Medien ganz neue Beziehungsformen finden werden, konnte ich nur andeuten. Es fehlen mir dazu noch kompakte Erfahrungen. Auch in diesem Bereich wird sich noch einiges verändern – die Wagnisse werden andere, aber vielleicht nicht weniger sein. Dies zu beurteilen wird mir wohl nicht mehr möglich sein. Vielleicht aber ist der Blick in die Vergangenheit, der Vergleich mit der Gegenwart und eine Ahnung des Kommenden schon eine Chance, sich die Wagnisse des Liebens und anderer Beziehungen in mutiger Form zu vergegenwärtigen. Sollte dies dazu führen, dass manch einer vorsichtiger umgeht mit den kostbaren Ressourcen, die Menschen einander sein können, dann hat das Buch seinen Sinn erfüllt.

Berlin im Juli 2016

Eva Jaeggi

»DESHALB TRENNEN WIR UNS DOCH NICHT GLEICH!«

VON DER LIEBE IN EHE, PARTNERSCHAFT, JUGEND UND ALTER

DIE LIEBE LÄSST SICH NICHT DEFINIEREN UND DOCH BRAUCHEN WIR MENSCHEN SIE

MATHILDE FISCHER: Es gibt viele Mythen rund um die Liebe. Sie haben sich als Psychologin, Verhaltensforscherin und Psychoanalytikerin mit dem Thema Liebe und Beziehungen beschäftigt und einige Bücher dazu veröffentlicht. Was ist Ihrer Meinung nach Liebe?

EVA JAEGGI: Liebe ist eine komplexe Beziehung, die man nicht definieren sollte. Was Verliebtheit ist, lässt sich leichter sagen. Bei der Liebe kann ich mich jedoch nicht auf eine einzige Zuschreibung festlegen. In ganz unterschiedlichen Quellen, wie zum Beispiel Trivialgeschichten, hoher Literatur oder Ratgebern, werden immer wieder neue Facetten der Liebe sichtbar. Die Verliebtheit wird hingegen in Texten von der Antike bis zur Gegenwart immer wieder sehr ähnlich beschrieben. Sie ist mit physiologischen Erregungszuständen gekoppelt, mit Fragen, wie die Beziehung weitergehen soll, mit Bildern körperlicher Intimität. Man weiß meist, dass man verliebt ist, weil man es körperlich spürt. Man denkt dauernd an den anderen, ist erfüllt von Gefühlen, die kaum für etwas anderes Platz lassen.

Bei der Liebe ist das anders. Man kann zwischen geschlechtlicher Liebe, Liebe zu seinen Kindern, zu seinen Eltern oder zu Freunden unterscheiden, obwohl man bei Freunden meistens nicht unbedingt von Liebe spricht. Im Zusammenhang mit der Freundschaft möchte man keine unzutreffenden geschlechtlichen Vorstellungen wecken, von denen aber durchaus etwas beigemischt sein kann. Es gibt Freundschaften, bei denen eine leichte Erotik mitschwingt, ohne dass es je zu Intimitäten kommt. Und es gibt Freunde, mit denen man sich ohne jeden erotischen Beiklang derart innig verbunden fühlt, dass man das Liebe nennen könnte. Deshalb sollte der Versuch, Liebe zu definieren, die Freundschaft einbeziehen. Wenn man sich mit Freunden sehr gut versteht, austauschen kann, gemeinsam regelmäßig etwas unternimmt, Interessen miteinander teilt und sich verstanden fühlt, dann ist das auch eine der vielen Facetten der Liebe. Jeder denkt dennoch immer als Erstes an die geschlechtliche Liebe zwischen zwei erwachsenen Menschen verschiedenen oder gleichen Geschlechts. Letzteres wird in unserer Gesellschaft noch immer seltener assoziiert, wenn von der Liebe die Rede ist, doch sehe ich keinen Unterschied zwischen homosexueller und heterosexueller Liebe. Alle meine Erfahrungen bei Klienten und Freunden im Hinblick auf gleichgeschlechtliche Liebe zeigen mir, dass das Liebesgefühl dem heterosexueller Paare entspricht.

Die Psychoanalyse legt den Fokus auf die sexuelle Anziehung. Dass diese schnell abflacht, entsprach bereits der Auffassung Freuds und ist in den meisten Liebesbeziehungen tatsächlich so. Die erste sexuelle Begeisterung, während der man vor allem die Intimität sucht und sich körperlich nah sein möchte, hält nicht lange an und mündet, wenn die Beziehung hält, in eine gern gelebte Sexualität ein. Nur in der Zeit, in der man verliebt ist, sehnt man sich ununterbrochen sexuell nach dem anderen. Zu dem Wunsch körperlicher Intimität gehört natürlich auch der Wunsch nach Zärtlichkeit.

Freud hat sich mehr über den Sexualtrieb als über die Liebe ausgelassen, Liebe aber mit Zärtlichkeit und einer geistigen Interessensgemeinschaft in Beziehung gesetzt. Neben der Sexualität wird bei vielen Theoretikern in Zusammenhang mit Liebe auch die Treue betont. Laut diesen denkt ein Liebender nicht gleichzeitig an verschiedene Liebesobjekte, sondern fokussiert sich auf das eine. Das bedeutet, dass hierzulande vor allem die Ausschließlichkeit der Liebe hervorgehoben wird. Zur Definition der Liebe gehört im Allgemeinen die Exklusivität. Doch diese Festlegung ist zu einseitig, stimmt somit nicht ganz, sondern nur unter bestimmten gesellschaftlichen Umständen. Es gibt Menschen, die geschlechtlich gleichzeitig mehrere andere lieben können. Das gibt es in unserer Gesellschaft nicht so oft, macht aber deutlich, dass die Liebe in der Realität nicht nur auf eine einzige Definition festgeschrieben werden kann. Die freie Partnerwahl ermöglicht viele verschiedene Formen des Liebens, Zusammenseins und Zusammenlebens.

MF: Wenn Partnerschaften in die Krise geraten, geht es oft um Dreiecksbeziehungen. Wie sieht es in solchen Beziehungen mit der Liebe aus?

EJ: Ich kenne zumindest eine Dreiecksbeziehung relativ genau, die ganz gut funktioniert. Allerdings muss ich dazu sagen: Meiner Beobachtung nach geht es beinahe immer um das Dreieck von einem Mann und zwei Frauen. Und natürlich entwickeln sich meist zwischen den Frauen gewisse Spannungen, weil die Polygamie bei uns unüblich ist. Ich glaube jedoch, in Kulturen, in denen sie sozusagen mit zur »kulturellen Ausrüstung« gehört, verläuft sie häufig ganz spannungsfrei. Das bisschen, was ich über orientalische Kulturen gelesen habe, in denen es keine zwingende Monogamie gibt und ein Mann mehrere Frauen haben kann, weist darauf hin, dass die Frauen dieser Kulturen meist besser mit der Situation umgehen und einander leichter akzeptieren können als bei uns, weil andere Erwartungen hinsichtlich der Geschlechterrollen und ihrer Liebesbeziehungen bestehen.

Nun stellt sich die Frage, ob man eine kulturell polygam geprägte und akzeptierte Sexualität in den familiären Beziehungen überhaupt als Liebe bezeichnen sollte. Es fällt mir schwer, mich in die emotionalen Verhältnisse von Kulturen einzufühlen, in denen viele Ehen polygam sind. In Nigeria lebt zum Beispiel ein Drittel der Frauen in einer polygamen Ehe. Die Polygamie hat in Westafrika eine lange Tradition. Der Koran erlaubt einem Mann bis zu vier Ehefrauen, während das Christentum Polygamie ablehnt. Christen leben seit Jahrhunderten in einer monogamen Tradition und sind in ihrem Verständnis von dieser beeinflusst. Ich habe einerseits das Buch von einer muslimischen Frau gelesen, die schreibt, wie froh sie sei, dass sich ihr Mann eine Zweitfrau nehme, weil sie das entlaste. Andererseits hat mir das Buch einer anderen Muslimin genau das Gegenteil erzählt. Sie war außer sich und hat in derselben Weise gelitten, wie bei uns eine Frau leiden würde, wenn sie den Mann, den sie liebt, mit einer anderen Frau teilen müsste.

MF: Warum leiden wir, wenn der andere nicht nur exklusiv uns, sondern auch noch eine andere oder einen anderen liebt?

EJ: Liebe und Treue erfahren wir hier bei uns im Lied, im Gedicht oder in Gedanken als ein Geschwisterpaar. Da ist es sehr schmerzhaft, wenn ich das Gefühl habe: »Nun bin ich nicht mehr exklusiv für den anderen da. Jetzt bin ich nicht mehr die Einzige für ihn.« Es geht ja immer darum, ob ich die bzw. der Wichtigste und etwas Besonderes bin. Ist das nicht der Fall, bedeutet das eine Kränkung. Man wird, sobald Scheidung oder Trennung ins Spiel kommen, vom anderen abgewertet. Wenn ich die Erfahrung mache: »Aha, ich werde nicht mehr geliebt«, dann ist das mit einer Herabwürdigung verbunden. Derjenige, der geht, muss sein Handeln nicht nur vor dem Partner, sondern auch vor sich selber und der Gesellschaft rechtfertigen. Er muss sich und anderen erklären können, warum ihm der bzw. die andere nicht mehr so viel wie bisher bedeutet und es ihm unmöglich ist, die Beziehung weiter aufrechtzuerhalten. Daher geht die Trennung eines Paares oft mit Diffamierungen und übler Nachrede einher.

Wenn man geliebt wird bzw. glaubt, geliebt zu werden, wird man hingegen aufgewertet. Es werden einem liebenswerte Eigenschaften zugeschrieben, mal idealisierte, mal zutreffende. Das kann derjenige, der geliebt wird, oft selbst gar nicht mehr unterscheiden. Man hört ja gern, dass man ganz toll ist.

MF: Warum ist es so elementar für uns, in den Augen eines Menschen, der uns liebt, wunderbar und außergewöhnlich zu sein?

EJ: Menschen sind offensichtlich vom Säuglingsalter an so angelegt, dass sie der Zuwendung bedürfen und spüren müssen, dass sie geliebt werden. Sie wollen beachtet werden und wollen, dass man ihren Bedürfnissen entspricht. Sonst könnte der Mensch gar nicht überleben. Dazu, wie wichtig es für Säuglinge ist, dass man mit ihnen spricht und sich mit ihnen befasst, gibt es reichhaltiges Forschungsmaterial. Sowohl in der Säuglings- als auch in der Verhaltensforschung spielt die in den 1940er-Jahren entwickelte Bindungstheorie nach wie vor eine zentrale Rolle. Viele Studien haben sie inzwischen untermauert. Wer sich als Baby und Kleinkind auf die Liebe der Eltern verlassen und zu ihnen eine sichere Bindung aufbauen kann, gewinnt eine gute Basis für die Beziehungen, die er in seinem späteren Leben eingeht. Bei Kindern, deren elementare Bedürfnisse zwar befriedigt werden, die aber ohne Zärtlichkeit und ohne Ansprache aufwachsen, kommt es hingegen zu Störungen in der Persönlichkeitsentwicklung und in der Beziehungsfähigkeit. Es ist auch für die Entfaltung unseres seelischen Lebens nötig, dass wir nicht nur gefüttert und gepflegt, sondern von einem menschlichen Wesen angesprochen und angelächelt werden.

Das geht in modifizierter Form das ganze Leben weiter. Es gibt keine Phase des Lebens, in der ein Mensch zur Stärkung seines Selbstgefühls nicht in irgendeiner Form die Zuwendung und Liebe anderer braucht. Alle Identitätstheorien weisen auf diesen Zusammenhang hin. Offenbar ist der Mensch erst durch die Zuschreibungen anderer fähig, sich wahrzunehmen und ein Ich auszubilden. Alte Menschen, deren Partner gestorben ist, haben es besonders schwer. Je älter sie werden, desto weniger Menschen bleiben ihnen, von denen sie sich geliebt fühlen. Sie vereinsamen zunehmend. Wenn sie Glück haben, gibt es Kinder, denen sie wichtig sind. Fehlen sie als vertraute Ansprechpartner, kann sich der alte Mensch sehr allein gelassen fühlen, kann depressiv oder verbittert werden.

LIEBE UND EHE IN ANDEREN KULTUREN

MF: **Welchen Stellenwert haben Liebe und Ehe in anderen Kulturen?**

EJ: Es gibt Kulturen, in denen Vernunftehen oder verkuppelte Ehen üblich sind. So suchen in Indien noch immer die Eltern den Partner aus. Der individuellen Liebe scheint vor allem in unserer Kultur eine herausragende Bedeutung in der Partnerschaft und den familiären Lebensentwürfen zuzukommen. Das war nicht immer so. Die romantische Liebe ist erst im 17./18. Jahrhundert mit dem Wert der Treue und dem Familienstand der Ehe verknüpft worden. Die Ehe hatte in den Jahrhunderten davor auch bei uns nichts mit Liebe zu tun. Liebe und Ehe waren zwei voneinander losgelöste Beziehungskategorien. Die Liebe wurzelte in einem Gefühl, die Ehe in einer gesellschaftlich vorgegebenen Norm. Wer heiratete, sicherte sich sozial ab. Das galt noch weit über das 17. Jahrhundert hinaus, und zwar vor allem für die Frauen.

Gegeben hat es die Liebe immer und überall. Dass es Kulturen gibt, in denen nicht geliebt wird, halte ich für unwahrscheinlich. Es wird in anderen Kulturen nur jeweils anders geliebt. Sicher ist nur, dass die Liebe nicht unbedingt an eine Partnerschaft gekoppelt sein muss. In Kulturen, die nicht das Individuum in den Vordergrund stellen, hat es weniger Bedeutung, sich für lange Zeit an den einen Partner oder die eine Partnerin zu binden.

In der Vernunftehe kann Liebe entstehen, muss aber nicht. Manche Eltern haben ein gutes Gefühl dafür, wer zu ihrer Tochter oder zu ihrem Sohn passt. Es ist möglich, dass sie auf einer rationalen Ebene recht haben und das von ihnen zusammengeführte Paar sogar gut miteinander harmoniert, ohne dass sich große Liebesgefühle einstellen. Alles in allem sind solche Ehen nicht unbedingt schlechter als der Durchschnitt der Ehen mit freier Partnerwahl. Aber das hängt immer auch davon ab, ob man sich ohne Probleme scheiden lassen kann und ob und wie eine Trennung sanktioniert wird.

Im alten China gab es bei ärmeren Familien den Brauch, dass man kleine Mädchen verlobt hat, und weil man arm war, hat man die Kinder in die Familie des Verlobten gegeben. Das Mädchen sollte dann mithelfen und Hausarbeiten verrichten. Das waren Mädchen von acht, neun Jahren. Die sind wie Geschwister mit ihrem Bräutigam aufgewachsen. Bei ihren Ehen hat sich dann später meistens kein Liebesgefühl eingestellt und es gab zudem Probleme bei der Sexualität und intimen Körperlichkeit. Da sich die Eheleute als Bruder und Schwester empfanden, war es offenbar für sie befremdlich, einander körperlich zu lieben, und sie reagierten sexuell gehemmt aufeinander. In solchen Fällen schlägt also wahrscheinlich eine Art Inzesttabu zu. Da viele Kinder in armen Familien die Existenz aller gefährden, weil sie nicht die Mittel haben, alle zu versorgen, nehme ich an, dass die geringe Geburtenrate den schwierigen Lebensverhältnissen entgegenkam und daher nicht als ein Problem betrachtet wurde.

In arrangierten Ehen ergibt sich hinsichtlich der Sexualität zwischen den Partnern ein ganz anderes Bild. Aus ihnen gehen oft viele Kinder hervor, vorausgesetzt, sie funktionieren. Wir können uns darin auf dem Hintergrund unserer eigenen Liebeskultur nur schwer einfühlen. Wenn Braut und Bräutigam sich das erste Mal sehen, kurz bevor sie heiraten, spielt gewiss die Erwartung eine große Rolle, sicher auch die Frage: »Wie wird sie oder er aussehen?« Und dann ist sie vielleicht sehr hübsch und er sieht toll aus, so dass sich beide körperlich voneinander angezogen fühlen. Je nachdem, welche Eindrücke und Emotionen die erste Begegnung bestimmen, können sich zwischen den beiden sofort oder erst langsam oder vielleicht auch nur schwer Sexualität und eine funktionsfähige Beziehung entwickeln.

MF: Ich erinnere mich an eine Inderin, die es völlig normal fand, dass die Eltern ihr den Partner suchen: »Wie könnte ich so eine wichtige Entscheidung für mein ganzes Leben alleine fällen? Die müssen doch meine Eltern für mich fällen!«, meinte sie. Aber was ist, wenn sich zwischen den beiden von den Eltern zusammengeführten Ehepartnern selbst allmählich keine Liebe entwickeln kann?

EJ: Ich habe mit einem indischen Professor gesprochen, der in Amerika gelebt und gelehrt hat. Seine Eltern hatten für ihn eine Frau gefunden, die studiert hatte. Sie hatten sich offensichtlich sehr gut und lange überlegt, welche Art Frau ihrem Sohn eine ideale Lebenspartnerin sein würde, und sich dann genau erkundigt und entschieden. Der Professor hat den Kontakt aufgenommen und sich mit der Frau tatsächlich ausgezeichnet verstanden. Sie haben miteinander telefoniert, einander Briefe und E-Mails geschrieben. Er sagt, das sei eine sehr nette Frau gewesen, wunderbar von seinen Eltern ausgewählt. Es habe alles gepasst, sie hätten sich etliche Male getroffen und angefreundet. Nur geliebt hätten sie sich nicht und deshalb beschlossen, nicht zu heiraten. Bei diesen beiden aufgeklärten Menschen sind zwei Liebeskulturen aufeinander getroffen. Sie haben sich für die individuell-romatische entschlossen.

WAS SPRICHT FÜR MEHR VERNUNFT IN EHE UND PARTNERSCHAFT?

MF: Vor einigen Jahren erschien das Buch eines Paartherapeuten, das für großes Aufsehen sorgte: »Lob der Vernunftehe« von Arnold Retzer. Was halten Sie von diesem erst einmal provozierend klingenden Ansatz?

EJ: Ich finde, es hat vieles für sich, wie Retzer für mehr Realismus in der Ehe streitet. Ich denke, eine Ehe sollte sowohl auf Liebe als auch auf Vernunft basieren. Gerade in Situationen, in denen man merkt, die Beziehung driftet auseinander, ist es wichtig, sich von der Vernunft leiten zu lassen, anstatt unbedacht und rein emotional zu reagieren. Das heißt, man sollte im Fall einer möglichen Trennung bedenken: Eine Trennung würde so viel zerstören. »Wir haben doch eine ganze Menge aufgebaut und da sind ja auch noch unsere Kinder!«, wäre eine Überlegung. Es gibt meist nach einigen Jahren oder Jahrzehnten gemeinsamen Alltagslebens viele Gründe, weshalb man sich sagen kann: »Nein, das will ich nicht gefährden.«

Die Liebe kann über die Jahre auch wieder neu belebt werden, das Liebesgefühl schwankt ein Leben lang. Mir hat einmal eine Freundin gesagt: »So einmal im Monat bin ich noch immer richtig verliebt in meinen Mann.« Ähnliches habe ich auch von anderen Paaren gehört. Zum Beispiel hat mir ein Mann, der schon viele Jahre in einer schwulen Partnerschaft lebt, erzählt: »Wir haben das oder jenes zusammen gemacht und auf einmal war ich wieder verliebt in ihn. In dem Moment habe ich erkannt, was er doch alles kann und wie liebenswert er ist. Etwas, was mir schon ganz selbstverständlich geworden war, hat mich angerührt und erregt, als hätte ich es zum ersten Mal erlebt.«

Zu wissen, dass es in der Liebe Wellenbewegungen gibt, die immer wieder einmal abwärts-, aber dann auch wieder aufwärtsströmen, und sich demgemäß zu verhalten, das ist Vernunft in der Beziehung und Ehe. Wenn es gerade hinunter in die Tiefe geht, ist es unangemessen, sofort zu denken: »Oh je, sollten wir uns nicht lieber trennen? Wir reagieren ja nur noch negativ aufeinander!« Stattdessen sollte man sich vergegenwärtigen, welche Höhen und Tiefen es in der Beziehung bereits gab und wie es zu dem momentanen Tiefpunkt gekommen ist. Erst einmal abzuwarten und der Beziehung ihre Chance zu geben, heißt konkret Geduld zeigen und zugleich realistisch daran arbeiten, ob und wie man gemeinsam aus dem Wellental wieder herauskommt.

Stellen wir uns zum Beispiel Menschen vor, die nichts mehr als die Langeweile in einer Beziehung fürchten. Sobald ein Partner sie langweilt, verlassen sie ihn, um sich neu zu verlieben. Denn verliebt zu sein ist immer aufregender, als in einer festen Beziehung zu leben. An einer Beziehung festzuhalten, bedeutet, es auszuhalten, dass der Partner einen mit manchem, was er sagt und tut, langweilt. Wer ist schon so interessant, dass man ihn 24 Stunden am Tag als spannenden Partner erlebt? Natürlich sagt man immer wieder dieselben Sachen. Wenn wir Freunde zu Besuch haben, erzählt mein Mann ihnen Geschichten, die mir schon längst bekannt sind, aber die Freunde hören sie zum ersten Mal. Dass er sie jedes Mal mit derselben Betonung erzählt, kann mir unheimlich auf die Nerven gehen. Umgekehrt ist es natürlich ähnlich: Ich erzähle auch gerne irgendwelche Anekdoten mehrere Male. Aber das ist normal. Wer Langeweile in der Beziehung fürchtet, der muss sich auch selber sagen: »Ich bin ebenfalls langweilig! Ich habe auch nicht dauernd tolle Ideen und biete ständig irgendetwas Neues.«

Es gibt natürlich Beziehungen, die können ausdörren. Will jeder immer was ganz anderes als der andere und wird nie befriedigt, gibt es die Möglichkeit, sich zu trennen. Und das ist ein großer gesellschaftlicher Fortschritt. Natürlich kann auch eine Scheidung das sein, wofür die Vernunft spricht.

MF: Was halten Sie von Geheimnissen in Beziehungen bzw. der Forderung, dass man einander alles erzählen soll?

EJ: Es gehört mit zu einem vernünftigen partnerschaftlichen Umgang, dem anderen nicht dauernd alles zu erzählen, z. B. dass man gerade an einen anderen wunderbaren Menschen denkt. Das Wissen, dass jeder einmal solche Gedanken hat und sie somit nichts Verwerfliches sind, den anderen aber dennoch irritieren und verunsichern, hilft zu entscheiden, was denn dem anderen mitgeteilt werden soll oder eben auch nicht.

Wenn sich der eine Partner verliebt, aber das Gefühl hat, dass ihm seine Ehe dennoch wichtig ist und dass dieses Gefühl der Wertschätzung über all die Ehejahre hinweg aus sehr vielen Gründen erwachsen ist, und denkt: »Mit meinem Partner fühle ich mich wohl«, dann muss er diesem nicht sofort gestehen: »Jetzt habe ich mich so richtig verliebt.« Manchmal wird der andere es sowieso merken, dass man absorbiert ist, und ahnen, was dahintersteckt. Das muss aber nicht unbedingt ausgesprochen werden. Man muss nicht immer gleich alles sagen und die Beziehung belasten.

EIN ERBE DER 68ER: OFFENE BEZIEHUNGEN UND FREIE LIEBE

MF: In der 68er-Bewegung gab es bestimmte klare Forderungen an Beziehungen und damit verbunden bestimmte Tabus: Besitzansprüche anzumelden war das Schlimmste, und alles offen auszusprechen war oberstes Gebot. Welche Auswirkungen haben diese Forderungen auf die heutigen Liebesbeziehungen?

EJ: Gerade die offene, immerfort ehrliche Beziehung wurde bereits in den 1970er-Jahren wieder in Frage gestellt. Andere Konsequenzen der 68er-Bewegung lassen sich nicht mehr wegdenken und bereichern unser gesellschaftliches Leben. Die Liberalität in der Kindererziehung und die Emanzipation der Frau verdankt man z. B. den 68ern. Aber die Vorstellung, dass wer zweimal mit derselben pennt, schon zum »Establishment« gehört, hat sich nicht als konstruktiv erwiesen. Viele der Beziehungen, die die sexuelle Freiheit zu leben versuchten, sind wieder auseinandergegangen. Offenbar führt eine derartige Offenheit in der Wahl der Liebespartner dazu, dass Beziehungen sehr schnell wieder verlassen werden, wenn sie nicht gleich befriedigend sind. Die mit der Möglichkeit, sich seine Lebenspartner immer wieder neu wählen zu können, verbundene Gefahr, dies auch zu tun, hat sich bis heute fortgesetzt. Die Scheidungszahlen sind seit 1968 weiter angestiegen und sinken in den letzten Jahren nur geringfügig. Laut Statistischem Bundesamt lag die Scheidungsrate 1968 bei 93.905, 2003 bei 213.915 und 2014 bei 166.199. Wenn man nun sieht, dass sich die junge Generation wieder viel früher fest bindet als unsere Generation und die Generation unserer Kinder, fragt man sich, ob deren Beziehungen besser halten werden. Ich bin mir nicht sicher, ob die frühzeitige feste Bindung für mehr Verbindlichkeit in den Beziehungen heute spricht. Das ist im Moment schwer zu sagen; es muss sich erst noch zeigen.

Das Feindwort der 68er war »kleinbürgerlich«. Kleinbürgerlich war, wer in eng abgesteckten Beziehungs- und Berufsverhältnissen und auf Treue bedacht lebte. In der Karikatur lautete das: Einfamilienhaus mit Garten, Mama ist zu Hause und kümmert sich dort um alles, Papa verdient tagsüber das Geld, kommt abends nach Hause und alle essen am Küchentisch Abendbrot. Davon hat man sich abgesetzt. Das hieß zum einen, dass auch die Frauen aktiv wurden und beruflich etwas erreichen wollten. In den 1970er-Jahren wurden viele Statistiken darüber erstellt, wie wenige Frauen es in die höheren Positionen schafften, wie sehr die Frauen mit Haushalt und Beruf belastet waren, was Frauen- und was Männerberufe waren und wie viel die Geschlechter jeweils verdienten. Zum anderen bedeutete es, dass die Beziehungen frei sein sollten. Dass man zusammenlebte, ohne verheiratet zu sein, gab es vor der Generation der 68er nicht. Nun war Heiraten auf einmal ziemlich out und kam somit gar nicht mehr in Frage. Die Ehe galt als derart spießig, dass manche Leute – ich kenne welche – heimlich, ohne dass es jemand wusste, geheiratet haben. Wenn man Kinder bekam, änderte sich das oft. Ich erinnere mich noch gut daran, wie sich alle gewundert haben, als ein Assistent meines Mannes sich, weil er standesamtlich und kirchlich geheiratet hatte, folgendermaßen rechtfertigte: »Naja, wir haben ausgemacht, jedes Jahr am Hochzeitstag überlegen wir, ob wir wirklich zusammenbleiben.«

Maximale Freiheit, Gleichwertigkeit und Ehrlichkeit waren die Schlagwörter. Das hat die Beziehungen bis heute geprägt, aber an Extremität verloren. Ein Kennzeichen, das ich mit den 68ern verbinde, ist die Übersteigerung der Forderungen und Lebensweisen. Zu den übertrieben umgesetzten Werten gehörte: Wir sprechen alles aus, was uns nicht passt. Man sagte sich ständig Dinge, die man besser für sich behalten hätte, und ist auf diese Weise mit seinen berechtigten Ansprüchen, Werten und Idealen über das Ziel hinausgeschossen.

Natürlich ist es sinnvoll, mit dem Partner zu reden. Es gibt Dinge und prinzipielle Haltungen, die einem beim anderen nicht passen, über die man sogar unbedingt sprechen muss, wenn einem etwas an der Beziehung und dem Vertrauen des anderen liegt. Wieder zurück in die starre, konventionelle Ehe, in der jeder in seiner Welt lebt und man einander nicht viel zu sagen hat, wenn man miteinander am Tisch sitzt und ausgeht, das will heute keiner mehr. Im unaufhörlichen Dialog, in dem man jedes Gefühl, das auftaucht, sofort benennt und damit augenblicklich alles aufs Spiel setzt, kann eine Beziehung jedoch ebenso schwer gedeihen. Denn Takt ist auch eine Qualität. Dem anderen zum Beispiel vorzuhalten, wie er riecht, ist keineswegs ehrlich, sondern verletzend. Schnell wird auf diese Weise aus der Tugend der Ehrlichkeit pure Aggression. Mit dem, was dem Partner alles an sexuellen und sonstigen Defiziten vorgeworfen wurde, hatten wir oftmals in den 68ern in der Beratung zu tun. Als Psychologin habe ich begriffen, dass viele vorhandene Aggressionen mit dem positiven Leitbild der Ehrlichkeit bemäntelt werden.

Eines Tages ist ein junger Mann zu mir in die Beratungsstelle gekommen, der verschwitzt, bleich, erschöpft und verzweifelt wirkte. Sein Bruder sei zu Besuch da und verstehe sich gut mit seiner Frau. Deshalb hätten beide ihm im Laufe des gestrigen Abends gesagt, dass sie Lust hätten, miteinander die Nacht zu verbringen. Sein Bruder habe gemeint: »Frei, wie wir alle sind, wirst du sicher nichts dagegen haben.« Natürlich habe er das nicht gehabt. Er habe die ganze Nacht im Nebenzimmer gesessen, kein Auge zugetan, gelauscht und sich elend gefühlt. Er sei deshalb über sich enttäuscht.

Warum könne er nicht lockerer wegstecken, dass seine Frau mit seinem Bruder geschlafen habe? Sie sei doch nicht sein Eigentum! Wie könne er derart kleinbürgerlich und unverständig reagieren?

MF: Sie würden also sagen, dass das, was viele Liebesbeziehungen in den 68ern scheitern ließ, eine völlig falsch verstandene Ehrlichkeit und Freiheit war?

EJ: Damals sind aus dem Bestreben heraus, vollkommen ehrlich zu sein, so dass man einander ganz genau kennt, viele Beziehungen zerbrochen, bei denen es nicht nötig gewesen wäre und bereits Kinder mitbetroffen waren. So sehr Begriffe wie Ehrlichkeit, Freiheit und Gleichheit zu schätzen sind – in menschlichen Beziehungen verlangt das Verantwortungsgefühl dem anderen gegenüber ein Feingefühl dafür, ob die andere Person meine Ehrlichkeit auch wirklich ertragen kann. Authentizität ist ja ebenfalls solch ein Schlagwort der 68er-Bewegung, mit dem man alles bemänteln und aussprechen kann. Sobald alles als ehrlich und authentisch bezeichnet wird, lässt sich nichts mehr dagegen sagen. Eine Aussage wie: »Ich bin ganz ehrlich und deswegen sage ich dir: ich finde, du bist hässlich«, ist auf jeden Fall kränkend und mit keinerlei sinnvoller Auseinandersetzung oder Selbsterkenntnis verbunden.

Dass zwischen 1960 und 1980, ja bis in die 1990er hinein vieles ausdiskutiert wurde, dass man die Glaubwürdigkeit und Authentizität der Kultur und ihrer Menschen und Beziehungen hinterfragte, dass man sich mit Schein und Sein auseinandersetzte, hat insgesamt gesehen nicht nur zu schwierigen und komplizierten Liebes- und Familienbeziehungen geführt, sondern – und das ist sehr positiv – auch zu einer kritischeren Sicht auf die gesellschaftlichen und familiären Verhältnisse. Das hatte viele konstruktive Entwicklungen zur Folge. So hat es unter anderem zu einer Öffnung und stärkeren Gleichberechtigung der Geschlechter geführt.

DAS BÜRGERLICHE ERBE: DAS KLUGE MÄDCHEN HEIRATET

MF: Man kann sich heute die Enge der bürgerlichen Beziehungen vor der 68er-Bewegung gar nicht mehr vorstellen. Sie selber sind 1934 in Wien geboren und haben dort Ihre Jugend und Ihre Studienzeit verbracht. Was waren die Beziehungswerte, die Ihnen Ihre Eltern vorgelebt und vermittelt haben?

EJ: Sowohl die Familie meines Vaters als auch die meiner Mutter kommt aus dem österreichischen Waldviertel, aber meine Eltern sind, nachdem sie geheiratet hatten, nach Wien übersiedelt. Es war eine traditionell bürgerliche Familie, in der ich aufwuchs. Mein Vater war Jurist und meine Mutter, wie damals üblich, Hausfrau mit einer höheren Töchtererziehung. Das heißt, sie hatte Französisch und Klavierspielen gelernt und eine entsprechende Schule besucht. Sie war musikalisch und hat gerne und auch sehr gut Klavier gespielt. Musik und Bildung waren bei meinen Eltern mehr als nur leere Kennzeichen einer bürgerlichen Schicht. Meine Eltern hatten Goethe, Schiller und Lessing im Schrank und auch sonst einige gute Literatur wie z. B. Thomas Mann. Ich würde das Milieu, in dem ich groß geworden bin, zwar nicht als intellektuell ansehen, aber meine Eltern hatten dafür gesorgt, dass ihre Kinder hinsichtlich ihrer Erziehung und Bildung alles Notwendige bekamen – Klavierstunden, Skifahren, Tanzstunden und eine ordentliche, höhere Schulbildung. Das bürgerliche Hausmütterchen war zwar noch immer ein Vorbild – intelligent und gebildet sollte es aber auch sein, zugleich ein wenig romantisch und das Haus lieben und pflegen.

Die Ehe meiner Eltern führte vor und in der Kriegszeit zu einem freundlichen, angenehmen Familienleben. Das ist deshalb erstaunlich, weil meine gesamte Familie von den Nazis verfolgt wurde, mein Vater sogar für einige Monate wegen seiner politischen Einstellung im KZ Dachau war. Doch gerade diese Verfolgung hat zu einem sehr dichten Familienklima geführt: Man hielt zusammen, man hatte gute Gesinnungsfreunde und das alles gab einem Kind sehr viel Vertrauen. Während meiner Kindheit fühlte ich mich zu Hause wohl und gut aufgehoben.

Das änderte sich nach dem Krieg. Ich war inzwischen in der Pubertät und habe das durch den gesellschaftlichen Aufstieg meines Vaters veränderte und angespannte Verhältnis zwischen meinen Eltern nur schwer ertragen. Als meine Eltern sich dann getrennt haben, war das eine große Erleichterung für mich. Da war ich allerdings bereits Studentin. Als Teenager habe ich meinem Vater alle Schuld daran gegeben, dass die Beziehung meiner Eltern zerbröckelte. Ich habe ihn zutiefst abgelehnt. Natürlich war das ungerecht von mir, aber in der Pubertät ist man ungerecht, und meine Mutter war eine sehr kluge, fürsorgliche und liebevolle Mutter. Sie war sehr traurig, dass sie selber nicht hatte studieren dürfen. Das war für Mädchen ihrer Generation nicht so einfach. Meinem Großvater hatte jemand erzählt, dass Mädchen, die studieren, große, spitze Nasen bekommen würden. Nicht nur das hat ihn abgeschreckt. Er war der in seinem Bekannten- und Freundeskreis üblichen Meinung, dass es besser sei, wenn eine Tochter nicht studiere, sondern sich im Haushalt bewähre.

MF: Das Thema Frauen und der Zugang zu Wissen, u. a. Studium von Frauen, ist ein Thema, das Sie Ihr ganzes Leben begleitet hat.

EJ: Das war schon in der Schule ein wichtiges Thema für mich. Ich bin immer sehr gern in die Schule gegangen und war eine gute

Schülerin. Entscheidend für meine Zukunft, mein Studium und meine geistige Entwicklung war, dass ich mit 15 Jahren eine Lehrerin bekam, die Geschichte, Philosophie und Psychologie unterrichtete. Ich war zuerst in einer Klosterschule, didaktisch und vom Stoff her war das eine biedere, wenig fordernde Erziehung. Die Lehrerin in der öffentlichen Schule war daher die erste intellektuelle Frau, die ich kennenlernte. Später hat sie sich habilitiert und wurde Dozentin an der Universität Wien. In ihrem Unterricht habe ich gelernt, Tatbestände nicht hinzunehmen, sondern nachzufragen. Das war ihre Art der Didaktik – bei ihr mussten wir alles, was wir hörten und lasen, analysieren: »Warum glaubt ihr das? Wenn ich das jetzt so sage, kommen euch da Fragen?« Auf diese Weise begriff ich, dass es keine vorgefertigten Antworten gibt und man sich selber alles überlegen und erarbeiten muss, was man wissen möchte. Sie war für mich zwischen 15 und 18 ein großes Vorbild. In ihrem Unterricht ist mein Interesse an der Psychologie erwacht. Ich habe mich damals in viel zu schwierige philosophische und psychologische Bücher hineingestürzt und hatte auch persönlichen Kontakt mit der Lehrerin. Ich habe alle meine Jungmädchenprobleme mit ihr besprochen.

Weil es ihre Fächer waren, die mir den Zugang zum kritischen Denken und zu einem intellektuellen Umgang mit Wissen eröffnet hatten, begann ich, Psychologie und Geschichte zu studieren. Beide Fächer erwiesen sich an der Uni zum Teil als weniger spannend, als ich aufgrund des vorherigen Schulunterrichts erwartet hatte. Das Studium befriedigte mein Interesse an allem, was den Menschen, seine Vergangenheit, seine Beziehungen, Bedürfnisse und Fähigkeiten betraf, nicht. So hörte ich nebenher noch Vorlesungen in Kunstgeschichte und Literatur. Bei der Psychologie als Hauptfach bin ich dennoch geblieben. Es war für mich klar, dass ich das, was ich angefangen hatte, auch zu Ende studierte und weiterverfolgte. Obwohl meine Eltern es sehr viel lieber gehabt hätten, dass ich Medizin studiere. Aber ich wusste, dass ein naturwissenschaftliches Studium für mich nicht in Frage kam. Ich hätte mich hindurchgequält und wäre dann doch Psychiaterin und Psychotherapeutin geworden.

Als ich 1952 das Abitur bestanden hatte, hieß es sofort: »Sie ist ein gescheites Mädchen, die soll studieren. Die Männer haben gerne gebildete Frauen, wenn sie selber Karriere machen.« Man ist in den bürgerlichen Kreisen in den 1950er-Jahren im Hinblick auf die Töchter zweispurig gefahren. Die Einstellung klugen Frauen gegenüber hatte sich seit der Zeit meines Großvaters, was das Studium betrifft, aber verändert. Die Frauen sollten studieren und erst dann heiraten. Ich habe mich allerdings sehr gewundert, als viele meiner Freundinnen, kaum waren sie verlobt, mit dem Studium aufhörten. Sie bekamen sofort Kinder, heirateten und aus war es mit ihrer beruflichen Zukunft. Sie wurden wie ihre Mütter und Großmütter Hausfrauen. Treue, Ehe und Familie waren am Ende noch immer das einzig Wichtige. Das wollte ich nicht. Ich wusste, dass nicht nur die Familie, sondern auch der Beruf für mich wichtig sein würde. Psychologie hatte ich studiert, damit ich auf dem, was ich gelernt hatte, aufbauen und mich beruflich weiterentwickeln konnte. Anfangs wusste ich allerdings nicht genau, wie ich das anstellen sollte, weil der ursprünglich angestrebte Beruf der Psychotherapeutin damals für Psychologen nicht leicht zu erreichen war.

Natürlich spielten die bürgerlichen Geschlechternormen bei mir ebenfalls eine Rolle. Viele der Dinge, die mir meine Mutter in Wien vorgelebt hatte, haben mir gefallen. Das kultivierte Leben bei meinen Eltern und ihren Freunden habe ich über meine gesamte Kindheit und Jugend hinweg genossen. Man hat den Tisch wunderschön gedeckt, verstand es, angeregt zu plaudern und dadurch eine angenehme Atmosphäre zu schaffen. Österreicher sind sehr geschickt, was ihren charmanten Plauderton angeht. Das Modell der bürgerlichen Familie enthält einige Ideale, die ich heute noch schätze. Kindern und Kindheit kommt ein wichtiger Stellenwert zu. Die Familie bietet einen Zusammenhalt, ein strukturiertes Alltagsleben und Geborgenheit. Ich habe in meiner eigenen Familie allerdings nicht erlebt, dass man treu ist. Trotzdem hielt ich in meiner Vorstellung daran fest. Ich habe halt gedacht: »Bei meiner Familie hat es zwar nicht funktioniert, aber bei mir wird das anders sein.«

Man kann sich heute nicht mehr vorstellen, wie formell es oft in den Geschlechterbeziehungen vor den 68ern zuging – diese Enge der bürgerlichen Werte und bestimmte Umgangsformen; an der Uni haben wir einander gesiezt, Herr Kollege, Frau Kollegin. Es war natürlich eine große Erleichterung, als sich das dann änderte. Doch die Liebe lief im Grunde, wenn sie wirklich intim war, sehr ähnlich wie heute ab. Die Themen, über die man sprach, waren zwar oft andere, aber man setzte sich ebenso wie die heutigen Paare mit dem geplanten, gemeinsamen Leben und den unterschiedlichen Persönlichkeitseigenschaften auseinander.

Unter den noch so konventionellen Ehen hat es immer schon Paare gegeben, die sich ausgesprochen haben. Zum Dialog in einer Beziehung gibt es eine Reihe von historischen Untersuchungen, die ich in diesem Zusammenhang sehr interessant finde. Macht man sich bewusst, dass es immer liebende Paare gegeben hat, die nicht nur in der ersten Verliebtheit zusammen waren, sondern ihr ganzes Leben miteinander verbracht und sich viele Dinge mitgeteilt haben, wirft das noch einmal ein anderes Licht auf die Liebe in der Ehe. Man darf sich nicht vorstellen, dass alle Paare vor 1968 nur stur nebeneinanderher gelebt und einander nichts erzählt haben. Ich denke vor allem an eine kleine, gebildete Gruppe im 19. Jahrhundert, zu der Bettina und Achim von Arnim gehörten. Die haben sich ganz innige Briefe geschrieben und waren sehr offen miteinander. Es gab immer wieder einmal Epochen und Strömungen wie die 68er, die betonten, dass eine Paarbeziehung mehr sei, als dass man – vor allem als Frau – abgesichert sei. Im Miteinander sei es wichtig, die eigenen Gefühle auszudrücken und sich über das, was das eigene Leben ausmache, zu verständigen.

In dieser Hinsicht möchte ich die 68er, die uns bürgerliche Frauen gelehrt haben, dass hinter der Kruste des guten Benehmens, hinter all den Konventionen und guten Manieren ganze andere Dinge stecken und das Leben bestimmen können, nicht missen. Das fängt bei den Haaren und der Kleidung an. Allein wenn ich daran denke, dass ich als Studentin mir einmal Dauerwellen habe legen lassen! Ich kann mich nicht erinnern, dass auch nur eine Kommilitonin in meiner Studienzeit lange, offene Haare getragen hätte. Als ich 1961 heiratete und mit meinem Ehemann in die Schweiz ging, trug ich etwas damals sehr Waghalsiges für eine Frau, nämlich eine Flanellhose! Jeans waren Arbeitshosen, die Männer trugen. Sie verbreiteten sich als Alltagshosen erst in den 1970ern. Bei der Post, der Institution, bei der ich zuerst als Psychologin gearbeitet habe, musste ich mir anhören, wie »mutig« ich sei, in einer Hose herumzulaufen. So habe ich wieder zum Rock gewechselt.

VON DER ÖKONOMISCHEN ABSICHERUNG ZUR ENTDECKUNG DES INNENLEBENS

MF: Wenn wir weiter auf frühere Lebens- und Beziehungsformen blicken, so hat sich ein bürgerlicher Lebens- und Gesellschaftsstil erst ab dem späten 18. Jahrhundert etabliert. Wie haben die Beziehungen in den vorbürgerlichen Zeiten ausgesehen?

EJ: Im Mittelalter und in den folgenden Jahrhunderten waren die Geschlechterrollen und Paarbeziehungen sehr stark von der Ökonomie bestimmt. Ökonomische Fragen und Überlegungen bestimmten den Alltag in den Familien: »Bringt er das Geld nach Hause? Wirtschaftet sie ordentlich? Erzieht sie die Kinder gut, so dass aus den Jungen etwas werden kann und die Mädchen einen Mann finden? Achtet sie darauf, dass das Personal gut versorgt wird?« Es herrschten sehr klare Vorstellungen, was eine Frau und was ein Mann ist. Weil die Geschlechterrollen festgeschrieben waren, wusste jeder, was er machen musste. Sie musste auf Haus, Hof und die Kinder achten, er sich darum bemühen, dass er in seinem Beruf was Ordentliches erreichte und genügend Geld für die Familie verdiente. Auch die Mitgift war ein Thema. Eine Familie kümmerte sich darum, dass der Sohn eine Frau fand, die aus einem Haus kam, in dem es Geld gab, und eine ordentliche Mitgift mit in die Ehe brachte. Hochzeiten wurden oft arrangiert. Töchter ohne Mitgift wurden in Dienst gegeben oder gingen – in höheren

Schichten – ins Kloster. Die Geschlechterrollen folgten der Tradition; inwiefern einer den anderen verstand, war unerheblich.

Die häufigste Familienform war in der vorindustriellen Zeit die Bauernfamilie. Zur Familie gehörten nicht nur die Eltern und Kinder, sondern ebenso das Gesinde und die Verwandten, die mit auf dem Hof lebten, der für alle auch die Arbeitsstätte war. Autoritätsperson für alle war das Familienoberhaupt, der Vater. Er war für alle Außenkontakte zuständig. Bei der Arbeitsteilung hatte jedes Familienmitglied seine Aufgabe und Rolle.

Gerade die privaten Rollen waren in vormodernen Zeiten zugleich öffentliche Rollen. Wie ich mich als Ehemann verhalte oder als Bruder, Schwester, Freund, war stark von festen Normen geprägt. Man fragte sich nicht: »Passen wir auch psychisch zusammen?« Gerade in Bezug auf die Ehe war man gezwungen, sich einmal für das ganze weitere Leben zu entscheiden. War man gebunden, hatte man keine weitere Option mehr bzw. nur in Ausnahmefällen. Die Scheidung eines Paares war vor allem für die Frau hoch problematisch: erstens aus finanziellen Gründen und zweitens, weil geschiedene Frauen sozial deklassiert waren. Mit einer geschiedenen Frau gab man sich in vielen Gesellschaftsschichten nicht ab. Auch Paare, die nicht zusammenpassten, haben deshalb versucht, zusammenzubleiben. Eine einmal geschlossene Ehe war nicht so leicht zu hinterfragen. Man musste das Beste daraus machen, war außerdem mit der Arbeit, die man hatte, ausgelastet und hatte weniger Zeit, über die Beziehung nachzudenken.

Dass man in einer Beziehung über diese nachdenkt, sich auf eine Metaebene begibt und sich überlegt: »Haben wir das erreicht, was wir uns vorgestellt haben – und das nicht nur gesellschaftlich, sondern auch persönlich?«, das ist eine eher moderne Erscheinung. Fragen wie: »Bin ich glücklich? Will ich wirklich so leben, wie ich lebe? Will ich so sterben?«, haben sich die Menschen selten so gestellt.

MF: Als Psychotherapeutin interessieren Sie nicht nur die äußeren Lebensumstände, sondern auch die inneren. Wie kann man sich das Innen-

leben der Menschen in den früheren Jahrhunderten, in denen noch keine Reflexion über die eigene Person und die eigenen Beziehungen üblich war, wie Sie sagen, vorstellen?

EJ: Darüber, wie frühere Lebensformen, das Innenleben der Menschen und ihre Vorstellung voneinander aussahen, wissen wir einiges aus der Literatur. Zuerst haben eher »Typen« eine Rolle gespielt, zum Beispiel im 1668 erschienenen deutschen »Abenteuerlichen Simplicissimus« von Hans Jakob Christoffel von Grimmelshausen oder im 1605 erschienenen spanischen »Don Quichote« von Miquel de Cervantes. Beide Protagonisten sind Typen, die ihre festgelegten Eigenschaften und Handlungsmuster haben. Sie entwickeln sich kaum weiter, sondern erleben verschiedene Abenteuer. Dadurch bekommt ihr Leben Farbe und Bewegung. Das individuelle Gefühlsleben spielt keine große Rolle.

Vom 16. bis 18. Jahrhundert waren darüber hinaus vor allem Verwechslungskomödien in Mode. Das Dienstmädchen hat sich als Gräfin angezogen und die Gräfin als Dienstmädchen, um zu erfahren, ob der Geliebte etwa untreu sei und Ähnliches.

Erst langsam kommen im 18. Jahrhundert die Romane auf, in denen sich die Personen entwickeln. Das neu entstandene Interesse an der Innerlichkeit wird vor allem von Briefromanen befriedigt, in denen die subjektiven Enthüllungen und Erfahrungen der Briefeschreiber im Mittelpunkt stehen. Goethes »Wilhelm Meisters Lehrjahre« von 1795 ist eines der prominentesten Beispiele für einen Entwicklungs- und Briefroman und gilt in diesem Genre als wegweisend. Es entsteht ein ganz neues Vokabular, das nicht nur die Literatur sehr bereichert hat. Die Romane beginnen zunehmend, individuell verschiedene Maßstäbe und Leitbilder zu vermitteln und sich für die inneren Welten ihrer verschiedenen Figuren zu interessieren. Vor allem in den englischen Romanen begann man, sich mit dem differenzierten Innenleben der Frauen und Männer zu befassen.

Jane Austen und Henry James gehören zu den englischen Romanautoren, die hervorragende Erkunder der Psyche waren. In ihren

Romanen werden die komplexen Seelenregungen der Protagonisten analysiert. Henry James war zudem der Bruder von William James, einem großen Psychologen. Der Leser lernt, ein Gefühl zu zerlegen, begreift, was in einem einzigen Gefühl alles stecken kann, auf welch unterschiedlichem Innenleben zum Beispiel ein Satz wie: »Ich liebe dich!«, fußen kann. Er erlebt mit, wie viel Neid oder Herrschsucht manchmal mit solch einem Bekenntnis verbunden ist.

Das hat auch Freud gewusst. Er hat gesagt, dass die Dichter viele Dinge besser wissen als die Psychoanalytiker. Freud hat sich als Naturwissenschaftler verstanden, aber immer gesagt, dass sich seine Fallgeschichten wie Novellen lesen würden.

Schriftsteller gehörten sicherlich immer schon zu jenen, die sich besonders für den Menschen interessiert haben. In der Literatur gibt es immer wieder Einsichten in menschliche Bedürfnisse, da kann man nur staunen – und das nicht erst, seitdem der Roman das Individuum entdeckt hat. Die Entdeckung des Individuums und seines Innenlebens im größeren Stil ist aber eine Errungenschaft des 19. Jahrhunderts. Ende des 18. Jahrhunderts und zu Beginn des 19. Jahrhunderts gab es bereits Ansätze einer theoretischen Psychologie. Die Literatur trägt dazu bei, dass man sich auch Fragen zum eigenen Leben stellt. Das, was das Lesen an Kategorien vermittelt, hat Rückwirkungen auf die eigenen Vorstellungen über sich selbst und die Welt. Mit der Zeit wandeln sich auch die Kategorien. Die Kultur ist gewissermaßen Bewahrerin dieser verschiedenen Bilder der Liebe und Beziehungen samt ihrem Wandel. Wir haben nicht nur ein individuelles, sondern auch ein kulturelles Gedächtnis.

Wir lesen heute Romane von Jane Austen und lassen uns noch immer von Frauen wie Lizzy in »Stolz und Vorurteil« beeinflussen. Das Bild vom Lottchen, wie sie in Goethes »Werther« die Kinder versorgt, ist ebenfalls eines der Bilder, die kulturell überliefert wurden und Prägekraft haben. Die Romane von Thomas Mann, die zum Teil noch im 19. Jahrhundert spielen, haben eine große Kraft. Jeder, der liest, behält Bilder im Kopf, erinnert sich an besonders anschauliche, lebendige und farbige Menschen- und Beziehungsbilder. Je weiter entfernt die Bilder sind, desto mehr nehmen wir sie als Historie wahr und grenzen uns davon ab. Das ist ein Prozess, der viel Zeit braucht. Der Mann, der das Kind im Tragetuch dabei hat, ist noch nicht lange etwas Selbstverständliches in unserer Kultur. Immer wieder schießen andere tradierte Bilder dazwischen. In meiner Jugendzeit galt ein solcher Mann als irgendwie lächerlich.

Die jungen Schriftsteller zeigen uns heute andere Bilder von Männern und Frauen als die, mit denen ich groß geworden bin. Ich wüsste kein modernes Buch, das von einer Familie erzählt, in der die Frau nur daheim sitzt, es sei denn, es handelt sich um einen historischen Roman. Schriftsteller beschreiben ja auch die Lebenswelt, wie wir sie kennen und erleben. Die Frauenbewegung hat in der Literatur viel verändert. Die feministischen Bücher haben einiges bewirkt, auch wenn sie häufig nicht von wirklich literarischer Qualität waren. Dafür setzten sie sich unter anderem mit der Dominanz männlicher Formen in der deutschen Sprache auseinander. Bücher von Simone de Beauvoir und Alice Schwarzer aber waren auf einem anderen Niveau geschrieben als viele andere.

Zu dem neuen Sprachbewusstsein, das damals vermittelt wurde, gehörte, das man nicht nur von Therapeuten, sondern von Therapeutinnen und Therapeuten sprechen sollte. Ich bin da einmal in einem Vortrag von einer Feministin sehr gerügt worden: »Ich habe mit Ihrem Vortrag überhaupt nichts anfangen können. Sie sprechen ständig von uns Therapeuten. Sie und ich, wir sind Therapeutinnen!« Das Radikale der feministischen Sprachkritik hat sich inzwischen gelegt. Aber es ist etwas hängengeblieben und die weibliche Endung -innen ist in das Sprachbewusstsein eingedrungen, selbst wenn ein Autor erklärt: Zur Erleichterung des Leseflusses verwende er die männliche Form, wenn er sich auf Therapeuten und Therapeutinnen beziehe. Wie bei vielen progressiven Bewegungen wurde auf wichtige Dinge aufmerksam gemacht, aber manches zu fanatisch und extrem gesehen, verfochten und umgesetzt.

Ich bin seit meiner Kindheit eine exzessive Leserin und kann mich sehr gut an einzelne Kinderbücher erinnern. Kaum konnte ich lesen, war ich für Stunden in anderen Welten – eine Erfahrung, die ich nie aufgegeben habe. Selbst die vielen Bücher von Karl May, die ich als Kind gelesen habe, haben meine Welt erweitert. Eines Tages haben mich, ich war etwa 14 Jahre alt, die Kinder- und Jugendbücher mit ihren schlichten Familienwelten jedoch nicht mehr interessiert, sondern gelangweilt. Da habe ich in der Bibliothek meiner Eltern Rilke entdeckt. Das war eine Zeit, in der man Bücher nicht so einfach kaufen konnte. Wenn man nichts in der elterlichen Bibliothek fand, ging man in die öffentliche Bibliothek. Auf einmal eröffnete mir die große Literatur neue Wirklichkeiten. In der Schule habe ich damals ebenfalls von einer sehr engagierten Deutschlehrerin viele Anregungen bekommen.

Da gab es nicht mehr nur die nette, brave bürgerliche Welt, es gab ganz andere Welten: arme Leute, kranke Menschen, schwierige Beziehungskonstellationen. Ich lernte Mädchen kennen, die Brüder hatten, oder das Leben in Großfamilien. Ich erlebte eine Welt von Konflikten, die mir bis dahin nicht begegnet waren. Die Weltliteratur ist voll von Problemen. Ich selber lebte ja mit einer Schwester und meinen Eltern in einer Kleinfamilie und zumindest in der Kindheit in einem relativ festen bürgerlich-katholischen Wertekosmos.

DIE FRAU ARBEITET UND DER MANN VERDIENT DAS GELD

MF: Wie hat sich ihr Leben nach dem Studium dann weiterentwickelt?

EJ: Ich habe mein Studium zügig durchgezogen und war früh fertig. Ich war bereits als Studentin wegen einer Interview-Studie, die ich innerhalb meines Studiums durchzuführen hatte, nach Dortmund gekommen. An der Uni haben wir Psychologen uns entweder mit Fachliteratur beschäftigt, Gehirne seziert oder Statistik betrieben. In Statistik war ich sehr gut, das fand ich interessant. Aber die Studie in Dortmund war endlich etwas Lebendiges und Wirklichkeitsnahes. Bei unserem Projekt handelte es sich um eine Arbeit über Nachbarschaftskontakte. Das hatte viel mit Menschen und ihren Beziehungen zu tun. Rund um Dortmund sind damals neue Siedlungen für die Bergleute und für diejenigen, die im Stahlbetrieb gearbeitet haben, entstanden. Die Berg- und Stahlarbeiter haben kleine Häuschen nebeneinander gehabt und da wollte man wissen, wie sich zwischen den Arbeiterfamilien das Nachbarschaftsleben entwickelt. Das war genau das, was ich wollte. Mich hat damals zunehmend die Soziologie fasziniert. Die Sozialforschungsstelle in Dortmund hat mich gefragt, ob ich nach der Promotion wieder zu ihnen kommen wollte. Ich bin dann nach Wien zurückgefahren, habe promoviert und im Anschluss noch ein paar Jahre an der Sozialforschungsstelle in Dortmund gearbeitet. So bin ich als Frau zur Wissenschaft und Soziologie gekommen.

Über die Soziologie habe ich meinen ersten Mann Urs Jaeggi kennengelernt, er war von 1959 bis 1961 ebenfalls Assistent an der Sozialforschungsstelle in Dortmund. Ich habe also einen Schweizer Soziologen geheiratet und bin mit ihm dann auch nach Bern gegangen. Das war noch die Zeit, in der die Frau dorthin mitzog, wohin der Mann ging, egal, ob sie promoviert war und bereits ihr eigenes Geld verdient hatte. In der Partnerschaft hatte der Mann das Geld zu verdienen. So verlangte es die Rollenauffassung. So bin ich meinem Mann erst nach Bern, dann nach Bochum und schließlich nach Berlin gefolgt.

In Bern habe ich eine kleine Stelle bei der Post bekommen. Meine Aufgabe bestand darin, Eignungstests auszuprobieren. Die Stelle hatte mir mein Vater organisiert. Nach einem Jahr gelang es mir durch Kontakte, die ich zu Kollegen geknüpft hatte, in die Berufs- und Schulberatung zu wechseln. Dort versuchte ich, andere Methoden einzuführen. Das war erneut eine schöne Berufszeit, an die ich mich gerne erinnere. Allerdings habe ich, obwohl ich noch kein Kind hatte, dennoch nur den halben Tag gearbeitet. Das war damals für eine verheiratete Frau die Norm. Dass ich überhaupt weiterarbeitete, war bereits fortschrittlich. Denn eigentlich sollte eine Frau möglichst gar nicht arbeiten, damit sie genügend Zeit hätte, ihrem Mann das Mittagessen zu kochen und seine Hemden zu bügeln. Es galten in den 1960ern in der Schweiz ebenso wie in Österreich die alten Vorstellungen.

Bei unserer nächsten Station Bochum musste ich 1967 wieder von vorne anfangen und dieses Mal als Mutter mit einer kleinen Tochter, denn 1966, noch in Bern, hatte ich Rahel bekommen. Zunächst habe ich nur eine Hilfskraftstelle gehabt, dann aber relativ rasch die Leitung einer sehr großen Studentenberatungsstelle anvertraut bekommen. Ich war in einem günstigen Moment eingestiegen, es stand zu der Zeit viel Geld für Bildung zur Verfügung. So konnte ich ohne Probleme Mitarbeiter einstellen, Workshops organisieren und Leute einladen, die den Studenten wichtige Auskünfte geben konnten. Das war beruflich wieder eine sehr fruchtbare Zeit. Aber weder in Bern noch in Bochum habe ich Wissenschaft betrieben und geforscht. Mein Mann war derjenige, der als Wissenschaftler an der Uni lehrte und forschte. Ich habe hin und wieder einen Artikel geschrieben, mehr nicht.

MF: Als Sie dann mit Ihrem Mann nach Berlin sind, galt Ihr Mann in der Soziologie als Berufsrevolutionär. Wie hat sich das auf Ihre Ehe ausgewirkt?

EJ: Das war 1972, da war ich von der Emanzipation schon angesteckt. Als Urs zur Berufungsverhandlung mit der Universität ging, habe ich gesagt: »Ich gehe jetzt mit!« Zuerst hat man gesagt, dass das eigentlich nicht üblich sei. Aber weil auch eine Reihe von Psychologen der Freien Universität Berlin anwesend waren, zum Beispiel Klaus Holzkamp, habe ich darauf bestanden: »Ich finde, dass das auch mein Leben betrifft. Warum kann ich da nicht auch mitreden? Ich musste ja schließlich auf meine Stelle verzichten, als wir hierhergekommen sind!« Das wurde lächelnd akzeptiert: »Ja; ja natürlich, die neue Generation von Frauen!« Auf diese Weise sind die Psychologen auf mich aufmerksam geworden, und als eine Assistenz-Professorenstelle am Psychologischen Institut der FU frei wurde, habe ich mich beworben und die Stelle bekommen. Von da an war ich Ehefrau und Mutter und an der Freien Universität Berlin als Wissenschaftlerin tätig.

Mein Mann stand im Berlin der 1970er-Jahre im Zentrum der linken Bewegung. Mit seinen Arbeiten zur Politischen Soziologie hatte er sich in der Studentenbewegung einen Namen gemacht. Seine Assistenten waren jedoch im Alltag sehr viel progressiver als er. Er war der große Feminist, der zu mir meinte: »Windeln wechseln kann ich nicht! Dazu habe ich ein zu feines Geruchsorgan.« Er ist auch nicht mit dem Kinderwagen spazieren gegangen. Nicht nur mein Mann und ich, sondern unsere ganze Generation konnte sich nicht so einfach von den bürgerlichen Normen lösen. Die meisten unserer Freunde hatten eine entsprechende Vergangenheit und Erziehung. Ich weiß noch, wie ich, als alle nach Kuba gefahren sind, weil es dort so fortschrittlich zugehe, gesagt habe: »In ein Land, in dem die Zeitung zensiert wird?«, und zu hören bekam: »Hast du noch immer diese veralteten, bürgerlichen Vorstellungen?«

Durch meinen Mann hatten wir Kontakte zur ganz linken Szene – sogar zu Terroristen. Horst Mahler, der Mitbegründer der RAF, war einmal bei uns zu Besuch, nachdem er aus dem Gefängnis entlassen worden war. Er ist später von links nach rechts umgeschwenkt. Durch diese Kontakte hatte ich teil an dem Gedankengut, den Auseinandersetzungen, Diskussionen und Idealen der 68er-Bewegung. Ich war aber darüber hinaus nicht sehr aktiv in der revolutionären Szene. Ich hatte ein kleines Kind. Als junge Mutter mit einem Baby oder Kleinkind um sechs Uhr früh zum Springerhaus zu gehen, um dort Steine zu schmeißen, war nicht gut möglich. Man musste sich einen Babysitter suchen, wenn man demonstrieren wollte. Das war für mich nicht das Richtige. Ich blieb lieber zu Hause bei meiner Tochter. Aufgrund meiner Arbeit an der Universität hatte ich auch ohne politische Aktivitäten oft nicht genug Zeit für Rahel.

Ich habe, wie bereits deutlich wurde, eine zwiespältige Haltung gegenüber der 68er-Revolte. Ich halte ihr zugute, dass sie unserer Gesellschaft zu einem lockereren Umgang miteinander verholfen hat. Sich freier und selbstbewusster zu benehmen, gerade auch als Frau, ist ein wichtiger Schritt gewesen. Man duzte jeden und traute sich mehr. Was sich ebenfalls bewährt hat, ist die Art, wie sich unser Denken öffnete, wie wir anfingen, uns mit Themen wie den Geschlechterrollen und rigiden Strukturen kritisch auseinanderzusetzen und den bürgerlichen Lebensstil zu hinterfragen. Die Beziehungen sind heute sehr viel reflektierter und kritisch-offener als noch vor den 68rn.

PARTNERBEZIEHUNG AUF DEM PRÜFSTEIN DER MODERNEN GESELLSCHAFT

MF: Wenden wir uns den Beziehungen heute zu. Was hat sich seit der 1968er-Bewegung verändert?

EJ: Die sehr persönlichen Beziehungen, auf die wir so großen Wert innerhalb der Familie und in der Freundschaft legen, sind viel weniger ritualisiert als in vormodernen Zeiten. An Stelle der Normen ist die Reflexion getreten. Die Frage, wer ich bin, ist in dem Maße immer wichtiger geworden, in dem die Rollen zunehmend weniger festgelegt waren.

Wenn ich in einer Gesellschaft wie der unsrigen lebe, in der man sich ohne weiteres trennen kann, stehe ich immer auf dem Prüfstein. Natürlich gibt es bei Trennungen grundsätzlich Kummer, speziell, wenn sie Kinder betreffen. Eine Trennung bedeutet aber heute, sofern das finanzielle Problem nicht zu groß ist und die Frauen ein Einkommen haben, keine soziale Deklassierung mehr.

Ob ich eine Beziehung weiterführe oder beende, bleibt mir überlassen. Ich muss also herausfinden, welche Kriterien dafür und welche dagegen sprechen. Die Reflexion, die in modernen Gesellschaften alle Bereiche erfasst, ist auf diese Weise vor allem innerhalb unserer Beziehungen wichtig geworden. Um in unseren Beziehungsentscheidungen Halt und Orientierung zu gewinnen, fragen wir uns immer wieder: Wer bin ich für ihn bzw. für sie? Wer bin ich für mich selbst? Wie sehen mich andere? Kann ich überhaupt eine Beziehung aufrechterhalten? Bin ich beziehungsfähig? Bin ich jemand, der den anderen lieben kann? Kann mich der andere lieben? Passen wir zusammen? Ist er wirklich der Richtige? Die Optionen sind immer wieder offen.

Ich habe in den 1980er-Jahren eine Studentin Heiratsanzeigen in den Zeitungen analysieren lassen. An derartigen Anzeigen lässt sich der Wandel in den Beziehungen ablesen. Man erkennt, welche Klischees bestehen oder sich ändern. Dass die Frau klug sein soll, das hat zwischen 1980 und 1990 in den Anzeigen der Männer neben dem Aussehen eine wesentliche Rolle gespielt. Die Frau, die sich die Männer wünschten, sollte sowohl in Jeans als auch im Abendkleid gut aussehen und mit ihnen vor dem Kaminfeuer Rotwein trinken. Diese Frau musste mindestens fünf, am besten bis zu zwanzig Jahre jünger sein als der Mann.

Inzwischen, im 21. Jahrhundert – ich schaue mir immer noch die Anzeigen an –, haben sich die Alterswünsche der Männer verschoben. Dass sie eine ältere Frau suchen, schreiben Männer nach wie vor sehr selten, dass die Frau gleichaltrig und nur geringfügig jünger sein soll, kommt jedoch immer öfter vor. Insgesamt betrachtet erscheinen die Altersangaben nicht mehr so absolut. Hingegen wird inzwischen praktisch von jeder Frau verlangt, dass sie einen Beruf hat. Das Heimchen am Herd ist nicht mehr gefragt.

MF: Was sind die Gründe dafür, dass sich das Bild der sehr viel jüngeren Frau an der Seite des reiferen Mannes so hartnäckig hält und nur sehr langsam verändert?

EJ: Da spielt sicher die Tradition hinein, dass der Mann derjenige ist, der mehr Möglichkeiten hat, gut zu verdienen. Die Frau ist immer noch benachteiligt im Berufsleben – sei es durch ihre Doppelrolle in der Familie oder durch geringere Chancen. Auch wenn es schon einige Jahrzehnte nicht mehr unbedingt der Fall sein muss, dass die Frau weniger als der Mann verdient, kratzt dies nach wie vor am Selbstbewusstsein des Mannes. Das liegt vielleicht daran, dass hinter dem Altersunterschied früher mehr steckte. Der Mann galt jahrhundertelang als derjenige, der im Leben Erfahrung hatte und die junge Frau leitete. Die Frauen wiederum gebaren ihm ein Kind nach dem anderen, was einst zu einer hohen Müttersterblichkeit führte. Deshalb waren viele ältere Männer Witwer mit kleinen Kindern, die erneut und möglichst rasch junge Frauen heiraten mussten, damit diese ihre Kinder übernahmen und großzogen. Die jungen Stiefmütter erfüllten eine weibliche Funktion, die Witwer, indem sie ihnen finanzielle Sicherheit boten – offenbar die Funktion, die das Männerselbstbewusstsein am hartnäckigsten bestimmt. Müttersterblichkeit, Witwer mit kleinen Kindern, denen eine Mutter fehlt, und Männer mit mehr Erfahrung gehören heute der Vergangenheit an. Dieses Bild steckt vielleicht bei manchen Männern und Frauen doch noch ein wenig im Kopf.

In dem Maße, in dem die Frauen der Mittelschicht in unserer Gesellschaft emanzipiert und beruflich qualifiziert sind, ist die nicht naive Frau zur allgemeinen Norm geworden. Der ältere, wohlhabende Mann und die junge, schicke Sekretärin sind inzwischen ein Klischee, dem niemand mehr etwas abgewinnt. Dennoch erlebe ich weiterhin die Situation, dass ein älterer Mann von einer Zwanzigjährigen, von ihrer Schönheit und Jugend hingerissen ist. Vielleicht ist das so, weil die Liebesgeschichten, die man kennt und vor Augen hat, in dem Moment, in dem man sich verliebt, auch eine Rolle spielen. Denn man verliebt sich halb in eine Fantasie, halb real. Ein Bekannter hat mir erst vor Kurzem über seine viel jüngere Freundin begeistert erzählt: »Die war noch nie in der Oper und da habe ich sie zum ersten Mal in die Oper ausgeführt!« Heute eher die Ausnahme, geht eine solche Beziehung, die nicht auf Augenhöhe gelebt wird, nur noch selten lange gut.

LIEBE IN ZEITEN DES INTERNETS

MF: Zur modernen Gesellschaft gehört das Internet. Inwiefern wirkt sich das auf die Partnersuche und Liebe aus?

EJ: Ich habe sehr oft Patientinnen und Patienten, die im Internet jemanden suchen. Manchmal klappt das recht gut. Auch bei den Internetkontakten gilt, dass die Frau nicht mehr viel jünger sein muss. Ich sage meinen Patienten immer: »Geht ins Internet, aber betrachtet das zuerst als ein Spiel!«

Es kann etwas Ernstes aus einem Internetkontakt entstehen. Wenn man aber dem von Anfang an zu viel Bedeutung beimisst, ist die Gefahr, enttäuscht zu werden, sehr groß. Man wird in den Internet-Partneragenturen »gematched«, das heißt, der Übereinstimmungsgrad möglicher Partner wird ermittelt, und das kann einem zunächst behagen und zuversichtlich stimmen: »Bei so vielen Übereinstimmungen müssen wir uns einfach verstehen!« Aber wenn sie ihn dann kennenlernt, stellt sie trotz der hohen Matching-Points fest: »Naja, vielleicht als Freund, aber bestimmt nicht als Partner! Wir können mal ins Kino gehen, aber mehr ist nicht drin.« Die Zuordnungen erweisen sich als oberflächlicher, als es einem glauben gemacht wurde.

Viele, die per Internet suchen, sind der Auffassung: »Ich werde die große Liebe finden.« Es soll dann gleich der Coup de foudre sein. Die Liebe auf den ersten Blick ist eine verbreitete Vorstellung, die von Medien, Literatur und Liedern noch verstärkt wird. In der Wirklichkeit gibt es die Liebe, die wie ein Blitzschlag einschlägt, manchmal, aber meistens nicht. Die gut funktionierenden Beziehungen, die ich erlebt habe, haben meist freundschaftlich begonnen. Wenn ich jemanden bei solchen Internetkontakten begleite, dann rate ich zu einem Schritt vor dem anderen: »Stellt euch nicht gleich die große Liebe vor, sondern schaut erst einmal nach und nach, wie ihr zueinander passt. Auf diese Weise habt ihr in jedem Falle eure Erfahrungen mit Menschen gemacht.«

Durch das Internet ist ein neuer Markt entstanden, der auch nicht beschämender als andere Bekanntschafts- und Partnerschaftsvermittlungen ist. Früher ist man zum Beispiel zur Kur gegangen. Gute Hotelbesitzer wussten, wer kommt, und haben die Kurgäste so gesetzt, wie sie vielleicht zusammenpassen könnten. Man hat also an einem Tisch gesessen und einander gefragt: »Gehen Sie nachher auch diesen Berggipfel besichtigen?«, und ist bei einem Ja sogleich zum eigentlichen Anliegen gekommen: »Ach, könnten wir vielleicht zusammen gehen?« So sind Kurbekanntschaften geschlossen worden – das kann man in allen Fontane-Romanen lesen. Wenn ein Hotelier geschickt war, hat er auf diese Weise das eine oder andere Paar zusammengeführt. Natürlich kann man auch heute, wenn man zur Kur ist, jemanden kennenlernen. Doch hat die Kur nicht mehr wie früher den Ruf, mit neuen Bekanntschaften oder gar einem Kurschatten verbunden zu sein.

Für die jungen Leute gab es auch noch den Ballsaal und den Debütantenball. Heute gibt es stattdessen die Diskothek oder Bar. Für Alleinstehende, die schon mal gebunden waren und dann in mittleren Jahren auseinandergegangen sind, blieb eigentlich nur die Arbeitswelt, um einen neuen Partner zu finden. Da war die Chance sehr klein. Das Internet bietet heute dagegen allen Generationen Kontaktanzeigenportale, Partnerschaftsbörsen und Foren aller Art, um zu Bekanntschaften zu kommen.

MF: **In den Berichten zum Internet sind die Flüchtigkeit und Unverbindlichkeit des Mediums zwei der zentralen Kritikpunkte. Steht das Medium nicht vor allem für oberflächliche Beziehungen?**

EJ: Alle, die ich kenne und die auf Partnersuche ins Internet gehen, wollen mehr als eine unverbindliche, flüchtige Begegnung. Sie sind nicht unbedingt an wechselnden Kontakten interessiert, sie suchen einen Partner fürs Leben und keine kurzlebigen Affären. Dass ein interessanter Kontakt erst beim fünften Mal oder gar nicht passiert, dass das Internet also zu keiner festen Beziehung führt, liegt nicht an der Unverbindlichkeit, sondern daran, dass es Geduld braucht, einen Lebenspartner zu finden. Eine ernsthafte Suche über das Internet erfordert sehr viel Kontaktbereitschaft und die Fähigkeit, nicht gleich aufzugeben, wenn sich beim ersten Kontakt herausstellt, dass das, was einen angeblich verbindet und gematcht wurde, nicht für eine Beziehung reicht. Wer einen Partner fürs Leben finden möchte, muss sich auf mehr als nur einen Menschen einlassen und damit auseinandersetzen können, ob man mit genau diesem eine dauerhafte Beziehung eingehen möchte. Das bedeutet nicht nur viel Zeit, um einander kennenzulernen, sondern auch viel Selbst- und Beziehungsreflexion. Es kostet meist auch einiges Geld. Internetagenturen wollen an ihren Vermittlungen gut verdienen.

Kommt ein Kontakt zustande, wird einander zunächst gemailt, dann wird telefoniert und schließlich kommt es zu einer Verabredung. Es war gerade vor Kurzem eine Patientin bei mir, die mir erzählte, dass es jetzt, nach einigen Mails und Telefonaten Zeit wäre, sich zu verabreden. Trifft man sich dann, weiß man unter Umständen bereits eine ganze Menge voneinander und hat mindestens ein Foto vom anderen gesehen. Die reale Begegnung schaut dennoch oft anders aus, als man erwartet hatte. Obwohl man beim Mailen und Telefonieren einen positiven Eindruck vom anderen hatte und sich gut zu verstehen schien, ist es nicht gesagt, dass man sich sehr sympathisch ist, wenn man einander in Realität begegnet. Von dem

Moment an, wo man sich gegenüber sitzt, läuft es nicht anders weiter als bei auf andere Weise entstandenen Beziehungen.

Hat man sich im Ballsaal kennengelernt oder weil eine Familie denkt, meine Tochter und deren Sohn, das wäre gar nicht das Dümmste, dürfte die Wahrscheinlichkeit nicht größer sein, dass es funktioniert, als wenn man in ein Internetforum geht. Dort sagt jeder: Ich bin frei, und die Auswahl ist enorm groß. Aber nach allem, was ich bei meinen Patienten und Bekannten mitbekommen habe, ähnelt das, was bei den ersten Treffen und danach geschieht, dennoch sehr den altbekannten Mustern in sich anbahnenden Partnerbeziehungen.

Natürlich kommt es vor, dass sich bei den Internetbörsen Männer und Frauen anmelden, die überhaupt nicht frei sind und sich nur Sexaffären wünschen. Da kann es große Enttäuschungen geben. Doch die gibt es im realen Leben auch zum Beispiel, wenn ein Mann sagt: »Ich lass mich demnächst scheiden«, und zehn Jahre später noch immer nicht geschieden ist. Aber ich kenne einige Menschen, die über eine Internetagentur einen Partner fanden, mit dem sie nun bereits einige Monate oder sogar Jahre zusammen sind. Insbesondere in den mittleren Jahren ist es nicht leicht, jemanden zu finden und sich zu binden. Man hat schon Erfahrungen mit Partnerschaften gemacht und Erwartungen an den Partner entwickelt. Die Werbungsspiele aus früheren Lebensjahren, die Erregung von einst sowie Unsicherheiten und Zweifel von der Art wie: »Ach, ich bin ja gar nicht interessiert«, kann man sich sparen. Die Vorstellung der großen Liebe gehört zur Jugend – obwohl auch junge Leute erstaunlich oft ins Internet gehen. Es ist ja auch das wichtigste Medium der Jugend.

Single- und Partnerschaftsbörsen sind eine große Hilfe dabei, einen Partner zu finden. Doch sollte man die dort angebotenen Tests nicht überschätzen. Ich habe mich einmal aus Neugier in einer Partnerschaftsvermittlung angemeldet und die kostenlosen Tests gemacht, das Ganze danach allerdings abgebrochen, weil ich sonst hätte zahlen müssen. Ich konnte den Persönlichkeitstests nichts Besonderes abgewinnen. Dass Dinge wie die soziale Schicht oder die Interessen abgeglichen werden, erscheint mir plausibel. Es wird darauf geachtet, dass hinsichtlich Beruf und Bildung keine großen Unterschiede bestehen und zu Problemen führen könnten. Dass man sich selber beschreiben muss, leuchtet mir ebenfalls ein. Viele der Tests, die ich machen musste, erschienen mir allerdings als wenig ergiebig.

Wenn man nach absolviertem Test das Geld bezahlt, bekommt man potenzielle Partner zugewiesen und kann schreiben: »Hey, ich bin die und die. Wir haben so und so viele Punkte gemeinsam.« Erst dann fängt es an, persönlich zu werden. Macht der andere bereits in dieser Phase Rechtschreibfehler, obwohl man dachte, er sei ebenfalls hoch gebildet, ist man vielleicht schon schockiert und denkt sich: »Nein, den nehme ich nicht!«

Mir hat eine 65-jährige Psychoanalytikerin erzählt, sie habe sich bei dem Persönlichkeitstest fünf Jahre jünger gemacht. Das würden viele machen. Mit einem Mann, mit dem sie viele Punkte gemeinsam gehabt hätte, habe sie Kontakt aufgenommen und sich sehr gut mit ihm verstanden. Sie hätten sich getroffen und sie sei bereits verliebt gewesen. Deshalb habe sie ihm gestanden, wie alt sie wirklich sei. Dann hat sie nie wieder etwas von ihm gehört und ist zwei Monate am Boden zerstört gewesen. Darum sage ich: »Man muss es als Spiel ansehen.« So einfach von der Bildfläche zu verschwinden, ist verantwortungslos, aber bei Internetkontakten einfacher möglich als bei Kontakten, die im gleichen Umfeld wie dem eigenen stattfinden. Das Internet bietet denen, die es wünschen, Anonymität und Unverbindlichkeit. Es steht allerdings immer ein Mensch dahinter, der sich mehr oder weniger moralisch oder verbindlich verhält. Dass bei dem Mann etwas nicht stimmte, das hat die Psychoanalytikerin erkannt, nur hat es die Kränkung nicht geschmälert. Es ist, auch wenn man sich bereits öfter als einmal gesehen hat, immer noch möglich, einfühlsam zu handeln und ehrlich zu sagen: »Du, ich finde dich sehr nett, nur habe ich noch eine andere getroffen, und mit der verstehe ich mich einfach noch besser.« Man weiß ja, dass die Leute noch andere Kontakte vermittelt bekommen haben.

MF: Glauben Sie, dass sich, abgesehen vom Internet als Partnerbörse, durch die sozialen Medien auch noch andere Beziehungsformen entwickeln, dass Beziehungen sich vielleicht prinzipiell auch verändern? Ist das Internet hier Fluch oder Segen?

EJ: Vermutlich beides – je nachdem, wie man es verwendet. Ich habe nicht so viel Erfahrung damit, aber es gibt schon einige Hinweise, dass das Internet unsere Beziehungen sehr stark verändern könnte. Einerseits gibt es natürlich sehr positive Seiten, z. B. die Möglichkeiten, rasch an Informationen zu kommen – das möchte ich nicht mehr missen. Allerdings gibt es da auch Einschränkungen. Wenn ich höre, wie Schüler einfach Dinge abschreiben, ohne zu bedenken, was da eigentlich vermittelt wird – das halte ich für eine böse Verführung zur Denkverweigerung.

MF: Was meinen Sie damit genau?

EJ: Sachinformationen einzuholen, z. B. in Wikipedia, ist eine Sache, aber über einen Gegenstand nachzudenken, das ist etwas anderes. Mir fällt da eine Geschichte aus meiner Schulzeit ein: Wir waren 16 oder 17 Jahre alt und sollten Deutschaufsätze zu Themen wie »Was ist Kultur?« verfassen, total unmöglich eigentlich. Ich bin sicher, dass Schüler heutzutage sofort das Wort »Kultur« bei Google eingeben würden, da würden sie verschiedene Definitionen bekommen, die sie dann abschreiben und vielleicht mehr oder weniger intelligent verknüpfen würden. Wir hingegen mussten uns erst ganz viel überlegen – natürlich kam meist ziemlich dummes Zeug dabei heraus. Aber: Wir haben Kategorien entwickelt, wie naiv wir auch waren; mussten nachdenken, was, um beim Beispiel der Kultur zu bleiben, alles dazugehört. Nur das Burgtheater und die Wiener Philharmoniker? Oder vielleicht auch das Kino? Das waren Denkprozesse, die da eingeleitet wurden, und ich glaube, durch so etwas wird man schlauer. Das überträgt sich dann auch auf das Denken insgesamt.

MF: **Ich denke jetzt insbesondere auch an die sozialen Medien und ihre Wirkung auf Beziehungen, also an Facebook oder WhatsApp und Ähnliches.**

EJ: Auch hier gibt es natürlich zwei Seiten. Ich forsche z. B. gerne nach irgendwelchen alten Freunden, die ich aus den Augen verloren habe. Das geht ja sehr leicht mit dem Internet – und da hat es auch schon einige Wiederbegegnungen gegeben. Das gefällt mir sehr.

Was ich bedenklich finde – ich kann jetzt nur auf das rekurrieren, was mir von jüngeren Menschen erzählt wird –, ist diese Sucht, alles von sich der ganzen Welt mitzuteilen. Ich denke, da entwickelt sich bei vielen Menschen ein seltsamer Prozess: Das reale Leben wird schon im Entstehen ver-reflektiert.

MF: **Können Sie das näher erklären? Warum verändert das unsere Beziehungen?**

EJ: Ich denke, es entsteht die Gefahr, dass das ganz normale Leben nicht mehr unmittelbar gelebt wird, sondern nur in Hinblick auf die Formulierungen, die diese banalen Begebenheiten beschreiben, und auf die Reaktionen der anderen. Dass ich jetzt gerade einen Kuchen backe mit all den netten Dingen, die dazugehören, mit den Gerüchen, dem Eischnee schlagen – das alles geht in seiner Unmittelbarkeit schnell verloren, wenn ich mir schon überlege, wie ich es am besten formuliere und wie die anderen darauf reagieren werden. Das würde ich »entfremdetes Leben« nennen. Wenn ich mein Leben darauf ausrichte, nur darauf zu warten, dass ich auch von den anderen solche Nachrichten bekomme, dann geht das verloren, was Hartmut Rosa in seinem letzten Buch »Resonanz« genannt hat. Das wäre für mich ein eindimensionales, nur gedachtes Leben.

MF: **Wie sehen dann Ihrer Meinung nach die Beziehungen aus?**

EJ: Ich glaube, das sind dann oft sehr verflachte Beziehungen. Man meint, den anderen zu kennen und ihm viel von sich erzählt zu haben, doch man hat eigentlich nur Informationen ausgetauscht. Ich habe jedenfalls von jungen Leuten gehört, dass sie ihren Alltag dauernd dahingehend überprüfen, ob wieder etwas gepostet werden kann. Und dann ist natürlich ungemein wichtig, dass man »gelikt« wird – auch das verändert vermutlich die Beziehung, die man zur Welt und zu Menschen hat.

MF: Aber Sie haben ja selber in ihren Büchern immer wieder betont, wie wichtig es ist, von anderen gesehen zu werden, Zuschreibungen zu bekommen – ist das nicht dasselbe?

EJ: Ich denke: nein. Es ist nicht nur etwas anderes, weil es sozusagen eine Dauerbespülung mit – ziemlich primitiven, glaube ich – Urteilen ist. Auch das Warten auf die Reaktion verändert Beziehungen. Das ist etwas ganz anderes, als wenn man in eher sublimen und seltenen Beziehungsmomenten spürt oder auch erfährt, wie man vom anderen eingeschätzt wird, was er in einem sieht. Das Warten darauf, wie etwas »ankommt«, ist ja so, als wäre jeder Facebook-User ein Schauspieler, der darauf wartet, ob das Publikum an bestimmten Stellen auch lacht oder weint. Ein junger Schriftsteller, Leif Randt, hat dazu ein viel gerühmtes Buch geschrieben. Die Protagonisten haben bei jeder Lebensregung griffige Formulierungen bereit, tippen sie in ihre Smartphones und warten auf eine schnelle Antwort. Da gibt es keine Frustrationstoleranz mehr.

MF: Würden Sie sagen, dass mit diesen Medien Liebe und Leidenschaft prinzipiell kaputt gemacht werden?

EJ: Nein, so weit würde ich nicht gehen. Menschen haben immer und zu jeder Zeit für andere Menschen Liebes- oder Freundschaftsgefühle entwickelt und diese mit viel innerer Anteilnahme erlebt und sich dadurch eine eigene Welt aufgebaut. Das wird nie ganz verschwinden. Eine gewisse Gefahr für manche Menschen, vor allem für jüngere, sehe ich aber schon.

MF: Sind Sie auf Facebook? Und welche Medien benutzen Sie?

EJ: Um nichts in der Welt würde ich auf Facebook gehen. Ich benutze WhatsApp, da habe ich eine kleine Freundesgruppe und einzelne Personen, mit denen ich mich austausche. Das finde ich manchmal praktisch, aber alles in allem ist das für mich kein Ersatz für das »richtige Leben« mit seinen vielfältigen Beziehungen.

PARTNERWECHSEL IM VORGERÜCKTEN ALTER

MF: **Partnerbörsen im Internet verführen ja immer mit der Möglichkeit, dass es noch etwas Besseres, etwas anderes, etwas Jüngeres gibt.**

EF: Sie meinen, es gibt Frauen, die sich sagen: »Der Typ ist zwar prima, aber es gibt noch etwas Besseres«, oder Männer, die hoffen: »Die ist total schön, aber ihre Zähne sind nicht ganz in Ordnung. Vielleicht finde ich eine, die ebenso schön ist und bei der außerdem alle Zähne in Ordnung sind.« Das setzt eine gewisse Naivität voraus. Die Menschen, die ich kenne und die ernsthaft suchen, denken realistischer.

Mir fällt vor allem auf, dass sich durch das Internet seit einigen Jahren die Optionen hinsichtlich Partnerschaft und Ehe für ältere Menschen verändert haben. Ältere Menschen wussten oft nicht, wo sie anknüpfen können, wenn sie aufgrund ihres Alters aus ihrem Beruf ausscheiden. Insbesondere ältere Frauen, aber auch Männer trauen sich dann nicht mehr heraus. Alles scheint bereits entschieden, die Beziehungen festgelegt. Der Markt ist sozusagen geschlossen. Das Internet hat ihn jedoch wieder geöffnet.

Es ist eine neue Entwicklung unserer Gesellschaft, dass sich auch ältere Paare trennen. Das geschieht meist nicht, weil ein neuer Partner vor der Tür steht, sondern weil Bilanz gezogen wird: »Habe ich im Leben das bekommen, was ich wollte? Muss ich in diesen dauernden Reibereien weiterleben?« Heutzutage ist es möglich, dass ich auch mit 70 oder 80 jemanden finde. Dafür gehe ich einfach ins Internet.

Das geht bis hin zur Neuvermählung im Alter. Ich kenne einige dieser Ehen. Auch bei Ehepaaren, die 60 sind, kann es schon vorkommen, dass einer ausschert und sagt: »Das passt mir nicht mehr. Ich habe das lange genug ertragen.« Vielleicht hat ein Ehepartner genug davon, den anderen zu versorgen, vielleicht hat er jemand anderen kennengelernt, vielleicht aber auch nur begonnen, darüber nachzudenken, was seine Ehe eigentlich ausmacht und ob Partnerschaft in einer Ehe nicht doch noch etwas anderes sein kann als das, was er seit Jahren lebt.

Es gibt so viele Ratgeber und Sendungen zu Partnerschaft und Ehe im Fernsehen, ständig kommt die alte Ehe vor, viele Sendungen behandeln jetzt die Themen Alzheimer und Tod. Gerade in letzter Zeit wurden verstärkt Spielfilme über ältere Paare und Menschen gezeigt, auch über Demenz. Davon sind meine Gespräche mit den älteren Patienten oft geprägt. »Wolke 9« heißt einer der Filme, in denen sich eine Altersliebe entwickelt. In »Honig im Kopf« von Til Schweiger wird von einem Opa und seiner Enkelin erzählt, die mit dem dementen Großvater viel besser umgehen kann als die eigenen Eltern. Der Film »Liebe« von Haneke hat viele Menschen beeindruckt. Er erzählt, wie sich die Beziehung eines Ehepaares um die 80 nach einem Schlaganfall der Frau verändert.

Das alles verstärkt die Reflexion darüber, wie das Leben im Alter sein sollte und wie nicht. Das spielt sicher eine Rolle dabei, wenn man sich im vorgerückten Alter scheiden lässt und eventuell eine neue Partnerschaft eingeht.

MF: Dem Ehekonflikt, der zur Trennung führt, geht oftmals ein Überdenken der Beziehung voraus. Was gibt den Ausschlag, dass eine 70-Jährige nach über vierzig Jahren Ehe ihren Mann verlässt?

EJ: Das ist dieses berühmte: »Du sollst dir kein Bildnis machen.« Wenn ich anfange, den anderen als jemanden zu sehen, der sich nie ändert, und nicht anerkenne, was sich bei ihm geändert hat und was man gemeinsam ändern oder besprechen kann, dann wird es schwierig, die Beziehung fortzusetzen. Das ist häufig ein Grund, warum sich Partner voneinander trennen. Sie haben das Gefühl: »Ich werde fest gepackt und komme nicht mehr heraus aus diesem festen Griff.« Wenn einem Paar hingegen eine gemeinsame Entwicklung gelingt, kann die Partnerschaft dauerhaft funktionieren. Trotzdem vermag in unserer modernen Gesellschaft mit ihren Wahlfreiheiten nichts und niemand eine Gewähr zu geben, der Einzelne kann immer aussteigen. Es gibt keinen Zeitpunkt, an dem er nicht mehr sagen könnte: »Ich gehe.«

Eine der Frauen, die ich beraten habe, war nicht verheiratet, ihr Partner wohnte aber ganz in der Nähe. Sie ist in dem Moment ausgestiegen, als er dement wurde. Sie wollte, dass er sofort in ein Heim kommen sollte. Vor sich selbst und vor anderen hat sie ihre Entscheidung so gerechtfertigt: Er habe sie ja auch nicht immer gut behandelt. Sie wollte ja heiraten, er aber nicht. Wenn er das getan hätte, dann würde sie sich auch jetzt um ihn kümmern. Im Alter werden alte Rechnungen plötzlich wieder aufgemacht und es wird neu abgerechnet. Wenn man nicht offiziell verheiratet ist, ist es leichter, den anderen abzuschieben, vor allem, sofern man nicht zusammenlebt. Partnerschaften und Ehebeziehungen sind heute offen, man muss nicht warten, bis der Tod einen voneinander scheidet. Man kann auch sehr viel früher oder ganz spät gehen. Man kann im Alter eine neue Liebe finden, aber ebenso gut das eigene Leben ohne einen anderen entdecken, sich allein weiterentwickeln, egal, wie alt man ist.

Eine meiner Patientinnen, die ihren sehr geliebten Mann mit 72 Jahren verloren hatte, verfiel in tiefe Depression. Zwar war ihre Ehe durch häufiges Fremdgehen des Mannes oft recht belastet gewesen, aber sie sah in ihm die Liebe ihres Lebens und war sicher, dass sie nie mehr glücklich sein würde. Da konnten weder die Kinder noch Enkel helfen. Nach einiger Zeit (und mit Ermunterung durch die Therapeutin) fing sie wieder an, aus ihrem Bekanntenkreis Menschen einzuladen. Zuerst war sie der Meinung, dass niemand mehr zu ihr als Witwe kommen würde. Doch im Gegenteil: Ihre intelligente und fürsorgliche Art, Gäste zu empfangen, ihr behagliches Heim – das alles schien vielen ihrer Bekannten durchaus auch ohne den bewunderten Ehemann zu gefallen. Sie ist nun 88 Jahre alt – klug, klar denkend, gut aussehend. Nach wie vor gibt sie sogar kleine Partys. Einmal sagte sie in der Therapie ganz verwundert: »Was für eine Ehe habe ich denn eigentlich geführt?«

DIE FRAGE NACH DEM GLÜCK IN LIEBE UND EHE

MF: Die Vision vom Glück, sie spielt ja gerade in Verbindung mit der Liebe für viele Menschen eine wichtige Rolle. Wie beurteilen Sie diese Sehnsucht nach Glück?

EJ: Sobald mir jemand sagt, dass er glücklich werden möchte, muss ich ihm klar machen, dass das Glück nicht mehr als ein Erleben von Augenblickssituationen ist. Es ist möglich und von uns beeinflussbar, ob wir in unseren Beziehungen zufriedener werden. Wir können lernen, mit bestimmten Situationen besser umzugehen.

Ich habe gerade eine Patientin, die sehr unglücklich ist, weil ihr Mann sie in den späteren Jahren ihrer Ehe – er ist fast 70 und sie ist auch nicht viel jünger – wegen einer Freundin verlassen hat. Er ist ausgezogen und will nicht mehr zurückkommen. Da kann ich ihr sagen: »Ja, ich verstehe, wie unglücklich Sie deswegen sind.« Ich kann ihr aufgrund meiner allgemeinen und professionellen Kenntnis des menschlichen Lebens versprechen, dass sich ihr Unglück mit der Zeit mindern wird, weil es eines Tages leichter zu ertragen sein wird. Aber ich kann ihr nicht versprechen, dass sie eines Tages glücklich sein wird. Wahrscheinlich wird das immer ein Thema bleiben, das sie bedrückt. Natürlich kann ich sie mit den Worten trösten: »Ich hoffe, dass Sie jemand anderen finden. Das sieht zwar jetzt im Moment nicht so aus, aber ist durchaus vorstellbar.« – Dass man glücklich wird, das kann man niemandem versprechen.

MF: **Warum hängen wir Menschen, wenn wir das Glück in einer Beziehung suchen, von vornherein einer Illusion an?**

EJ: Das ist in unserer Gesellschaft die Illusion, die allen vermittelt wird: Erst die glückliche Beziehung bzw. Ehe macht mein Leben perfekt. Aber was bedeutet das in der Realität? Zum einen wertet es Familienformen und Lebensentwürfe, die auf keiner Paarbeziehung basieren, ab. Zum anderen gibt es Paare, die haben im Laufe auch vieler unglücklicher Zeiten etwas gelernt. Sie haben gelernt, dass es wichtig ist, aktiv zu werden und zu versuchen, gemeinsam etwas zu tun, dass man zum Beispiel kleine Projekte entwickelt, die man miteinander teilt. Man wird nicht umsonst glücklich.

Das Modell der gemeinsamen Lebensgestaltung könnte heißen, als altes Paar herumzureisen. Solche Reisen können einfallsreiche und kluge gemeinsame Vorhaben darstellen. Mein Mann und ich machen zum Beispiel mit Freunden demnächst eine Iranreise. Das ist eine geführte Reise. Der Reiseleiter ist ein großer Kenner des Iran. Der schickt uns bereits jetzt vorab Literatur, die wir lesen und über die wir sprechen. Wir recherchieren aber auch selber und kaufen uns Bücher zum Iran, die ich meinem Mann vorlese. Mein Mann findet darüber hinaus ständig neue Informationen über den Iran im Internet. Er kennt sich sehr gut in der Geschichte aus. Die Reise ist zu einem gemeinsamen Projekt geworden. Wir treffen uns regelmäßig mit den Freunden, tauschen uns aus und verleihen unsere Bücher.

Man kann also auf einfallslose oder einfallsreiche Weise miteinander verreisen. Die Reise kann mehr sein als der übliche Sonnenurlaub. Sie kann die Paarbeziehung befruchten und stärken. Man kann sich ebenso gut ganz andere Dinge gemeinsam vornehmen. Ich habe Freunde, die haben sich zweimal in ihrem Leben für längere Zeit getrennt. Jetzt sind sie wieder zusammen und unternehmen viel gemeinsam. Sie treiben Sport, planen Aktivitäten mit ihren Kindern und haben ein gemeinsames Hobby entwickelt – das Fotografieren. Das war früher anders. Wer sie heute erlebt, würde sagen, dass ihre Ehe glücklich ist.

MF: **Können Sie näher bestimmen, was es heißt, glücklich zu sein?**

EJ: Wer sagt, er sei glücklich, hat das Gefühl, dass es ihm gut geht und nichts fehlt. Glücklich zu sein, bedeutet in einer Beziehung, dass man das Gefühl hat, man ist aufgehoben und kann sich auf den anderen verlassen. Es heißt auch, dass man ein gemeinsames Leben gestaltet. Ein wichtiger Punkt kann sein, dass man gemeinsam Gäste zu sich einlädt. Gelingt es in einer Ehe, dass man seinen Alltag und sein Leben gemeinsam formt und organisiert, gibt es immer wieder einmal Glücksmomente. Zu einer guten Ehe gehören auch die unglücklichen Momente. Sie hält die Konflikte und Streitereien aus. Sie bricht nicht zusammen, wenn der eine laut wird und der andere sich gekränkt fühlt. Eine Beziehung, die gut läuft, wird mit ihren Krisen fertig, weiß, dass es neben den schwierigen und unglücklichen Zeiten die guten und glücklichen gibt. Glück ist ein schwieriges, schwer fassbares und subjektiv interpretierbares Wort. In einer guten Beziehung lebt der eine nicht auf Kosten des anderen, weder finanziell noch emotional. Es ist ein Gewinn für die Beziehungen, dass heute die meisten Frauen zumindest finanziell nicht mehr auf Kosten des Mannes leben müssen. Sie können sagen: »Okay, ich trage meinen Teil bei!« Damit sind sie unabhängig genug, um zu sagen, ob sie sich glücklich in der Beziehung fühlen und was sie von einer Beziehung, die gut ist, erwarten.

Sich auf Augenhöhe zu begegnen, das ist in einer Liebesbeziehung und Ehe ganz wichtig. Und Augenhöhe meint nicht, dass man sie in jedem Bereich hat, sondern dass es einen Ausgleich der Bereiche gibt, in denen der eine oder der andere etwas kann und darstellt. In jeder Partnerschaft ist der eine in der einen und der andere in einer anderen Sache besser, so dass man merkt, dass sich die Wertschätzung füreinander ausgleicht.

Ich habe in den letzten Jahren bei vielen Partnerschaften sowohl in der Therapie als auch in meinem Freundeskreis erlebt, dass es zu Konflikten führt, wenn der eine Partner im Alter in einem Bereich schwach wird, in dem er bislang besser war. Im Alter ändern sich die Partnerschaften noch einmal und es zeigt sich oft erst, inwiefern man einander auf Augenhöhe begegnet. Hat das Paar mit einer starken gegenseitigen Idealisierung und deshalb sein Leben lang nicht auf Augenhöhe gelebt, wirkt sich das auf den Umgang im Alter aus. War er zum Beispiel der Intellektuelle, der immer über die Welt Bescheid wusste und sie die Künstlerische, ist es möglich, dass sie nicht akzeptiert, dass er dement wird. Sie schimpft, jammert und ist abscheulich zu ihm. Er reagiert darauf, indem er sie ebenfalls kränkt und erniedrigt. Er zieht sich schließlich zurück und redet überhaupt nicht mehr. Im Bekanntenkreis erzählt sie Dinge über ihn, zu denen alle sagen: »Oh Gott, ja, das ist schwer zu ertragen.« Sie lädt jemanden ein, er steht mitten im Kaffeetrinken auf, jeder denkt, er gehe ins Badezimmer, doch er legt sich im Nebenzimmer auf die Couch und fängt an zu schnarchen. Das lässt sich nur aushalten, wenn man fähig ist, sich ehrlich zu sagen: »Mein Mann ist dement.« Was nicht heißen soll, dass mit Demenz alles zu entschuldigen ist. Es hat nur keinen Sinn, wütend zu werden. Ich kenne einige Paare, bei denen das Gefüge in dem Moment auseinandergebrochen ist, in dem der eine von beiden gebrechlich geworden ist oder geistig nachgelassen hat.

MF: Die Paare haben sich dann getrennt?

EJ: Nein, nur in wenigen Fällen kommt es zur Trennung. Die meisten Paare bleiben zusammen und leiden untereinander. Ich kenne ein Paar, bei dem sie, als seine Kräfte nachließen, zunehmend ungeduldig mit ihm wurde und meinte: »Von wegen ganz dement, stimmt überhaupt nicht. Der ist nicht dement. Der ist nur stur und stellt sich an.« Als sie immer mehr über ihn geklagt hat, habe ich zu ihr gesagt: »Du, ich würde mich an deiner Stelle scheiden lassen, wenn ich meinen Mann nur noch so wenig mag.« Sie antwortete zu meiner Überraschung: »Bist du wahnsinnig? Warum denn das? Nein, wir lieben uns doch!« Den Eindruck hatte ich nicht gewonnen. Alte Ehepaare, die ein Leben lang zusammen waren, »kleben« im Alter häufig aneinander, egal, wie schlecht das Eheleben läuft.

WIE WICHTIG IST DIE SEXUALITÄT?

MF: Besonders oft klagen Paare, die lange zusammen sind, darüber, dass es keine Sexualität mehr gebe. Wie beurteilen Sie das als Psychotherapeutin?

EJ: Das Abflachen der sexuellen Bedürfnisse dem Partner gegenüber ist in der Partnerschaft und Ehe ein wichtiges Thema. Die Frage, wie ein Paar mit einem stark reduzierten Sexualleben umgehen soll, stellt sich vor allem im Alter und wenn ein Paar Kinder bekommt. Während der Schwangerschaft, mit einem Säugling und kleinem Kind ist das Interesse füreinander meist nicht mehr so groß und das sexuelle Interesse nimmt zeitweise ebenfalls häufig ab. Gerade bei der Frau, die körperlich durch Geburt und Stillen anders gefordert ist, lässt das Bedürfnis nach sexuellen Aktivitäten oft nach. Die Frau ist erschöpft davon, sich den ganzen Tag um das Kleine zu kümmern. Ihre Psyche verlangt nach Zärtlichkeit, liebevoller Zuwendung und Erholung. Sie wünscht sich jemanden, der ihr etwas abnimmt. Dafür, sich nicht nur dem Kind, sondern auch dem Partner aktiv zuzuwenden, bleibt ihr keine Kraft. Das ist ein normaler Vorgang, der störend in die Beziehung eingreifen kann.

Auch im Alter ist Sexualität nicht mehr das große Thema. Dass eine Beziehung auf Sexualität und Erotik basiert, ist vielleicht in der Jugend der Fall. Aber wenn man dann später nicht irgendwelche gemeinsamen Aktivitäten hat und die Kinder einen als Paar nicht mehr voll und ganz beanspruchen, dann weiß ich nicht, worauf eine Beziehung beruhen soll – eine noch immer gelebte Sexualität allein reicht kaum.

Ob eine Beziehung, bei der es keine Sexualität mehr gibt, funktioniert, das hängt vom gegenseitigen Respekt ab und davon, wie wichtig dem Paar die Sexualität ist. Denn nicht jedem Menschen ist Sexualität wichtig. Manch einer ist glücklich, wenn er einen Gesprächspartner hat, jemanden, auf den er sich verlassen kann, den er respektiert und von dem er sich respektiert fühlt. Es gibt einige Variationen einer intakten Partnerbeziehung, in denen darüber hinweggesehen wird, dass sich der eine von beiden die fehlende Sexualität auf andere Weise holt. Es gibt einige Ehen, in denen mindestens einer der Partner Affären hat, ohne dass man über diese viel spricht. Wenn es allerdings eine Beziehung in jüngeren Jahren ist, in der die Sexualität ganz schnell vorbei ist, dann hat das Paar in der heutigen Zeit nicht sehr gute Chancen, weil man einfach zu viele Wahlmöglichkeiten hat. Wenn man jünger ist, sieht man sich viel stärker um, als wenn man als älterer Mensch bereits seine Beziehungserfahrungen gemacht hat.

Ist das Paar älter, gilt es sogar als der natürliche Ablauf, dass die sexuelle Komponente nachlässt. In dem Maße, in dem beide das akzeptieren, können das sehr gute Partnerschaften sein. Ich nenne auch das Liebe. Natürlich stellt sich die Frage, ob man den anderen noch interessant findet. Freut man sich, ihn wiederzusehen, wenn er verreist war? Denken beide: »Toll, ich freue mich schon, ihm bzw. ihr zu erzählen, was ich erlebt habe. Ich freue mich auf seine bzw. ihre Kommentare«? Oder denkt man nur: »Ach ja, ist auch wieder da«, bis hin zu: »Oh Gott, jetzt muss ich wieder anfangen zu kochen!« Von einem älteren Paar, das ich sehr gut kenne, könnte man sagen, es verliebt sich immer wieder neu. Sie hat mir geschildert, wie sie es jedes Mal, wenn sie etwas ohne ihren Mann erlebe, kaum abwarten könne, es ihm zu Hause zu erzählen. Sie sei ganz gespannt, was er dazu sagen würde. Solche Bedürfnisse weisen auf eine intensive Beziehung hin, und man kann sich vorstellen, wie sehr das Paar aneinander hängt. Eine Trennung ist in solchen Fällen auch dann sehr unwahrscheinlich, wenn die Sexualität inzwischen keine große Rolle mehr spielt.

MF: Ist es nicht aber gewöhnlich die geschlechtliche Liebe, die wir im Kopf haben, wenn wir über die Liebe eines Paares sprechen?

EJ: Manche werden sicher sagen, es sei irgendwas nicht in Ordnung, wenn ein Liebespaar nicht miteinander schläft und sexuell passiv ist. Obwohl auch ich annehme, dass eine geschlechtliche Beziehung ohne körperliche Anziehung, egal ob zwischen Heteros oder Homos, unvollkommen bleibt, weiß ich von so vielen Varianten der Liebe, dass ich mich keineswegs auf die eine Form festlegen möchte. Ich weiß von zu vielen Paaren, die lange Zeit ohne eine besondere geschlechtliche Anziehung zusammen waren und von sich dennoch gesagt haben: »Wir lieben einander.« Es haben sich ganz unterschiedliche Kriterien und Vorbilder bei einer Partnerschaft bewährt. Allerdings wird es oft schwierig, eine Beziehung ohne Sexualität weiterzuleben, wenn ein Dritter hinzukommt, mit dem der eine von beiden eine sexuelle Beziehung eingeht, die gut funktioniert. Das heißt, gerade wenn Sexualität nicht mehr so sehr eine Bedeutung hat im Eheleben, kommt es oftmals durch einen anderen und neuen Partner zur Erfahrung, wie toll Sexualität sein kann.

Dennoch muss es nicht unbedingt die sexuelle Erfahrung mit einem anderen sein, die eine über Jahre funktionierende Beziehung auseinanderbrechen lässt. Es kann die ganz andere Persönlichkeit einer neuen Partnerin sein, durch die es zu einem Vergleich kommt, bei dem die langjährige Lebensgefährtin schlechter abschneidet. An der Erkenntnis, dass man sich mit jemand anderem viel besser austauschen kann als mit dem bisherigen Partner, kann eine über Jahre eingespielte Lebensgemeinschaft scheitern. Es kann sein, dass man sich besser verstanden fühlt. Oft ist es die Tatsache, dass man es genießt, erneut idealisiert zu werden, die bestehende Partnerschaften gefährdet. Man ist anfällig dafür, dass der neue Partner bzw.

Geliebte die positiven Eigenschaften, die er an einem sieht, hervorgekehrt, anstatt nur immer genervt zu reagieren, weil man wieder einmal nicht daran gedacht hat, den Mülleimer hinauszustellen. Geht man mit solchen Idealisierungen nicht selbstkritisch genug um und schaut sich nicht an, was an der bisherigen Beziehung alles gut funktioniert, gerät man eventuell in einen Teufelskreis, in dem man ständig die Partner wechseln muss, um das Gefühl zu haben, dass man in der Beziehung jemand ist.

KEIN PARTNER KANN ALLE WÜNSCHE ERFÜLLEN, AUCH NICHT ALLE SEXUELLEN

MF: Was sind aus Ihrer Sicht die größten Störfaktoren in Beziehungen bzw. in der Liebe?

EJ: Außenbeziehungen gehören sicher dazu, und zwar vor allem dann, wenn man das Gefühl hat, man werde nicht mehr geliebt. Liebe ist ein gegenseitiger Prozess. Man verändert sich, wenn man liebt und wenn man geliebt wird. Unter Umständen entdeckt man durch eine Außenbeziehung bzw. einen Geliebten ganz neue Seiten an sich. Man ist erstaunt, was man alles denken und fühlen kann. Das hat man vorher gar nicht gewusst. Eine Beziehung verändert die eigene Person. Wenn man jedoch das Gefühl hat, vom anderen komme nichts zurück, dann erlischt dieses verstärkte Selbstgefühl schnell wieder.

Es können nicht nur Außenbeziehungen, sondern viele Dinge in einer Liebesbeziehung stören, je nachdem wie anfällig die Partner sind und ob sie regressive Wünsche hegen. Wenn in einer Beziehung das Gefühl steigt, dass man durch den Partner gefesselt sei, können manche Beziehungen nicht mehr gut aufrechterhalten werden. Dabei können Dritte eine Rolle spielen. Das Dritte, das den Bund stört, muss aber nicht unbedingt eine Außenbeziehung sein, es können zum Beispiel auch die eigenen Kinder sein. Eine Beziehung wird durch Kinder manchmal aufgrund unserer sozialen

Gepflogenheiten zu einer Fessel. Man will die Kinder nicht verlassen und sich daher auch nicht trennen. Das bedeutet zugleich, dass die Partner sich stärker festgebunden und weniger unabhängig fühlen. Das halten nicht alle Elternbeziehungen aus.

Manche stürzen sich, wenn sie sich zu sehr gefesselt fühlen, in andere Aktivitäten, zum Beispiel in den Beruf. Dann bleibt für die Beziehung kaum noch Zeit. Das Dritte im Bunde, das erheblich stört, ist dann der Beruf oder ein Hobby. Darüber hinaus stellt Stress einen der wesentlichen Störfaktoren dar. Kinder können hier eine verstärkende Rolle spielen. Aufstiegsorientierte Menschen müssen sich häufig genau zu der Zeit, zu der sie Kinder bekommen, intensiv um ihren Beruf kümmern. Stress führt zu Überlastungen des psychischen Apparates und dazu, dass man im intimen Rahmen nur noch verhältnismäßig primitiv funktioniert. Man rastet aus und hat keine Geduld mit dem Partner. Sind Kinder da, werden diese sehr oft auf Kosten des Partners oder der Partnerin geschont. Deswegen sind Kinder oftmals ein Kriterium dafür, wie fest eine Partnerschaft auf Liebe gegründet ist, wie viel man mit dem anderen noch gemeinsam hat und wie wichtig einem das ist, was der andere repräsentiert. Bleibt die Partnerschaft trotz Kindern intakt, dann kann man froh sein.

MF: Von Religionen kennen wir ja das Gebot des Sich-selbst-Zurücknehmens. Für wie wichtig halten Sie Uneigennützigkeit im Miteinander?

EJ: Selbstverständlich ist von beiden Partnern gefordert, sich in den eigenen Bedürfnissen und Wünschen immer wieder einmal zurückzunehmen, um die Beziehung im Gleichgewicht und intakt zu halten. Früher wurde das nur von den Frauen gefordert. Es gilt jedoch für beide, dass bestimmte Bedürfnisse eben nicht erfüllt werden können. Ein Ehemann kann seine Frau nicht dazu bringen, sich mit ihm intellektuell auszutauschen, wenn das nicht ihrem Interesse und ihrer Begabung entspricht. Das bedeutet für ihn aber, dass er sich andere Menschen suchen sollte, mit denen er intellektuelle Gespräche führt. Kein Partner kann alle Wünsche erfüllen. Allzu viele unbefriedigte

Bedürfnisse gehören aber zu den Dingen, die eine Beziehung beträchtlich stören können. Darum sind Freundschaften neben dem Leben als Paar so wichtig: Freundschaften, die die Partner jeweils für sich führen, aber ebenso Freundschaften, die sie als Paar aktiv gestalten. Die Lebenskunst eines Paares besteht darin, Kompensationen für das zu finden, was vom anderen nicht erfüllt wird. Obwohl wir das alle wissen, sind wir oftmals sehr enttäuscht, wenn wir merken, dass der Partner eines unserer grundlegenden Bedürfnisse nicht befriedigen oder einen unserer Wünsche nicht erfüllen kann. Sich in solchen Fällen arrangieren zu können, hält eine Partnerschaft aufrecht.

Mein Mann findet zum Beispiel, Romane seien eigentlich etwas Überflüssiges. Er sagt: »Wie kann man seine Zeit mit fiktiven Personen verbringen?« Er ist ein Mann der Fakten, einen Roman liest er, wenn es um eine historische Persönlichkeit geht. Da beschäftigt ihn beim Lesen dann vor allem, was historisch stimmt und was erfunden ist. Ein Techniker ist eben anders gepolt als eine Psychoanalytikerin. Warum sollte ich ihn zum Romanlesen zwingen? Ich muss mit ihm keine Romane lesen. Ich lese ihm Sachbücher und manchmal auch historische Romane vor. Das funktioniert gut. Aber ansonsten habe ich Freunde, denen Romane ebenso viel bedeuten wie mir. Über das, was mich bei einem Roman bewegt, unterhalte ich mich lieber mit ihnen. Sie können darauf mit eigenen Gedanken und Gefühlen, die der Roman bei ihnen ausgelöst hat, reagieren, mein Mann nicht.

Die korrekte Antwort auf die Frage, wie wichtig das Sich-Zurücknehmen in einer Beziehung ist, lautet: Das, was wichtig ist, ist die Balance. Die Partner müssen sich sowohl zurücknehmen als auch mit ihren Bedürfnissen und Wünschen einbringen. Sie müssen das Gleichgewicht zwischen dem Zurücknehmen eigener Bedürfnisse und der Erfüllung eigener Bedürfnisse in der Beziehung halten und ein Sowohl-als-auch leben.

Viele Menschen achten sehr darauf, dass sie nicht zu kurz kommen. In dem Moment schlägt das Individualistische in das Egoistische um. Egoistische Charaktere sollten daher häufiger zurückstecken, anstatt immer nur zu schauen, dass sie selbst zu ihrem Recht kommen. Am Ende müssen sich alle gemeinsam darum bemühen, dass jeder in der Gemeinschaft sowohl zurücksteckt als auch eigene Bedürfnisse beachtet. Es gibt leider kein Maß, das man angeben könnte. Das sind Dinge, die man in einer Therapie sehr genau austarieren muss. Es ist notwendig, ganz individuell zu erarbeiten, was jemand unbedingt benötigt, was für ihn aufgrund seiner Veranlagung und Lebensgeschichte wichtig ist, was die Beziehung diesbezüglich leisten kann und inwiefern er sich eventuell woanders das verschaffen kann, was er braucht. Niemand muss dem Partner unausgesetzt vorwerfen, dass er gerade sein Bedürfnis nach Romantik nicht befriedige. Dabei kann eine Therapie sehr hilfreich sein. Es ist häufig sehr schwer, sich selber ernsthaft zu fragen: »Brauche ich das jetzt wirklich von meiner Partnerin oder von meinem Partner? Habe ich da eventuell nur irgendwelche Vorstellungen und Ideale, die gar nicht meinen zentralen Bedürfnissen entsprechen? Wo kann ich mich zurücknehmen?«

INS WANKEN GERATENE PAARBIOGRAFIEN UND GESCHLECHTERROLLEN

MF: **In der Generation unserer Mütter haben sich die Frauen aufgeopfert. Wir haben ja bereits darüber gesprochen, wie die 68er-Generation gegen solche Frauenbilder angegangen ist. Wie gehen die heutigen Frauen mit dem Rollenbild der aufopfernden Frau um?**

EJ: Mit diesem Bild hat die feministische Bewegung, wie es scheint, ein für alle Mal aufgeräumt. Die zum Opfer bereite Frau ist für heutige Frauen und Männer sogar zu einer Art Schreckbild geworden. Das hat zum Teil vielleicht zu sehr zum Gegenteil geführt, so dass inzwischen auch der Egoismus gefördert wird. Aber alles in allem hat der Wandel im Frauenbild viel Positives mit sich gebracht. Dass es die Gleichberechtigung zumindest auf dem Papier gibt, ist sehr zu begrüßen, auch wenn sie sich noch immer nicht ganz durchgesetzt hat, vor allem nicht gleichermaßen in allen Schichten. Die Statistiken zu Führungspositionen und unterschiedlicher Bezahlung von Frauen und Männern in gleichen Positionen bezeugen, dass die Gleichberechtigung der Geschlechter in unserer Gesellschaft noch längst nicht gelebt wird. Manche Rollenvorstellungen sind abgelegt worden, andere nicht.

Heute heißt es: »Bloß nicht ein Muttchen sein!« Bei den jüngeren Frauen löst diese Rolle heftige Abwehr aus. Wenn der Partner entsprechend narzisstisch und egoistisch veranlagt ist, gibt es dennoch

Frauen, die in die Rolle derjenigen hineinrutschen, die vor allem für den Mann und seine Bedürfnisse da ist. Eines Tages merken sie, dass sie alles Mögliche aufgegeben haben und der Freundeskreis im Grunde allein von ihm bestimmt wird. Sie fragen sich: »Was gelte ich eigentlich?«, und brechen aus, je nachdem, wie kräftig sie veranlagt sind. Es sind, denke ich, seltener die Männer, die in diese Rolle rutschen. Aber denkbar ist das heute auch.

MF: Zum Bild des Hausmütterchens gehört der Wunsch, eine Familie zu gründen. Wie stark ist dieser bei den jungen Menschen ausgeprägt?

EJ: Es sind ja alle Rollenbilder ins Wanken gekommen: Wie sieht eine normale Familie aus? Was ist ein richtiger Mann? Wie soll eine normale Biografie aussehen? Das kann keiner heute mehr eindeutig beantworten. Was den Kinderwunsch betrifft, meine ich, dass er sehr viel stärker bei Frauen als bei Männern vorhanden ist. Für junge Männer sind bei der Zukunftsplanung meist andere Dinge wichtiger als die Idee der eigenen Familie. Dass die Vorstellung, als Mann eine Familie zu ernähren und stolz auf diese zu sein, ins Wanken geraten ist, wundert einen eigentlich nicht. Das Image des Familienversorgers haben Männer heute eingebüßt.

Das Bild, ein Kind im Arm zu halten, reizt viele junge Frauen, aber weniger junge Männer. Es sind die Mädchen, die im Kinderzimmer lieber mit Puppen als mit Traktoren spielen. Bei jungen Männern scheint demgegenüber in der frühen Jugend oft der Sexualtrieb ausgeprägter zu sein als bei jungen Frauen. Heute heißt es für beide Geschlechter: Auch lockere Beziehungen machen Spaß. Man hat seine Jugendfreundschaften, mit denen auf eine lässige und unverbindliche Art sexuelle Begegnungen möglich sind. Das hat durchaus seinen Reiz, nicht nur für die jungen Männer, wenn für die auch in größerem Maße. Das verändert sich im Alter von 30 Jahren bei beiden Geschlechtern. Ab 30 wird die Familienplanung auch bei den Männern zu einem Thema.

Man spricht diesbezüglich heute bei Jugendlichen von *Emerging Adulthood*, womit man das Phänomen zu erfassen versucht, dass sich die Pubertät verlängert hat und die Jugendlichen nicht älter werden wollen. Das hängt eng mit gesellschaftlichen Bedingungen, Entwicklungen und Moden zusammen.

Jung zu sein, ist das, was unsere Gesellschaft bewirbt. Das Alter, das in früheren Generationen viel galt und in anderen Kulturen noch immer viel gilt, hat hingegen eine schlechte Lobby. Wurden einst die alten Menschen aufgrund ihrer Weisheit und Erfahrung höher als die Jugend geschätzt, werden heute Krankheit, Pflege und Demenz mit dem Alter assoziiert. Die Überalterung wird als eine gesellschaftliche Belastung empfunden. Die Jugend erscheint hingegen mit ihrer Leistungskraft als das, worauf die Gesellschaft baut.

Schulpflicht und Ausbildungsgänge nehmen zunehmend mehr Lebensjahre in Anspruch. Der junge Erwachsene ist daher oft noch lange nicht in der Lage, sein Leben zu bestimmen, weil er mit wenig Geld und langen Ausbildungen konfrontiert und außerdem von Stipendien abhängig ist. Damit geht eine verzögerte Adoleszenz einher. Ich selber erlebe vor allem über Supervisionen, dass 25-Jährige sich verhalten, als wären sie 15. Sie entwickeln immer wieder neue Ideen: »Das passt doch nicht zu mir und der Beruf auch nicht! Etwas Handwerkliches wie Tischler wäre viel eher was für mich.« Sie sind daher noch immer von den Eltern abhängig.

Das Phänomen, dass Jugendliche sich keine Ziele setzen wollen, weil alles wieder ganz anders sein kann, hängt sicher auch sehr stark damit zusammen, dass nicht mehr klar ist, wann man ins Berufsleben eintritt. Viele Berufe sterben aus, kaum welche vererben sich noch vom Vater auf den Sohn oder von der Mutter auf die Tochter. Ständig werden neue Berufe kreiert. Alteingesessene Arbeitsstätten machen pleite, Existenzgründer schaffen neue, die sich nur in wenigen Fällen bewähren. In der Berufswelt werden vor allem Flexibilität und Einfallsreichtum gefordert. Das führt unter anderem auch dazu, dass man sich nicht so schnell mit einem Beruf identifiziert. Postbeamter zu sein, ist wahrscheinlich nicht unbedingt das, was man erstrebt hat. Wenn man es dann ist, überlegt man sich: »Kann ich nicht noch etwas anderes machen? Am besten mache ich erst einmal ein Aufbaustudium nebenher. Dann kann ich in die Wirtschaft wechseln oder so. Es wird sich dann schon was finden.« Von außen gesehen gibt es so viele Wahlmöglichkeiten und Formen, nicht nur in Bezug auf die Partnerschaftswahl, auch in Bezug auf die Berufswahl. Mit einer Normalbiografie hat das nicht mehr viel gemeinsam, die stirbt ebenfalls aus.

MF: Woran hält man sich, wenn es keine Normalbiografie mehr gibt?

EJ: Natürlich gibt es noch immer die Vorstellung von der Normalbiografie. Der Lebensentwurf in den Köpfen ist unverändert: Nach Schule und Ausbildung findet man Arbeit. Sobald man Geld verdient, heiratet man und nach ein, zwei Jahren bekommt man Kinder. In Wirklichkeit sieht eine Biografie nur noch sehr selten und in Ausnahmen so aus. Dafür, dass die Kinder mitten im Studium oder in der Ausbildung kommen, gibt es sehr viele Beispiele. Eine mir bekannte Frau ist mitten im Medizinstudium von ihrem Freund schwanger geworden, der gerade erst sein Studium abgeschlossen hatte. Die Familien der beiden haben sich ebenso gefreut wie die jungen Eltern. Als das Kind schon auf der Welt war, haben diese geheiratet. Sie hat ihr Studium abgebrochen und er zu arbeiten begonnen. Jetzt studiert sie weiter, hat entsprechende Hilfe, ihr Mann hat sich beruflich eine Auszeit genommen. Sie wird bald ihr Studium beendet haben. Für die Zeit nach ihrem Studium planen sie ein zweites Kind und dass er wieder mehr beruflich einsteigen soll. Kann aber auch sein, dass sie in zwanzig Jahren geschieden sein werden. Das ist so nur in einem Milieu möglich, in dem man sich ums Geld keine großen Gedanken machen muss. In einem anderen Milieu sieht das wieder anders aus, wenn die Frau in der Ausbildung schwanger wird.

Auf jeden Fall sind das Biografien, die anders aussehen und variabler sind als die traditionelle Biografie. Man lebt heute zusammen, wenn man sich liebt und noch gar nicht an Heirat denkt. Man hat sich füreinander entschieden und probiert das aus. Das ist eine

Erweiterung der Lebensmöglichkeiten und Lebensentwürfe, die Freiheit und Unsicherheiten mit sich bringt.

Die Sexualität wurde auch zu unserer Zeit außerhalb der Ehe gelebt, aber heimlich und immer mit der Angst vor Schwangerschaft. Das mit der Schwangerschaftsverhütung war damals ja nicht so einfach wie heute. Man musste schon sehr über den gesellschaftlichen Vorurteilen stehen, um mit der außerehelichen Sexualität locker umzugehen. Paare auf Probe sind, wenn ich daran zurückdenke, ein großer Fortschritt. Als ich jung verheiratet war, hat mein Mann von einer Sekretärin in seinem Institut erzählt, dass sie mit ihrem Freund zusammenlebt. Als wir eine größere Einladung gemacht haben, haben wir überlegt, ob man den Mann, mit dem sie in wilder Ehe lebte, auch einladen könne. Das kann man sich zum Glück heutzutage überhaupt nicht mehr vorstellen.

Auszuprobieren, wie es ist, partnerschaftlich zu leben, war ebenso unstatthaft wie eine Trennung. Dass Beziehungen heute nicht mehr mit solch gesellschaftlichem Druck und daraus resultierenden Ängsten verbunden sind, hat sich auf das Lebensgefühl sehr positiv ausgewirkt.

MF: Mit den veränderten Biografen hat sich die Identität von Mann und Frau verändert. Was können Sie aufgrund Ihrer Beschäftigung mit Paarbeziehungen zu den modernen Geschlechterauffassungen sagen?

EJ: Es gibt ja noch immer die Wendung: »Das ist gar keine richtige Frau« – zum Beispiel, wenn eine Frau merkt, dass sie eine andere sexuelle Orientierung als die heterosexuelle hat. Was ist sie dann? Bei lesbischen und homosexuellen Beziehungen höre ich oft die meiner Ansicht nach lächerliche Frage: »Wer ist in der Beziehung der Mann und wer die Frau?« Indem einer lesbischen Frau gesagt wird: »Naja, du bist ja wohl mehr der männliche Teil«, wird ihr von außen eine Geschlechteridentität aufgestülpt. Auch dass bei einer homosexuellen Beziehung von einem schwulen »Pärchen« geredet wird, empfinde ich als diskriminierend. Mir fallen dabei immer die Taubenpärchen ein und ich muss denken: »Das sind doch keine Tiere! Das sind zwei erwachsene Menschen!« Warum muss unsere Sprache die sexuelle Beziehung zwischen zwei Männern derart verniedlichen? Weil man sie in unserer Gesellschaft als etwas Peinliches und Lächerliches empfindet?

Ich hatte eine Patientin, die war bereits mit Männern und mit Frauen zusammen gewesen, als sie sich sehr in eine Frau verliebt hat. Als die zwei dann zusammen waren, hat sie immer gesagt: »Ich bin nicht lesbisch, ich liebe nur eine Frau.« Sie wollte einfach nicht mit dem Label »lesbisch« versehen werden und ich finde, sie hatte damit recht.

Sich zu vergegenwärtigen, wie schwer zu sagen ist, was eine Frau oder einen Mann bestimmt, verdeutlicht, wie sehr Geschlechterbilder von gesellschaftlichen und nicht biologischen Zuschreibungen abhängen. Was ist in unserer Vorstellung eine richtige Frau? Wenn eine Frau durchsetzungsfähig, kräftig und körperlich so stark wie ein Mann ist, ist sie dann noch eine richtige Frau?

Was ein Mann und was eine Frau ist, nicht mehr anhand von starren Zuschreibungen zu entscheiden, ist für die meisten schwierig. Frauen fragen sich seit Längerem: Wenn ich selbstbestimmt leben will und Karrierewünsche habe, bin ich dann noch begehrenswert und weiblich? Wenn ich als Single ohne Mann lebe, bin ich dann überhaupt eine richtige Frau? Wenn ich keine Kinder habe oder eine Rabenmutter bin, stimmt dann bei mir etwas nicht? Die Auffassung, dass Frauen sich aufgrund ihres Geschlechts Kinder wünschen und Freude an ihnen haben, kann sich in dem Maß ändern, in dem Männer sich vermehrt um die kleinen Kinder kümmern, während die Frauen das Geld verdienen. Wer spricht bisher schon von einem Rabenvater?

Eine Vorstellung, die sich nach wie vor hält, besagt, dass ein richtiger Mann muskulös ist und eine richtige Frau zierlich und schlank gebaut. Die Selbstoptimierung des Körpers hat zwar bei beiden Geschlechtern zugenommen, betrifft aber unterschiedliche Körperbilder. Auch Männer sollen sich heute pflegen, gesund essen, genügend Sport treiben und ihre Kleidung nicht vernachlässigen. Einen Bierbauch soll ein Mann nicht haben, Schmuck zu tragen wirkt nur bis zu einem gewissen Grad männlich. Piercings aber sind zum Beispiel auch bei Männern, vor allem bei jungen, sehr beliebt, aber auch Ketten und Armbänder sieht man hin und wieder bei Männern, ohne dass das ihre Männlichkeit in Frage stellen würde. Aber wenn sich ein Mann schminken würde, fände man das in unserer Kultur eher befremdlich. Dass es Essstörungen auch bei jungen Männern gibt, wenn auch in wesentlich geringerem Maße als bei den Frauen, gehört mit zum Phänomen der Selbstoptimierung.

Sich von gesellschaftlich vorherrschenden Geschlechterzwängen abzusetzen, gelingt kaum jemandem. Es gibt Geschlechterbilder, die über alle Kulturen hinweg tradiert werden. Bestimmte Geschlechtermerkmale gelten interkulturell als typisch weiblich oder männlich: bei der Frau die strahlenden großen Augen, die glänzenden Haare, die glatte Haut, bei den Männern der durchtrainierte, sportliche Körper, die markanten Gesichtszüge, oft auch eine kräftige Körperbehaarung. Die Merkmale können variieren; wenn man sich die Frauen und Männer in der Werbung internationaler Zeitschriften ansieht, fällt einem jedoch schnell ins Auge, dass ein bestimmter Typ Frau und Mann vorherrscht.

MF: Feministinnen haben sich ja deutlich gegen solche Typisierungen gewehrt. Was war ihr Credo?

EJ: Das Credo lautete früher, möglichst ungekünstelt zu wirken, und lässt sich ebenso gut als Trotzhaltung beurteilen. Es ging zum Teil gar nicht darum, neue und vor allem freiere Vorstellungen von Frau und Mann sowie von schön und hässlich in Bezug auf die Geschlechter zu entwickeln. In ihrem Kern setzte die Ideologie ein extremes Nachlässigkeitsgebot gegen das vorherrschende, extreme Schönheitsgebot: »Wenn die Männer glauben, wir sind auf unsere Körper reduzierbar, dann treiben wir denen das aus. Wir tragen keine Büstenhalter, ziehen Latzhosen an, unter denen wir unsere Figur verstecken. Wir gehen nicht zum Frisör, lassen die Haare einfach wachsen oder uns den Kopf kahl scheren.« Das waren meiner Ansicht nach eher pubertäre Proteste gegen die Männerwelt als ein ernst zu nehmendes Umdenken. Anstatt ein freieres Körperbewusstsein zu entwickeln, versuchte man, das Körperbewusstsein auszuschalten.

Es gibt noch andere Beweggründe dafür, dass Frauen sich vernachlässigen. Bei manchen reiferen Frauen denke ich oft: »Warum kann sie sich nicht ein bisschen was Schickeres anziehen? Müssen es immer diese grauen oder blauen Kostüme sein?« Da steckt dann nicht Trotz, sondern eine Art von Resignation dahinter. Ich beobachte bei manchen verheirateten Frauen oder Frauen mit festem Partner, dass sie sich äußerlich nicht mehr bemühen oder sich gehen lassen. Das ist oft sehr schwer ansprechbar. Gerade in Bezug auf das Äußere reagieren viele Menschen sehr empfindlich und schnell verletzt, speziell Frauen. Selbst, wenn sie sehr attraktiv aussehen und man nur eine Kleinigkeit an ihnen nicht so toll findet, können sie schnell gekränkt sein. Da rutscht ihr Selbstbewusstsein sofort in den Keller. Das ist therapeutisch eine ganz heikle Sache. Körperstörungen zu behandeln, erfordert viel Feingefühl und Verständnis.

Die Frauenbewegung hat jetzt an Durchsetzungskraft und feministischem Kampfgeist verloren. Berufsnetzwerke, in denen auch Männer sein können, sind vielen Frauen wichtiger als feministische Gruppen. Mit dem alten Feminismus identifizieren sich nur noch wenige jüngere Frauen. Natürlich wird immer wieder darauf hingewiesen, auch öffentlich und vor allem in Bezug auf den Lohn, dass die Frauen noch immer nicht gleichberechtigt behandelt werden. In manchen Sparten ist es inzwischen sogar von Vorteil, eine Frau zu sein, weil die Gleichberechtigung das verlangt. Heute wird statt Frauen- Genderforschung betrieben. Es sind Genderstudien, die die Studien zur ungleichen Behandlung der Frau abgelöst haben.

Alice Schwarzer lebt noch, wird inzwischen jedoch als ein Relikt wahrgenommen, von dem man weiß, dass es in kleinem Rahmen Steuern hinterzogen hat. Was mich persönlich aufregt, ist die Tatsache, dass Frauen, die in der Öffentlichkeit stehen, noch immer oft von ihrem Körper her bewertet werden, so dass eine Berichterstattung über Angela Merkel ohne einen Hinweis auf ihr Äußeres und darauf, wie wenig sie dem Schönheitsideal entspricht, kaum möglich zu sein scheint. Ebenso wird wieder und wieder hervorgehoben, wie attraktiv Ursula von der Leyen ist. Als ich in einem Lexikon den Satz las, dass Hannah Arendt eine schöne Jüdin gewesen sei, habe ich gestutzt und mich geärgert. Über einen Mann hätte man niemals geschrieben: »ein schöner Jude«! Insgesamt gesehen, kann man hoffen, dass sowohl die Männer als die Frauen bezüglich äußerer Geschlechtsbewertungen weiter dazulernen.

TYPISCHE FRAUENPROBLEME IN DER LIEBE UND PARTNERSCHAFT

MF: Sie haben einmal geschrieben, dass eine Frau zu sein in unserer Welt schwieriger sei, als ein Mann zu sein. Können Sie noch einmal genauer ausführen, was Sie damit gemeint haben?

EJ: Die Vorstellungen, die nicht mit den realen Bedingungen übereinstimmen, unter denen wir leben, sind in Bezug auf Frauen fester als in Bezug auf Männer. Von einer Frau verlangt man noch immer, dass sie tüchtig und je nach Gesellschaftsschicht entsprechend gebildet ist oder eine ordentliche Ausbildung hat. Auch wenn die entzückende, kleine Hausfrau als Modell nicht mehr in Frage kommt, soll die Frau, wenn möglich, dazu auch noch immer entzückend und liebreizend sein.

Was die Frauen betrifft, existieren aber darüber hinaus in vielerlei Hinsicht die alten Probleme. Die sind noch längst nicht gelöst. Wir haben zum Teil ja bereits darüber gesprochen. Was aber vielleicht noch nicht hinreichend deutlich geworden ist: Die noch immer vorherrschende Geschlechterhaltung betrifft vor allem die Arbeitsteilung in der Beziehung und die Verantwortung für die Kinder. Es ist die Frau, die dafür sorgen soll, dass in der Haushalts- und Familienorganisation alles zusammenhält und nicht auseinanderbricht. Für die Hausarbeit und die Organisation des Alltags sind selten die Männer zuständig. Das sind nach wie vor mehr die Probleme der Frau. Ob sich das je ändern wird, ist die Frage.

Ein weiteres wichtiges Frauenthema ist die berühmte Doppelrollengeschichte, in Folge der Emanzipation mehr denn je. Wie bekomme ich das mit Kindern und Karriere hin? Wie weit bleibe ich im Beruf hinter dem Mann zurück? Noch immer wird man diskriminiert, weil man eine Frau ist und vielleicht schwanger wird.

Hinzu kommt die stärkere Gebundenheit an den Körper. Die Fragen: »Wie sehe ich aus? Sehe ich noch gut aus? Sehe ich so aus wie früher? Wenn nicht, was hat sich geändert? Bin ich zu dick?«, sind vor allem Frauenfragen und weisen auf Frauenprobleme hin, die in die Partnerschaft hineinreichen. Das kann dann von der anderen Seite ebenfalls so gesehen werden und auf einmal heißen: »Kannst du dich nicht besser schminken? Kannst du nicht abnehmen?« Zumindest in der Fantasie der Frauen spielt es partnerschaftlich eine große Rolle. Ob es wirklich beim Partner so wesentlich ist, ist gar nicht unbedingt gesagt. Frauen, auch junge Frauen, die mit ihrem Körper zufrieden sind, gibt es nicht oft.

Ich war unlängst mit meiner Tochter in einem Modegeschäft in Amerika und da wurden die Modelle, die dort hingen, fortwährend im TV von Models vorgeführt. Ich und meine Tochter, die eine normale Figur hat und in mittleren Jahren ist, haben die Models als extrem dürr empfunden. Das hat uns derart beeinflusst, dass uns die Modelle, die wir auf den Bügeln noch als schön empfunden hatten, nicht mehr gefallen haben. Ein Schönheitsideal, das sich an der Jugend und an einer körperlichen Ausstrahlung von jugendlicher Sportlichkeit orientiert, passt in unsere Jugendwelt. Das Schlimme ist, es bleibt haften. Auch ältere Frauen haben damit Probleme.

»Wie viel habe ich jetzt gegessen? Wie viele Kalorien habe ich gerade zu mir genommen?« – Das sind die Probleme von vielen Frauen. Dass viele junge Mädchen magersüchtig werden, ist somit kein Wunder.

Zwischen Selbstwertstörung, Körperstörung, Selbstzerstörung, Gesellschaft und Wirtschaft besteht ein nur schwer aufzubrechender Zusammenhang. Unser kapitalistisches System beruht auf einer

Marktwirtschaft, in der auch die Arbeitskraft eine der Waren ist, mit denen gehandelt wird. Die volle Ausschöpfung von Leistung und menschlicher Arbeitskraft ist ein zentraler Faktor in der wirtschaftlichen Gewinnorientierung unseres Systems. Wer fit für die Anforderungen des Arbeitsmarktes sein will, optimiert sich selber. Denn Optimierung und Leistung hält eine Gesellschaft aufrecht, die reich sein will, und das will unsere Gesellschaft. Es ist nicht so, dass wir ausgebeutet werden, bis wir verelenden. Dennoch gibt es viele Bereiche, die in einer Weise vom Kapital abhängig sind, die mir menschlich gefährlich und moralisch bedenklich erscheint. Wenn ich an den Organhandel denke oder an die Möglichkeit, Gesundheit oder Altersheime in private Hände zu legen, kann ich das nur als beängstigend empfinden. Ebenso geht es mir mit dem Schönheits- und Gesundheitswahn, der von der Wirtschaft und ihren Schönheitsprodukten gestützt wird.

Unser gesellschaftliches System hat eine Reihe von Vorteilen, aber es hat auch eine ganze Reihe von Nachteilen für die Psyche. Um in diesem System mitzuhalten, muss man erfolgreich sein, und das bedeutet, leistungsstark zu bleiben und deshalb nicht zu altern. Nicht nur das Selbstbild der Frauen, auch das der Männer hängt von der Jugendlichkeit ab. Ein Bierbauch war früher ein Zeichen von Wohlstand, heute verweist er auf die proletarische Schicht. Um 1900 waren es noch die Fülligen, die angesehen waren. Die älteren Frauen der mittleren und höheren Schichten waren stattlich und hübsch, die der unteren häufig mager und abgearbeitet.

Heute scheinen sich die Verhältnisse umgedreht zu haben. Einem extremen Schlankheits- und Gesundheitsideal versuchen vor allem die oberen Schichten zu entsprechen. Einer der von Frauen zunehmend beanspruchten ästhetisch chirurgischen Eingriffe ist das Fettabsaugen. Wer wenig Geld hat, isst ungesund viel und nimmt dabei zu, und wer sich gesundes und gutes Essen leisten kann, der isst wenig, aber bewusst, und versucht schmal wie ein junges Mädchen oder schlank wie ein junger Mann auszusehen. Wer gut verdient, glaubt, er müsse, um erfolgreich zu bleiben, dem Jugendkult unserer Wohlstandgesellschaft gerecht werden. Es sind nicht nur, aber vor allem die Frauen, die aufgrund dieser von Wirtschaft und Medizin geförderten Verhältnisse und Menschenbilder Störungen ihrem Körper gegenüber entwickeln.

Ich warte seit meiner Jugend darauf, dass die füllige Frau wieder modern wird – dazu wird es aber in einer Gesellschaft, die wie die unsrige Leistung mit jugendlicher Energie und Flexibilität gleichsetzt, nicht kommen. Selbst die Krankenkassen achten bei Versicherungsabschlüssen auf das Gewicht und den Bodymaßindex. Alles, wofür geworben wird, geht in die gleiche Richtung: Wer sich nicht schlank und fit hält, gefährdet seine Gesundheit und entwickelt schwerwiegende Zivilisationskrankheiten wie zum Beispiel Diabetes, hohen Blutdruck und Herzinfarkt.

Als Frau ist man somit selber schuld, wenn man zu dick ist. Man hat bei der Diät und gesunden Ernährung versagt. Als ältere Frau fragt man sich: »Ist mein Busen schlaff?« Männer sind auch nicht mehr so schön, wenn sie die 60 überschritten haben – aber ein solches Problem wie die Frauen haben sie damit nicht.

MF: Hat es patriarchalische Hintergründe, dass solche Forderungen vor allem an Frauen und weniger an Männer gestellt werden?

EJ: Wie bereits aufgezeigt, wird bei den Männern der sportliche, leistungsfähige Körper gleichfalls wichtiger. Auch Männer machen Schönheitsoperationen, aber eher in dem Bereich, wo sie repräsentieren müssen. Bei Frauen nimmt der Schlankheitskult hingegen sehr viel mehr und vor allem auch im Hinblick auf das private Liebes- und Schönheitsideal zu. Das spricht durchaus für einen patriarchalischen Hintergrund dieses Trends.

Es gibt ja, wie wir gesehen haben, neben den neuen noch immer die alten, traditionellen Bilder: Der Mann, der was darstellt, repräsentieren kann, ein bisschen das Alphatier ist, eine gute Portion Narzissmus besitzt und andere ein bisschen zu unterdrücken versteht, macht auf viele Frauen nach wie vor Eindruck. Ob eine Frau das im Gegensatz dazu kritisch sieht, kommt unter anderem auf ihren Bildungsgrad an.

Die Dominanz eines Mannes, die sich darin ausdrückt, dass er andere nicht zu Wort kommen lässt, stößt Frauen, die selber was zu bieten haben, ab. Der Mann, der auf andere eingehen kann, ist somit zu einem Leitbild neben dem Macho geworden, der deshalb nicht gleich verschwunden ist. Es gibt heute viele verschiedene Rollenbilder, die aufeinander treffen. Fernsehen, Kino und Literatur veranschaulichen, wie viele unterschiedliche Frauen- und Männerrollen nebeneinander existieren. Die Rollen sind ja nicht mehr genormt.

Jugendlichkeit, Fitness und die gut aussehende Frau sind allerdings sehr starke Bilder. Ich kenne so viele Frauen, die mir sagen: »Ich müsste eigentlich abnehmen«, obwohl sie eine gute Figur haben. Beim Selbstbewusstsein gegenüber dem eigenen Körper scheint die Emanzipation noch nicht angekommen zu sein. In der modernen Gesellschaft herrscht diesbezüglich offensichtlich keineswegs Gleichheit und damit in der modernen Liebe und Partnerschaft ebenfalls nicht.

Dennoch meine ich, gegen Frauen, denen ihr Äußeres nicht egal ist und die sich gerne schmücken und gut anziehen, kann man nichts sagen. Seinen Körper zu pflegen und zu würdigen, ist etwas anderes als krankhaft an einer jugendlichen Figur festhalten und das Aussehen des eigenen Körpers ständig optimieren zu müssen.

Dass dreißigjährige Frauen für Botoxbehandlungen und Schönheitsoperationen viel Geld bezahlen, kommt immer häufiger vor. Eine Patientin von mir war Dermatologin und arbeitete in einer Praxis, in der sie den reichen Kundinnen Botox spritzte. Sie hat zu mir gesagt, dass immer etwas übrig bleibe. Sie könne mir eine Spritze schenken, wir könnten das auch bei mir ausprobieren. Da hat sie gedacht, das sei eine kleine Gefälligkeit für mich. Ich lehnte ab, war aber darüber entsetzt, wie normal es für sie war, Botox zu spritze. Die Chirurgen verteidigen sich damit, dass die Operationen das Selbstwertgefühl ihrer Patientinnen verbessern. Das ist jedoch meistens nicht der Fall. Anstatt mit ihrem Körper zufrieden zu sein, denken viele über weitere Möglichkeiten nach, ihr Aussehen zu verbessern. Nur in einigen wenigen Fällen, wenn es sich um körperliche Deformationen handelt, sind die Operationen medizinisch indiziert und verhelfen den Patienten tatsächlich zu einem besseren Selbstbewusstsein anderen gegenüber.

MODERNE WERTE UND FACETTEN DES PAARLEBENS

MF: Zentrales Ereignis im Leben einer Frau war in früheren Zeiten die Eheschließung. Was ist heute für eine Frau lebensbestimmend?

EJ: Die Frauen sind lange Zeit durch die Ehe und später dann auch durch die Liebe geprägt worden. Das ist jetzt, ähnlich wie die typischen Frauenprobleme, einerseits wirklich anders geworden, andererseits auch wieder nicht. Frauen sind noch immer in anderer Weise als Männer davon abhängig, dass sie von jemandem gesehen und gehört werden, für den sie wichtig sind. Das heißt, dass sie geliebt wird und in einer Partnerschaft lebt, hat noch immer einen größeren Wert für eine Frau als für einen Mann. Vor allem ist es für Frauen wichtig, dass sie mit jemandem sprechen können und sich verstanden fühlen. Auch Männer wollen verstanden werden. Aber das Bedürfnis, sich verständlich zu machen und dass es eine Gegenseitigkeit des Verständnisses füreinander gibt, scheint bei Frauen allen Befragungen nach größer zu sein. Sie sind auch eher bereit, sich zu öffnen. Was ich vorhin von mir als Psychoanalytikerin bekannt habe, gilt bei allen Therapeuten als eine bekannte Tatsache: Mit Frauen hat man es im Durchschnitt leichter. Ich erinnere mich an eine Supervisionsgruppe, in der eine Therapeutin von einem Patienten erzählt hat, mit dem es schwierig sei, weil er ans Innere nicht ran wolle. Einer von uns anderen Therapeuten hat erwidert: »Dafür, dass er ein Mann ist, lässt er sich doch ganz gut ein.«

MF: Frauen suchen also den Austausch in einer Beziehung – und die Männer? Was steckt dahinter, wenn sie Asiatinnen heiraten? Ist das als eine Art Zweckehe anzusehen?

EJ: Die asiatische Schönheit gefällt manchen Männern, wirkt auf sie exotisch und deshalb aufregender als die Schönheit deutscher Frauen. Außerdem sind die Asiatinnen in einer Kultur aufgewachsen, in der die Frau nicht so viel fordert, sondern eher eine dienende Position innehat. Es wird Männer geben, die das bevorzugen. Ob ein Mann auf Dauer damit zufrieden ist, ist eine andere Frage. Wenn er jedoch das Gefühl hat, er wird nur ausgenutzt und das Ganze stellt für die Frau nichts als eine Zweckehe dar, wird die Ehe nicht lange halten. Merkt er, dass es vor allem um sein Geld geht, verfliegt der Reiz des Exotischen wieder. Obwohl zum Beispiel der Anteil deutscher Männer, der eine Asiatin heiratet, zuzunehmen scheint, ist er insgesamt gesehen eher als niedrig anzusehen. Die Mehrheit deutscher Eheleute ist mit einem oder einer Deutschen verheiratet. Darüber hinaus scheinen laut Statistik bei den Eheschließungen der deutschen Männer die Polinnen und bei denen der deutschen Frauen die Türken und Italiener eine bevorzugte Rolle zu spielen. Natürlich lässt sich auch hier darüber nachdenken, inwiefern die kulturell andere Geschlechterprägung anziehend wirkt. Das »Fremde« im Partner oder in der Partnerin hat oft auch einen erotisch besonderen Reiz.

Was die deutschen Männer angeht, lässt sich beobachten, dass Liebe und Beziehung durchaus an Bedeutung gewinnen. Es ist auf der einen Seite zu sehen, dass Eigenschaften, die lange als weiblich galten, heute auch bei Männern gefordert werden. Dass Männer dem auf der anderen Seite noch nicht so entsprechen können, lässt sich allerdings gleichfalls feststellen. Bei jüngeren Männern ist das bereits ein wenig anders als bei älteren. Ich würde sagen, dass die deutschen Männer im Durchschnitt weicher geworden sind. Ob sich diese Angleichung der Männer an eher gefühlsmäßige Werte noch weiterentwickelt, ist schwer zu sagen. Es wäre jedenfalls wünschenswert, dass im Hinblick auf Paarbeziehungen Werte wie

Liebe, Zärtlichkeit, Austausch und Verständnis zunehmen. Sind allein gutes Aussehen und Tüchtigkeit für eine Beziehung ausschlaggebend, was wird dann im Alter aus der Beziehung, wenn einerseits beides nachlässt und andererseits die Zärtlichkeit und das Verständnis für den anderen bereits vorher in der Beziehung fehlten?

Mit zu viel Verständnis kann man dem anderen aber auch auf die Nerven gehen. Das ist sicher nicht konstruktiv für eine Beziehung. Vor allem ist es keine gute Methode, dem Partner zu erklären, warum er wie ist und handelt. Sich verstanden zu fühlen, ist etwas anderes, als sich erklärt zu sehen. Derjenige, der immer alles besser weiß, hat in einer Beziehung keine guten Karten. Ich kenne eine Kollegin, eine Psychotherapeutin, die hat ihrem Partner, den sie bei der Untreue erwischt hat, einen langen Brief geschrieben, warum er untreu geworden sei und was beziehungsmäßig bei ihm nicht stimme. Dass der Brief nicht gut aufgenommen wurde, hat sie nicht begriffen: »Schau, ich habe doch nun wirklich versucht, ihn zu verstehen.« Der andere fühlt sich natürlich kaum verstanden und geliebt, wenn man ihm aus der psychologisch geschulten Sicht erklärt, warum er untreu ist.

In den Rollenbildern, mit denen mich die männlichen Patienten konfrontieren, spielen nicht nur die jungen, schönen Frauen eine Rolle, sondern ebenso die älteren Frauen, die etwas aus sich gemacht haben und nicht in einem albernen Jungmädchenklischee, in dem sie sich Blümchen ins Haar stecken, stehengeblieben sind. Die Patienten schwärmen: »Das ist kein Mädchen, sondern eine Frau, mit der man vor seinen Kollegen angeben kann.« Für die Männer der Mittelschicht spielen bei einer Beziehungsentscheidung oft folgende Fragen eine Rolle: Kann sie sich darstellen? Hat sie Charme? Ist sie gebildet? Hat sie einen ordentlichen Beruf?

Im Hinblick auf die Männer mit sehr viel jüngeren Frauen gibt es außerdem die soziobiologische Überlegung, dass Männer sich eine gebärfähige Frau wünschen. Die Gebärfähigkeit halte ich jedoch für einen überholten Wert bei der Partnerentscheidung. Erstens wollen die modernen Männer meistens ebenso wenig wie die Frauen zehn Kinder, sondern eins erfüllt oft bereits ihren vorhandenen Kinderwunsch, und zweitens treten die Wechseljahre erst zwischen vierzig und fünfundvierzig auf. Darüber hinaus können die Frauen heute aufgrund hormoneller Umstellungen oder künstlicher Befruchtung viel länger Kinder bekommen.

MF: Sie sagten ja schon, dass Treue in unserer Kultur zur Liebe gehört. Was bedeutet das für die konkret gelebte Beziehung?

EJ: Natürlich ist das ein Wert, den man vom anderen nicht absolut und für immer und ewig einfordern kann. Wir wissen, dass es in manchen Phasen einer Beziehung schwer ist, treu zu sein. Das Gefühl, wir gehören zusammen und da soll nichts dazwischentreten, ist als ein Erbe aus der Romantik anzusehen, das sowohl sehr viel Positives als auch viel Kummer bewirkt. Es hat auf der einen Seite zu einer stärkeren Individualisierung und Differenzierung des Seelenlebens und der Gespräche zwischen Paaren beigetragen. Es hat sogar die Sprache verändert. Auf der anderen Seite hat es, wie wir beim Thema Außenbeziehung bereits gesehen haben, bewirkt, dass eine Beziehung extrem empfindlich auf Störungen reagiert. Am Ende aber ist nicht die Treue der Garant für eine Liebe, die auch die schwierigen Zeiten durchsteht.

Ich kenne eine Frau, deren Mann ständig Affären hatte, ihr also fortwährend untreu war. Als er vor ihr starb, hat sie festgestellt: »Ich habe mich immer gefragt, ob mich dieser Mann liebt, und jetzt bin ich zu dem Schluss gekommen: Ja, so wie er eben lieben konnte. Bei mir zu bleiben, das war seine Art der Liebe. Ich war es, mit der er gemeinsam sein Leben verbringen und die alltäglichen Dinge tun und zusammen erleben wollte. Auf Treue habe ich eben verzichten müssen.«

Was der Garant für eine funktionierende Beziehung ist, kann bei den vielen verschiedenen Partnerschaftsmodellen heute sehr unterschiedlich aussehen. Was die eine Beziehung bestimmt und zusammenhält, kann eine andere gefährden. Es gibt Partnerschaften, die funktionieren, obwohl man das Gefühl hat, da entwickelt sich gar nichts und alles bleibt immer beim Gleichen. Wenn zwei Menschen zusammenkommen, die sehr beharrlich sind, kann das einigermaßen befriedigend funktionieren. Das hängt davon ab, ob man sich als Paar sagt: »Wir haben es schön ruhig«, oder ob einer von beiden denkt: »Wie langweilig es doch bei uns zugeht. Bei uns passiert aber auch gar nichts!« Es kann natürlich auch sein, dass einer eines Tages feststellt: » Mir ist es hier zu ruhig.« Hier wirklich »Typen« herauszufinden, ist gar nicht so leicht, da es so viele unterschiedliche Facetten des Paarlebens gibt.

Partnerschaft kann oftmals nur gelingen, wenn man sich aufeinander zu entwickelt. Ein Paar verändert sich in der Partnerschaft und während es seinen gemeinsamen Weg geht. Das ist etwas, was einige Paare so empfinden und in der Therapie ausdrücken. Manchmal merkt man von außen gar nicht, was sich geändert hat. Aber das Paar selber spürt die Entwicklung. Die Anforderungen an Liebende sind gewaltig und keineswegs gleichbleibend. Mit der Zeit verändern sich die Rollen und mit ihnen das Partnerschaftsmodell. Je nach Altersphase ist es neu zu definieren: Wie viel an Fürsorge, wie viel an Selbstständigkeit bringe ich ein? Was belebt meine Beziehung? Was interessiert den anderen im Moment? Kann ich mich daran beteiligen? Wie kann ich an der Welt des anderen teilhaben?« Manchmal kann es sinnvoll sein, zu sagen, dass der Beruf nichts mit meinem Privatleben zu tun hat. In den meisten Fällen hat der Partner ein gewisses Anrecht darauf zu wissen, was beim anderen beruflich passiert. Bei manchen Berufen geht das sehr gut, bei anderen weniger gut. Ein Ehemann, der theoretische Physik betreibt, wird wahrscheinlich wenig davon mitteilen können, woran er gerade forscht und welche Erkenntnisse damit verbunden sind, wenn seine Frau Germanistik studiert hat. Bei dem, was man erzählt, sollte man außerdem immer darauf achten, dem anderen nicht zu viel zuzumuten. Ist dauernd mein Berufsärger Thema, sollte ich ihn ruhig einmal für mich behalten. Der andere ist nicht nur einer, der alles auffangen kann. Solche Dinge auszutarieren, ist Teil dessen, was sich Beziehungsarbeit nennt.

Wer sich gar nicht angleichen kann oder Angst davor hat, es zu müssen, wird nur schwer mit einer Beziehung klarkommen. Mir fällt dazu ein Beispiel ein. Eine Frau, die immer nach einer Beziehung gesucht hat, eine sehr schöne und erfolgreiche Frau, hat berichtet: »Mir ist eines klar geworden. Wenn ich einen Partner gefunden habe und mir dann überlege, welches Möbelstück ich aus meiner Wohnung entfernen sollte, um irgendetwas anderes, was ihm gefällt, hineinzustellen, dann komme ich zu dem Schluss, dass das gar nicht geht.« Wer es nicht erträgt, dass ein anderer Stil in sein Leben tritt, sollte sich vielleicht besser eingestehen, dass er lieber allein lebt. Jemanden zu finden, der in allem den gleichen Stil hat, ist schwer möglich. Dennoch spielen in einer Beziehung natürlich unter anderem die vorhandenen oder sich entwickelnden Gemeinsamkeiten eine Rolle. Wenn die Lebensvorstellungen, die Werte und der Geschmack wenig harmonieren oder mit der Zeit sehr weit auseinanderdriften, hat eine Beziehung auf Dauer wenig Chancen. Wenn nur der eine weiß, was das Ziel des Lebens ist, kann das eine Beziehung bereits erheblich erschweren.

Unlängst hat eine Freundin, die mit einem asiatischen Mann verheiratet ist, mir erzählt, dass sie als junge Frau ein ziemlich unstetes Leben geführt habe und dabei unglücklich gewesen sei. Ein Mann sei dem anderen gefolgt und das habe alles nichts getaugt. Als sie ihren jetzigen Ehepartner kennengelernt habe, sei ihr sofort klar gewesen: »Das ist mein Mann.« Von außen betrachtet, ist schwer zu sagen, warum. Ihr Mann ist äußerlich nicht besonders attraktiv, hat aber ungemein viel Charme und ist schon so lange in Deutschland, dass er fast perfekt Deutsch spricht. Beruflich ist er mittelmäßig erfolgreich und teilt auch kaum ihre Interessen. Doch man sieht, dass sie ein glückliches Paar sind. Sie hat einmal gesagt: »Du, das war von Anfang an so, dass ich gewusst habe, der passt zu mir. Ich war noch nicht einmal so richtig verliebt.« Sie konnte es nicht so gut ausdrücken, was harmonierte, aber es drehte sich um die gleichen Vorstellungen, wie das Leben laufen müsse. Ethische Vorstellungen spielten dabei eine Rolle. Sie war sich außerdem vom ersten Augenblick an sicher gewesen, dass sie sich auf ihn verlassen könne. Sie haben gemeinsam ein wunderschönes Haus gebaut, haben Freunde und befassen sich viel mit ihrer Familie.

MF: Beziehungsarbeit zu leisten, bedeutet: Man kann als Paar durchaus etwas dafür tun, dass die Liebe bis ins Alter hinein Bestand hat. Was genau ist damit gemeint?

EJ: Da ist diese gemeinsame, neue Welt, die man sich erschafft und immer wieder mit neuen Erlebnissen füttert. Ich denke, das ist das eigentlich Wichtige und Tragende in einer Beziehung und der Liebe. Es ist das, was beidem Bestand verleiht. Das Interessante ist, dass jeder aus seiner Sicht und seinen Erfahrungen mit anderen Welten etwas zu der gemeinsamen Welt und dem gemeinsamen Leben beiträgt. Wenn beide interessante Tätigkeiten außerhalb des Hauses haben, ist es leichter. Wer den ganzen Tag allein zu Hause ist, kann wenig erleben und beitragen. Die Klischees des Heimchens am Herd und der grünen Witwe machen das deutlich. Doch auch ein Leben zu Hause lässt sich interessant gestalten. Das hängt ganz von den Begabungen ab. Wesentlich ist meiner Meinung nach, dass beide Partner zusammen das Gefühl erschaffen: »Wir haben etwas Gemeinsames!« Das muss nicht ein Kind sein. Das müssen auch keine Enkelkinder sein. Es ist die Art, wie man eine Wohnung einrichtet, wie man Leute einlädt, wie man Gäste empfängt, wie man bestimmte Wertigkeiten und Interessen teilt und zusammen erlebt. Das alles trägt zu dem Gefühl bei: »Ich liebe diesen Menschen. Niemand bedeutet mir so viel wie er. Niemand ist mir so nah wie er.«

Es muss nicht einmal etwas Geistiges sein, das man teilt. Es können auch Hobbys wie das Briefmarkensammeln, der Garten oder das besondere Essen sein. Gemeinsame Freunde sind immer recht wichtig. Es muss etwas geben, das beider Leben, das gemeinsame, tägliche Tun und Miteinander ausmacht.

MF: **Im Grunde geht es also darum, ein auf das individuelle Paar zugeschnittenes Leben zu entwerfen. Solch eigenständige, kreative Lebensentwürfe in der Liebe und Paarbeziehung, seit wann gibt es die eigentlich?**

EJ: In gewisser Weise gehen sie bereits auf die Romantik zurück. Dass eigenständige Entwürfe so viel Kreativität erfordern, ist jedoch sicher als ein Phänomen der Moderne anzusehen. Es hängt damit zusammen, dass man sich in einer Welt einrichten muss, die nicht nur von Normen bestimmt ist. Natürlich gibt es davon noch immer reichlich. Bei der Krankenkasse, beim Finanzamt, im Straßenverkehr, in der Schule muss man bestimmte Dinge erfüllen. Es sind vor allem die privaten Lebensentwürfe, die einer gewissen Kreativität bedürfen. Fragen wie: »Wie führe ich mein Partnerschaftsleben, wenn die Kinder aus dem Haus sind?«, müssen sich heute viele stellen und sich etwas ausdenken, damit die Partnerschaft weiter funktioniert. Das war in anderen Zeiten nicht so ein Thema. Man hat gemeinsam ganz selbstverständlich etwas geschaffen, und zwar vor allem im bäuerlichen oder handwerklichen Bereich. Man musste dafür sorgen, dass die Kinder einen versorgen, sobald man beispielsweise den Hof übergeben hat. Man war meistens körperlich nach einem langen Arbeitsleben ziemlich ermattet. Da hat man sich nicht mehr sehr viele Gedanken darum machen können und müssen, eine neue Gemeinsamkeit zu entwickeln. Der Alltag war anstrengend genug. Man war körperlich längst nicht so lange fit wie heute.

Wer heute 65 Jahre alt ist, ist normalerweise körperlich und geistig noch aktiv. Die Kinder sind aus dem Haus, das Berufsleben ist zu Ende, das Leben lebt sich nicht mehr von selbst weiter. Natürlich muss man noch immer essen und kochen, aber darüber hinaus muss man sich etwas einfallen lassen. Da braucht man Fantasie. Möglicherweise kann man an sein früheres Berufsleben oder an Hobbys anknüpfen, die man bereits früher einmal hatte.

Soll das Leben partnerschaftlich gestaltet sein, muss sich etwas finden, was man gemeinsam machen kann. Ich habe einen Kollegen, der ist Wissenschaftler und hat ziemlich viele Projekte gemacht, die mit der Dritten Welt zu tun hatten. Seine Frau ist Fotografin. Und als er aus dem Berufsleben ausgestiegen ist, haben sie auf eigene Kosten ein Projekt in Argentinien auf die Beine gestellt. Da haben sie Jugendlichen das Fotografieren beigebracht. Sie haben im Freundeskreis Geld gesammelt, so dass sie Digitalkameras mitnehmen konnten. In Argentinien konnten sie ein paar Jugendliche um sich sammeln, weil sie dort jemanden kannten. Sie haben mit den Jugendlichen drei Wochen lang Fotografieren geübt und dabei Ideen entwickelt, wie die Jugendlichen, die alle keinen Beruf hatten, etwas mit ihren Fotos anfangen könnten. Eine Idee war z. B., die Fotos auf T-Shirts zu kopieren, die Touristen kaufen konnten. Das war ihr erstes gemeinsames Projekt. Seither haben sie weitere Projekte gemacht. Sie hat fotografiert, er hat Leute interviewt und das ausgewertet. Daraus ist das erste Mal eine Ausstellung entstanden und das zweite Mal eine Veröffentlichung. Sie haben sich als Paar sehr bewusst auf gemeinsame Aktivitäten konzentriert.

Auf diese Weise kann man sich in der nachelterlichen Phase Dinge überlegen, die man gemeinsam macht und bei denen trotzdem jeder seine eigenen Fähigkeiten und Interessen einbringen kann. Das geht in vielen anderen Situationen in ganz ähnlicher Weise, benötigt aber tatsächlich Einfallsreichtum und Kreativität. Wie viel da möglich ist, ist außerdem eine Sache der beruflichen Schicht und Qualifikation. Man kann auch seine Enkelkinder betreuen und daran Freude haben. Das ist auch ein Projekt und für viele Großeltern einige Jahre lang eine lebensbestimmende, gemeinsame Aktivität. Wenn man ökonomisch unabhängig ist, hat man mehr Möglichkeiten. Das Ausmaß, in dem man unkonventionell denkt und sich orientiert in der Welt, hängt häufig mit Bildung und/oder finanziellen Mitteln zusammen. Ehrenamtlich kann man immer arbeiten. Da muss man nur das finden, was man kann und gerne macht. Ich habe gerade eine Patientin, die war Deutschlehrerin und gibt jetzt den Flüchtlingskindern Deutschunterricht.

ALS SINGLE GLÜCKLICH: »OHNE PARTNER GEHT'S AUCH!«

MF: Bisher haben wir vor allem über Partnerschaften gesprochen. Die Zahl derer, die allein und ohne Partner leben, wächst. Mit dem Thema Singles haben Sie sich ja intensiv beschäftigt. Was ist aus heutiger Sicht darüber zu sagen?

EJ: Im Mittelalter waren es höchstens Mönche und Eremiten, die sich dafür entschieden, allein oder ohne Partnerschaft zu leben. Zudem gab es die sehr armen Leute, die sich die Ehe nicht leisten konnten: Knechte, Mägde, Handwerker, die keinen eigenen Betrieb hatten. Die haben natürlich sexuelle Beziehungen gehabt. Aber sie konnten keine Familien gründen. Bis ins 19. Jahrhundert war in ländlichen Gegenden nur etwa die Hälfte aller Erwachsenen verheiratet. Die nicht verheiratete Hälfte lebte jedoch nicht allein, sondern im Kreis ihres Arbeitsgebers. Nicht zu vergessen sind die Außenseiter, Rand- und Einzelexistenzen, Menschen, die nicht ganz zur Gesellschaft dazu gehörten, wie die Prostituierten, die aus verschiedenen Gründen ausgestoßen worden waren. Wer allein lebte, war ein Sonderling oder Ausgestoßener. Man lebte in der Gemeinschaft, die einem Sicherheit bot. Sie zu verlassen, war lebensgefährlich.

Wir haben ja bereits darüber gesprochen, wie Romantik und 68er die Vorstellungen zur Liebe und Ehe verändert haben. Ehelosigkeit hat heute einen anderen Stellenwert als in früheren Jahrhunderten. Paare können sich die Ehe leisten und leben dennoch ohne Trauschein. Obwohl heutzutage nicht mehr unbedingt das

Eheideal herrscht, so gibt das Alleinleben dennoch vielen Menschen ein Gefühl der Zweitrangigkeit. In der jungen Generation gewinnt zudem die Hochzeit wieder an Gewicht. Es ist das Ideal des Paarlebens, nach dem die meisten irgendwann streben. Dennoch gibt es in unserer Gesellschaft zunehmend mehr Alleinlebende. Diesbezüglich scheint ein gesellschaftlicher Wandel eingetreten zu sein. Allein zu leben verliert als Lebensform allmählich die negative Bedeutung, die es noch vor 25 Jahren hatte, unter anderem auch deshalb, weil viele Paare heute getrennt leben.

Als der Begriff Single vor etwa 25 Jahren aus dem Englischen aufgefangen wurde, war er mit einem Defizit und Minuszeichen versehen. Wer als Single lebte, der sagte sich: »Ich habe keinen oder keine abgekriegt«, »Mich will niemand«, oder: »Ich bin beziehungsunfähig.« Das hat sich etwas geändert. Ich erlebe immer öfter, dass Leute in einem Alter, in dem sie eigentlich eine Partnerschaft haben sollten, ganz unbekümmert sagen: »Ah, ich bin noch immer Single.«

MF: Es gibt inzwischen immer mehr Singles, die mit ihrer Lebensform zufrieden sind. Was haben sie für Leitbilder? Gibt es so etwas wie eine besondere Single-Identität?

EJ: Ich würde in dem Moment von einer Single-Identität sprechen, in dem der Single sich nicht mehr auf dem Weg zu einer Partnerschaft sieht, sondern mit seinem Leben identifiziert und sogar findet: »Gar nicht schlecht, so selbstbestimmt zu leben.« Es gibt verschiedene Haltungen dem Alleinleben gegenüber. In den letzten zehn Jahren hat sich das Singleleben als eine Möglichkeit, autonom zu leben, herausgebildet. Unter Umständen stellt jemand, der allein lebt, fest: »Ich bin am Markt, mich kann man haben, aber es muss nicht sein.« Das kann sich als eine Facette der Identität offenbaren. Auch wenn man dann nicht unbedingt auf Dauer allein lebt, ist man überzeugt: »So geht's auch.« Das war bei mir so. Ich habe ja nach meiner Scheidung und bevor ich meinen jetzigen Mann kennengelernt habe, lange Zeit als Single gelebt, ich habe keineswegs gedacht, dass ich jetzt unbedingt so leben wolle. Nachdem es so gekommen ist, habe ich aber gemerkt, dass es mir gut gefällt. Ich war froh, dass ich genau wusste, dass ich selbst jetzt bei Freunden und Bekannten gemeint war und nicht mehr nur als Teil eines Paares fungierte. Dazu habe ich ein so interessantes Berufsleben geführt, dass ich voll ausgefüllt war. Und ich habe Freunde gehabt. Es hat Zeiten gegeben, in denen ich 14 Tage lang am Abend nicht zu Hause war. Also, das habe ich eigentlich nicht als eine schwierige Phase meines Lebens empfunden. Die Ehe vorher war schwieriger.

MF: Trennungen gehen ja oft von den Frauen aus.

EJ: Die Scheidung reicht häufig die Frau ein, aber innerlich ist es ihr oftmals noch nicht so klar, dass die Beziehung keine Chance mehr hat. Das war bei mir anders. Wenn der Punkt erreicht ist, an dem man nicht mehr kämpfen will – und das war bei mir der Fall –, dann kommt der Gedanke: »Könnten wir es nicht noch mal versuchen?«, überhaupt nicht mehr auf. So habe ich erst einmal lieber als Single gelebt. Das war zunächst genau das Richtige für mich, denn ich hatte vorher noch nie wirklich alleine gelebt. Das war für mich eine neue, wichtige Erfahrung und ich war stolz, dass mir das Alleinleben gut gelang.

Inzwischen bin ich jedoch froh, dass ich noch einmal einen sehr lieben Partner gefunden habe. Jetzt, wo der Beruf sehr viel weniger wird, alles ein bisschen langsamer geht, ist man erleichtert, wenn viele Dinge geteilt werden. Dass wir Frauen heute auch einmal vom Mann bedient werden, ist schon sehr angenehm. Wenn ich jetzt immer die wäre, die mit dem Kaffee kommt, würde mir das nicht mehr so gefallen. So kann ich mich ganz ruhig zurücklehnen und meinen Mann den Kaffee kochen oder das Frühstück machen lassen. Wir beide finden, dass das jetzt eine gute Zeit unseres Lebens ist. Als Single zu leben, ist in jungen Jahren leichter als in älteren Jahren, in denen die Kräfte nachlassen.

MF: Sie haben einmal über Singles geschrieben, dass sie die Pioniere der Moderne seien. Wie haben Sie das gemeint?

EJ: Wenn wir annehmen, dass Singles, denen das Leben

gelingt, sehr autark sind, dass sie für sich selbst sorgen können, nicht abhängig von anderen ihren Alltag bewältigen, dann erfüllen sie ein Postulat der Moderne: das Postulat der Autonomie. Dass man sich auf sich selbst verlassen kann, dass man versucht, sein Leben eigenständig zu gestalten, gehört zu den modernen Leitwerten. Sich zu fragen: »Was kann ich? Wo muss ich mich auf andere verlassen? Wo kann ich mich auf mich selbst verlassen? Wie kann ich, wenn ich hilfsbedürftig bin, an andere herankommen und ihnen gegenüber meine Hilflosigkeit zu erkennen geben?«, das ist eine moderne Möglichkeit, das Leben zu meistern. Nicht alles kann man selbst, und vor allem braucht man soziale Kontakte. Singles haben daher mehr Freundschaften, das ist statistisch eindeutig.

Das, was ich zu den kreativen Lebensentwürfen nach Berufsleben und Kindern gesagt habe, gilt für Singles ebenso. Ein Singleleben kann man sehr sinnvoll und ausgefüllt führen und das sowohl mit als auch ohne Beruf. Wenn man älter ist, dann steht der Beruf vielleicht nicht mehr so im Vordergrund, dafür aber Freundschaften und Ehrenämter. Es ist wichtig, dass ich etwas finde, was mir Freude macht und ich leisten kann. Das stärkt mein Selbstbewusstsein und gibt meinem Singlealltag Gestalt, Struktur und Inhalt.

MF: Sie schreiben in diesem Zusammenhang, dass Singles noch mehr als andere ihre Lebensform immer wieder neu erfinden müssen. Was ist damit gemeint?

EJ: Beim Alleinleben gibt es natürlich noch weniger Normen als in einer Partnerschaft. Dass ich einen Partner habe, ist ja bereits eine Zuschreibung. Identitäten werden ganz stark von meinen Beziehungen mitbestimmt. Lebe ich allein, muss ich schauen, dass meine Bedürfnisse nach sozialem Leben so erfüllt werden, dass ich das Gefühl habe, es ist mir möglich, mich über alle relevanten Dinge meines Lebens auszutauschen. Dass ich, wenn ich mir Freunde aussuche, überlege, was ich den anderen geben kann und wo ich meine Talente habe, hat ja sehr viel mit moderner Identität und der Frage: »Wer bin ich?«, zu tun.

Es gibt Menschen, die gut fragen können, was für andere ganz wichtig ist. Es gibt aber auch Menschen, die überhaupt nicht fragen können und nur von sich erzählen. Und es gibt Menschen, die anderen durch ihre kulturellen Kenntnisse und ihre Bildung viel bringen können. In jeder Art Beziehung muss man auch wissen, was man selbst geben kann. Man sollte sich überlegen, was man von wem möchte. Nicht mit jedem kann man alles besprechen. Das gilt in der Partnerschaft wie im Singleleben. Ein Partner hat ja auch für manche Dinge gar kein rechtes Verständnis. Das lässt sich über Freundschaften ausgleichen. Wenn man als Single lebt, muss man diesen Punkt noch schärfer ins Auge fassen und seinen Alltag so organisieren, dass die sozialen Bedürfnisse nicht zu kurz kommen. Es gibt Singles, die sind so bedürftig nach Kontakt, dass sie permanent von sich sprechen. So ist eine Freundschaft jedoch nicht möglich. Der Single findet dann nach einem Treffen von zwei Stunden, dass das ein ganz toller Nachmittag war, und meint: »Das sollten wir unbedingt wiederholen!« Aber der andere denkt nur: »Bloß nicht so schnell!« Der möchte nicht immer über die Eltern oder die Kinder des anderen etwas hören, sondern ebenso etwas über seine Eltern oder Kinder erzählen.

Andere Singles wollen überhaupt niemanden sehen. Sie fühlen sich sehr wohl, wenn sie möglichst ungeschoren bleiben. Das geht vielleicht schon ein bisschen ins Pathologische, aber auch damit kann jemand zufrieden sein. Formelle Kontakte sind alles, was sie, soweit sie nötig sind, zulassen. Dafür gibt es Vorbilder. Der Schriftsteller Thomas Bernhard war solch ein typischer Singlemensch, der niemanden an sich heranließ. Literatur und Film bieten darüber hinaus einiges an Varianten und Vorbildern.

Was einem an Vorbildern in Fernsehserien wie »Sex and the City« vermittelt wird, sind allerdings vor allem die Klischees. Mit den vier starken Singlefrauen der Serie, schön und sehr begehrt, mit denen kann man nicht leben, weil sie zu autonom sind, obwohl sie alle auf der Suche nach einem Mann sind. Das Gegenteil davon ist das arme, graue Mäuschen, ein Klischee, das sich überlebt hat und von der attraktiven, autonomen Singlefrau abgelöst wurde. Gerade an den neuen Singlestereotypen lässt sich einiges ablesen. Dass eine normal nette, charmante und kluge Frau einen Beruf hat, der interessant ist, und mit keinem Partner zusammenlebt, ist nichts Befremdliches mehr. Bei den Männern hat man es sowieso nie als so problematisch wahrgenommen. Junggesellen wurden schon immer anders angesehen als allein lebende, alte Jungfern. Wenn ein Mann allein lebt, kommt nach einer Weile höchstens die Frage auf, ob er schwul ist, und wenn er das nicht ist, was wohl der Grund sein könnte. Auf die Idee, dass er ein armes, unscheinbares, wenig selbstbewusstes Mäuschen sei, kommt niemand. Dass eine allein lebende Frau lesbisch ist, scheint ebenso wenig den gängigen Vorstellungen zu entsprechen, und das auch heute noch.

Das Fernsehklischee der autonomen Singlefrau ist kein realistisches Leitbild. Es gibt jedoch Regeln, die man als Single beherzigen kann. Man sollte zum Beispiel in seinen Erwartungen variabel bleiben. Daher sollte man sich darauf einrichten, dass sich das Alleinleben vielleicht als ein Dauerzustand oder ein Zustand erweisen kann, der einem liegt. Es ist nötig, dass man sich von Illusionen freimacht, was den eigenen Lebensentwurf und die eigene Identität betrifft.

Man ist viel mehr als in einer Partnerschaft gefordert, seinen Alltag aktiv zu gestalten. Wenn man alleine ist, muss man sich zum Beispiel überlegen, was man am Wochenende macht. Wie wichtig das ist, habe ich selbst erlebt. Wenn man in einer Partnerschaft lebt, dann ergibt sich da viel eher was. Ein Single stellt sich nicht nur die Frage: Wie möchte ich gerne das Wochenende verbringen, sondern ebenso: mit wem? Möchte ich lieber allein bleiben oder mit jemandem zusammen sein? Freundschaften betreffen ja in besonderem Maße die Freizeitgestaltung. Sie beruhen aber, wie wir bereits gesehen haben, auf Gegenseitigkeit.

Zu einem aktiven Lebensentwurf, der mir entspricht und auf andere einladend wirkt, gehört die Gestaltung des eigenen Lebensraums. Ich finde, auch wenn man als Single eventuell nicht so viel Geld hat, kann man seine Wohnung so gestalten, dass andere sich in ihr wohlfühlen. Besuch benötigt eine Ecke, in der man gemütlich miteinander Kaffee trinken und reden kann. Ich kenne Singles, die haben sich so darauf beschränkt, andere zu besuchen, dass man, wenn man bei ihnen ist, in einer beengten, unwohnlichen Küche essen muss. Es muss keineswegs gleich eine schöne Wohnküche sein. Mit ein bisschen Kreativität gibt es einige Möglichkeiten, sich und dem Besuch auch bei wenig Raum ein behagliches Plätzchen zu schaffen. Wo man sich nicht wohlfühlt, da mag man sich bekanntlich nicht niederlassen, das heißt weder lange bleiben noch wiederkommen. Vielleicht lernt man zudem, ein paar Gerichte für Gäste zu kochen. Wenn einem das nicht liegt, lässt man sich etwas anderes einfallen, was einem besser liegt. Hier ist Kreativität gefragt.

Es ist für die sozialen Kontakte von Vorteil, wenn man sich selber weder als Bedürftiger noch als Egoist benimmt. Die anderen sollen ja nicht auf die Idee kommen, wieder mal die Susi einladen zu müssen, weil sie so arm dran und allein ist. Dann vergisst man lieber immer wieder, sie einzuladen. Sie sollen merken, dass die Susi jemand ist, die man mal wieder gerne treffen oder einladen würde, weil sie bestimmte Dinge gut kann und gerne macht, und zwar nicht nur allein, sondern auch mit ihnen zusammen: »Ob Susi wohl auch Zeit hat? Mit ihr ist eine Wanderung immer besonders lustig. Ich kenne kaum jemanden, der mit so viel Begeisterung wie sie wandert und es zudem versteht, alle anderen bei Wanderlaune zu halten.«

Als Single sollte man versuchen, die Balance zwischen Aktivität und Zurückgezogenheit zu halten. Man sollte weder in Selbstmitleid verfallen noch zu sehr daran festhalten, dass man für alle Zeit ohne Partner glücklicher dran sei.

ERST MIT DEM PARTNER BEGINNE ICH JEMAND ZU SEIN

MF: Sind es nicht auch die Konventionen der anderen, die meine Möglichkeiten als Single mitbestimmen?

EJ: Es gibt tatsächlich ein Problem, das ich als Single habe, weil andere mich durch meine Situation von der ihren ausgrenzen: Es ist die Tendenz zur Paargeselligkeit. Man wird als Single oft nicht zu Paaren eingeladen. Aber auch das kann man bis zu einem gewissen Grad ändern. In dem Moment, in dem ich ein Paar zu mir einlade, wird meine Einladung von diesem erwidert. Jedenfalls ist die Wahrscheinlichkeit groß, dass ich im Anschluss vom Paar ebenfalls eingeladen werde. Wenn ich mich hingegen darauf beschränke, mich mit den jeweiligen, meistens weiblichen Freundinnen ohne ihre Partner zu treffen, dann wird es schwieriger. Das gilt im Übrigen vor allem für allein lebende Frauen. Männer werden eher zu Paaren eingeladen als Frauen.

MF: Es gibt ja auch noch die unfreiwillig Alleinstehenden, die immer suchen und nie einen Partner finden. Sind sie bindungs- und beziehungsunfähig?

EJ: Natürlich gibt es diese innere Konstellation, Männer, die denken: »Ich möchte unbedingt eine Frau«, aber jede, die kommt, ist dann nicht die richtige, oder Frauen, die denken: »Ich möchte unbedingt einen Mann«, aber jeder, der kommt, ist es dann nicht.

Ob es sich dabei um freiwillige oder unfreiwillige Singles handelt, ist schwer zu sagen. Inwiefern die Situation selbst gemacht ist oder nicht, ist nicht so leicht herauszufinden. Natürlich denkt man, man könnte sie überwinden. Das ist manchmal ein Thema in der Therapie.

Wenn eine Frau denkt: »An Papa reicht kein Mann heran«, sich fragt: »Wann kommt der Prinz, der mich erlöst?«, oder wenn ein Mann sich fragt: »Wo gibt es eine Frau, bei der ich es so gut wie bei meiner Mutter habe?«, ist das oft ein Zeichen, dass eine bzw. einer eigentlich gar nicht bereit ist, eine Beziehung einzugehen. Denn natürlich gibt es überall Frauen und überall gibt es Männer. Die kann man finden, wenn man das wirklich will. Das Internet hat die Möglichkeiten ja vervielfältigt. Nur, wenn ich auf irgendein Ideal warte, dann wird es sehr schwierig.

Wenn man seelisch gesund ist, fällt es einem leichter zu lieben und einen Partner zu finden. Dann hat man keine übertriebenen Erwartungen oder Ängste, keine paranoiden Vorstellungen, dass es sowieso nicht klappt. Man kann tolerant gegenüber Dingen sein, die der andere nicht kann, und kompensieren, was man vermisst. In dem Maße, in dem man den anderen nur sehr eingeschränkt wahrzunehmen vermag, ist auch die Fähigkeit zu lieben eingeschränkt. Wenn man das Gefühl hat, der Partner müsse so wunderbar wie der Vater oder die Mutter sein, ist man ebenso wenig in der Lage, ihn zu lieben, wie wenn man umgekehrt meint, er dürfe auf keinen Fall wie der Vater oder die Mutter sein, und sobald er ähnliche Eigenschaften zeigt, abgeschreckt reagiert.

Es ist eher die Ausnahme, wenn jemand merkt, dass das Paardasein nicht unbedingt zum gelingenden Leben dazugehört. Sowohl Singles als auch verheiratete Menschen denken im Allgemeinen, dass die gute Partnerschaft etwas ganz Wunderbares sei und genau das, was man eigentlich erreichen sollte, nur als Paar sei man glücklich. Das ist die goldene Folie, auf der sich das wirkliche Familienleben oder Paarleben im Traum abspielt. Selbst wenn man schon einmal erlebt hat, dass die Zweisamkeit keineswegs so einfach ist, wenn man einmal oder auch zweimal geschieden ist, lässt sich die Illusion, als Paar sei man geschützt und besser dran, nicht so leicht vom Tisch wischen. Jeder, der weiß, wie es in Partnerschaften zugeht, was es in ihnen an düsteren Zeiten und Einsamkeit gibt, der könnte das ein bisschen realistischer sehen. Er könnte sich, wenn er keinen Partner mehr hat, sagen: »Okay, Partnerschaft ist schon schön, wenn sie gut läuft, klar, aber natürlich kann ich auch anders leben. Ein Garant für ein gutes Leben ist Partnerschaft sowieso nicht. Ich kenne einfach zu viele Paare, bei denen es mal geht und mal nicht. Selbst im Alter ist man nicht vor Trennungen und Kränkungen gefeit.«

Was ich stattdessen öfter höre, ist: »Ich schäme mich so, dass ich noch nicht verheiratet war.« Ich kann mich an eine Patientin erinnern, die hat auch in dieser Weise geredet. Dabei hatte sie sogar eine Partnerschaft gehabt, aber die hatte nicht sehr lange gehalten. Ständig hat sie sich selbst bedauert: »Naja, und man wird ja als Single gar nicht so richtig eingeladen und man weiß ja nie.« Irgendwann habe ich ihr gesagt: »Wissen Sie, wenn Sie eingeladen werden, dann können Sie ganz sicher sein, dass Sie als Person und nicht als Teil eines Paars gemeint sind.« Das war für die Frau eine Erkenntnis, die wesentlich war. Sie hatte gar nicht wenige Freunde und konnte das auf einmal viel mehr schätzen. Über Einsamkeit zu klagen, hätte manche Ehefrau mehr Grund als eine Singlefrau mit vielen Freunden.

Einsamkeit taucht immer dann auf, wenn ich niemanden habe, für den ich wichtig bin. Ich könnte sterben und keiner merkt es. Ja, vielleicht hat man als Single niemanden, für den man der Wichtigste ist, das kann schon sein. Ob man jedoch für den Partner oder für die Partnerin das Wichtigste ist, ist oft unklar. Es gibt viele Leute, die wissen, dass sie für irgendjemanden einmal der oder die Wichtigste gewesen sind, dass das jetzt aber nicht mehr der Fall ist. Dass die Bedeutung, die ich für jemanden habe, wechselt, ist nicht so furchtbar, wie es klingt. Es bedeutet ja zugleich, dass es zwar sein kann, dass ich im Moment für niemanden der oder die Wichtigste bin, sich das aber vielleicht wieder ändert und früher schon einmal anders war.

Es gibt sowohl Singles, die sich wohl fühlen, als auch Menschen, die sich in einer Paarbeziehung unwohl fühlen. Wie das bei einem selbst ist, das muss jeder für sich herausfinden. Vielleicht ist man ein Eigenbrötler, der so sehr seine eigenen Interessen lebt, dass er in einer Partnerschaft nicht gut funktioniert. Das heißt nicht, dass man keine Freunde haben kann. Singles haben ja, wie gesagt, im Durchschnitt mehr Freunde als Leute, die in Partnerschaften leben. Man kann in einer Partnerschaft vier Wochen ohne Kontakt nach außen leben und merkt es gar nicht so richtig. Singles merken das sehr wohl.

MF: Wenn Sie sagen, dass es so viele Lebensformen der Partnerschaft gibt, woran denken Sie dabei? Auch an Paare, die ohne Trauschein zusammenleben, oder andere Paarkonstellationen?

EJ: Ja, zum Beispiel an Paare, die getrennt leben. Jeder der beiden Partner muss sein Leben alleine organisieren und lebt mehr oder weniger wie ein Single. Dass Paare nicht am gleichen Ort leben oder dass sich das am gleichen Ort und am getrennten Ort zu leben ein bisschen vermischt, gibt es gar nicht so selten. Jeder von beiden weiß, wie man alleine lebt. Deswegen sind sie ein Paar, aber eben doch auch Singles. Je älter man wird, desto mühsamer wird das. Ich kenne Paare, die beide nicht mehr arbeiten müssen, von denen jeder woanders wohnt und die zudem viel unterwegs sind, mal allein für sich, mal zu zweit. Die leben somit zwei oder drei Wochen am einen oder am anderen Ort zusammen, aber ansonsten jeder für sich. Man hat überall Zahnbürsten. Was man gerade braucht, hat man dann oft ausgerechnet nicht mit dabei.

Es gibt Paare, die sind immer am Wochenende zusammen, aber unter der Woche nicht. Dafür gibt es ja sogar einen Ausdruck: Wochenendbeziehung. Bei anderen hat der eine einen Beruf, der ihn wochenlang im Ausland oder auf dem Meer festhält. Seefahrer und LKW-Fahrer mussten ihre Frauen zum Beispiel auch in früheren Zeiten immer wieder für längere oder lange Zeit zu Hause allein lassen. Jetzt sind viele Geschäftsleute in einer ähnlichen Lage. Wenn Kinder da sind, wird es problematischer. Während sie den einen an den Ort binden, schwirrt der andere in der Welt herum und kommt nur hin und wieder vorbei. Man ist Weihnachten, Ostern, Pfingsten und in den Ferien als Familie zusammen. Derjenige, der zu Hause ist, meist die Frau, erzieht die Kinder zum großen Teil allein, Mutter und Kinder leben über große Zeitstrecken hinweg wie eine Ein-Eltern-Familie.

Eine Freundin von mir lebt in Bayern und ihr Freund in Dortmund. Die leben seit zwanzig Jahren so weit auseinander. Sie haben immer gerne zusammen Ferien gemacht. Jetzt hat er medizinische Probleme, die ihn sehr stark in einer bestimmten Umgebung halten, so dass sie gemeinsam nicht mehr allzu weite Reisen machen können. Da sie aber gern in die Ferne reist, macht sie das nun allein. Die beiden würden sich sicher als Paar sehen, aber das vielleicht auch gleich wieder relativieren. Natürlich ist es für beide schön, zu wissen, dass da jemand ist.

Wie gut eine solche Beziehung funktioniert und sich realisieren lässt, hängt natürlich von den beiden Persönlichkeiten, die zusammengefunden haben, und noch anderen Dingen ab, die hineinspielen. Es spielt zum Beispiel eine Rolle, mit wem man sich wann trifft. Wenn es gemeinsame Freunde an dem einen oder anderen Ort gibt, dann unternimmt man mit denen am besten etwas, wenn man zu zweit ist. Diejenigen Freunde, die kein Interesse am Partner oder an der Partnerin haben, trifft man hingegen besser, wenn man mal wieder drei Wochen lang Single ist. Vielleicht gibt es auf beiden Seiten noch Familie, die eine wichtige Rolle spielt. Wie handhabt man das am besten? Kümmert man sich um die vermehrt allein zu Singlezeiten oder gemeinsam zu Paarzeiten? Das alles muss man austarieren, je nachdem wie der Partner oder die Partnerin mit der eigenen Clique und Verwandtschaft zurechtkommt. Das zeigt, dass derartige Lebensformen keine festen Rollenvorstellungen und Normen haben. Das ist immer wieder eine Sache des konkret-praktischen Herausfindens, wie man in dem speziellen Fall mit seiner jeweiligen Situation umgehen kann.

Das Zusammenwohnen und eine gemeinsame Wohnung werden wichtiger, je älter man wird. Die Freundin aus Bayern, deren Freund in Dortmund wohnt, die habe ich eine Zeit lang beneidet. Ich fand, es müsse toll sein, autark wie ein Single leben zu können und dennoch jemanden zu haben, mit dem man immer wieder einige Zeit und auch die Ferien verbringt. Mit den Jahren hat sich mein Neid zur Erleichterung gewandelt, dass ich nicht ihr ungemütliches Leben führen muss. Ich möchte schon gerne mit meinem Partner ein gemeinsames Nest haben. Aber ich glaube, solange man jung ist, ist das weniger bedeutend. Da kann man das auch anders organisieren.

MF: Man hört ja immer wieder, dass Beziehungen sich völlig verändern, sobald man in ein gemeinsames Heim zieht.

EJ: Wenn man eine gemeinsame Wohnung hat, dann ist das eine neue Phase der Beziehung. Dass man zusammenzieht und ein gemeinsames Zu Hause gestaltet, das ist ein Schritt, zu dem gehört, dass man beginnt, die Beziehung anders zu beurteilen. Das ist vor allem in der Jugend so. Kommt man erst in einer späteren Phase zusammen, in dem jeder seine Familie, seinen Beruf und einen bestimmten Ort, an dem er wohnt, hat, dann kann man eventuell gar nicht mehr so einfach zusammenziehen. Ist das Berufsleben zu Ende ist und die Familie versorgt, dann will man oft gar nicht mehr umziehen. Man hat sich an seinem Wohnort derart eingenistet, dass man ihn nur ungern verlassen will.

»EIGENTLICH DACHTEN WIR, WIR SIND DEINE FAMILIE«

VON DER LIEBE ZU KINDERN, ENKELN, FREUNDEN UND VON ANDEREN SOZIALEN KONTAKTEN

SOZIALE KONTAKTE SIND FRAUENSACHE

MF: Wir sprachen bereits über die Einsamkeit in einer Paarbeziehung. Wie kommt es dazu? Ist der Mensch nicht eigentlich ein soziales Wesen?

EJ: Innerhalb einer Paarbeziehung kann man sehr einsam sein. Es gibt Paare, die wenig miteinander teilen und nicht mehr als eine Tischgemeinschaft sind, eventuell sogar darüber hinaus eine Bettgemeinschaft. Aber es bringt einander nicht näher, wenn jeder seine Dinge für sich abmacht und beide nicht wirklich imstande sind, etwas zu teilen und miteinander zu sprechen. Es gibt ja Paare, die nur über die alltäglichsten und banalsten Dinge reden. Man muss nicht dauernd über sich selbst sprechen. Beziehungsgespräche sind eine zweischneidige Sache. Aber es gibt unzählige Möglichkeiten, sich über Dinge auszutauschen, die sowohl mich als auch meinen Partner interessieren. Manche Paare sprechen vor allem über Dinge, die ihnen im Leben auffallen, andere machen sich Gedanken über ihre Umwelt, wieder andere gehen gerne spazieren und bewundern die Natur.

Wenn man Glück hat, hat man Freunde, die Männer jedoch meist weniger als Frauen und oft nicht so enge. Warum Männer viel weniger auf Freundschaften achten, ist eine alte Frage. Dass sie ihre Geheimnisse seltener teilen als die Frauen, ist offenbar schon in der Kindheit so. Dazu gibt es ziemlich viele Untersuchungen. Man erzieht sie gemeinsam und doch spielen die Mädchen Vater, Mutter,

Kind oder flüstern miteinander, während die Jungen Konkurrenzspiele und aggressive Spiele bevorzugen.

Ich sehe das immer wieder und habe nun meinen kleinen Enkel als neues Kind, das ich beobachte. Seine Eltern haben sich fest vorgenommen, ihn transgendermäßig zu erziehen. Er hat lange Haare. Die mag er gerne. Insofern sieht er wie ein Mädchen aus und wird öfters gefragt, ob er eins sei. Er sagt: »Nein, ich bin ein Junge, ich heiß Jakob«, und alles ist okay. Das ist also kein Problem. Als er zwei Jahre alt war, habe ich ihm eine Puppe und einen Puppenwagen gekauft, so einen kleinen Buggy. Er hat den Puppenwagen angeschaut, hat die Puppe rausgeschmissen und ist mit dem Wagen überall herumgefahren, mit dem Puppenwagen, mit Autos, mit einer Eisenbahn.

Ich habe versucht, ihm die Puppe nahezubringen. Wir haben sie ganz im Sinne der Transgendererziehung Ernestine genannt. Das machte sie für ihn nicht anziehender. Seine liebsten Spielsachen waren Traktor, Rettungsauto, Polizei, Lego und technische Spiele. Die Puppe ist irgendwo in der Ecke gelegen. Jetzt gibt er sich völlig dem Fußball hin, obwohl er wirklich aussieht wie ein Mädchen. Schach spielt er auch mit Begeisterung. Er ist ein sehr kluges Kind. Aber alles, was Mädchen üblicherweise spielen, langweilt ihn. Eine Zeit lang haben wir ein bisschen gekocht. Das hat er lustig gefunden, da konnte er oben sitzen und zum Beispiel mit dem Teig rummatschen. Er hat auch in der Küche viel gemacht, da war er dann nahe bei der Mama. Wir haben dieses Jahr zu Weihnachten gemeinsam Vanillekipferl gemacht. Das war ganz lustig, aber nicht mehr das Größte, so wie früher.

Als er etwa acht Jahre alt war, haben wir ihm aus Teneriffa eine Steinschleuder mitgebracht. Die gab es überall in den Touristengeschäften zu kaufen. Es waren Nachbildungen der Schleudern, die die Ureinwohner benutzt haben. Mit der Schleuder etwas zu treffen, hat ihm Spaß gemacht. Wir sitzen im Garten und entdecken ein Eichhörnchen. Ich sage: »Oh, schau mal Jakob!« Ich bilde mir ein, jedes Mädchen hätte gesagt: »Oh süüüüß!«, Jakob fragt mich hingegen: »Glaubst du, ich würde es mit meiner Steinschleuder treffen und töten können?«

So habe ich angefangen, alle Theorien, dass es nur eine Frage der Sozialisation sei, womit sich Jungen und Mädchen beschäftigten, wieder in Frage zu stellen. Natürlich sagen noch immer viele Frauen, die sich mit dem Thema Gender auseinandersetzen, dass die Geschlechterrollen konstruiert seien. Wir würden sie den Kindern schon von klein auf vermitteln. Bereits, wenn sie auf dem Wickeltisch lägen, würden wir die Säuglinge je nach ihrem Geschlecht unterschiedlich behandeln. Gerade viele Eltern in den mittleren Schichten bemühen sich, die Kinder nicht so einseitig zu erziehen. Die Untersuchungen, die ich kenne, sind schon etwas älter, ob es ganz neue mit anderen Ergebnissen gibt, weiß ich nicht. Die Ergebnisse, von denen ich weiß, sind ziemlich eindeutig.

MF: Und zu ihnen gehört, dass Männer weniger Freunde und Beziehungen haben als Frauen?

EJ: Das liegt wohl daran, dass sie weniger Interesse an Freundschaften haben. Aber sicher spielen bei dem größeren Gewicht, das Freundschaften für Frauen besitzen, auch die Themen, die Männer und Frauen in ihren Gesprächen verfolgen, eine Rolle. Ich glaube, man kann überhaupt nicht leugnen, dass, was Männer mit Männern besprechen, ganz stark funktional ist. Für sie sind Sport und Technik wichtige Themen, während Frauen sehr schnell fragen: »Was machen deine Kinder?«, oder: »Wie geht's in eurer Ehe?« Sie interessieren sich auch für den Gesprächspartner persönlich, für ihn oder sie und die Beziehungen. Der soziale Aspekt der Freundschaft spielt in ihre Gespräche und in die inhaltliche Ausrichtung mit hinein. Wenn es berufstätige Frauen sind, die sich über den Beruf kennen, reden sie natürlich auch über den Beruf. Aber wenn das nicht mehr so im Zentrum steht, fängt man an, über die Enkelkinder zu reden. Über Politik wird unter Frauen natürlich auch gesprochen. Das ist heutzutage für alle ein Thema und in dem Maße, in dem Politikerinnen eine Rolle spielen, können sich die Frauen zunehmend mehr mit dem Thema identifizieren. Aber sehr oft reden Frauen über die Menschen und ihre Beziehungen.

Ich persönlich versuche, dass mein Mann und ich unsere Freundschaften pflegen, seitdem wir beide nicht mehr im Beruf sind bzw. ich kürzer trete und nur noch in meiner Privatpraxis arbeite. Mit den Patienten befreundet man sich ja nicht. Da schau ich sehr darauf, dass wir als Paar Kontakte zu anderen haben und nicht nur für uns sind. Ich bin in unserer Beziehung für das soziale Leben verantwortlich, wohingegen mein Mann sehr viele andere Dinge in unserem Alltag organisiert. Das ist also eine ganz traditionelle Rollenverteilung. Aber anders würde es nicht funktionieren. Ich habe das im Übrigen kaum jemals anders erlebt. Die Männer, die ich kenne, sind meist sachorientierter, während die Frauen beziehungsorientierter sind. Es gibt in dieser Hinsicht nur wenige Ausnahmen.

Als ich jung war, habe ich gedacht, dass, sobald man jemanden gefunden hat, alles von selbst gehen würde. Wir werden uns lieben und alles gemeinsam machen. Dann habe ich bald gemerkt, dass es so nicht läuft. Seit ich im Kindergarten war, hatte ich meine Freundinnen gehabt. Die waren mir auch im Erwachsenenleben immer neben dem Partner wichtig gewesen. Ich bin dann in eine fremde Umwelt gekommen. Mein erster Mann, Urs Jaeggi, ist ja Schweizer und wir zogen zuerst nach Bern. In Bern gab es eine Frau, die habe ich noch von Wien her gekannt – mehr eigene Beziehungen hatte ich zunächst nicht. Das war nicht so einfach. Da war ich auf seine Freunde angewiesen. Zum Glück habe ich mir relativ bald so ein kleines Nest an Freundinnen geschaffen. Zuletzt bin ich sehr gut in der Schweiz zurechtgekommen. Ich habe sehr gern dort gelebt. Aber das musste ich mir erst so langsam erringen und letztlich hieß das, eigene Kontakte und ein Netz an Freunden aufzubauen und zu organisieren.

DAS BESONDERE AN FREUNDSCHAFTEN

MF: Wir haben viel über die Bedeutung von Freunden gesprochen. Was ist eigentlich das Besondere an Freundschaften?

EJ: Bei Freunden weiß man instinktiv: Mit denen kann ich das besprechen, mit denen das und mit jenen wiederum das. Wir haben auch Paarfreundschaften – manchmal wird auch dort das Gespräch sehr persönlich, aber nicht so oft.

Vor Kurzem hatten wir mal ein langes Gespräch mit einem Freundespaar. Es drehte sich darum, was wir im Leben gern anders gemacht hätten. Das war ein richtig intensiver Rückblick, der höchst persönlich wurde. Normalerweise ist das nicht so, wenn wir mit einem Paar zusammen sind. Dafür unternehmen wir als Paare kulturell einiges gemeinsam, gehen zum Beispiel zu viert oder zu sechst ins Kino. Wir reisen auch viel mit Freunden.

Bei meinen Einzelfreundschaften handelt es sich vor allem um solche, mit denen ich über persönliche Dinge spreche. Aber es gibt auch die Freunde, mit denen ich vor allem berufliche Dinge bespreche. Manche von ihnen sind Psychoanalytikerinnen, mit denen ich dann relativ viel über unsere Therapien reden kann, darüber, welche Fälle wir haben und wie wir vorgehen. Andere sind Wissenschaftlerinnen und Wissenschaftler, da geht es dann viel um wissenschaftliche Themen. Über Politik unterhalten wir uns eigentlich alle immer wieder einmal, natürlich auch über

Bücher und Reisen. Aber mit allen Freundinnen rede ich viel über Beziehungen, vor allem über die Beziehungen unserer Kinder unterhalten wir uns, inzwischen auch viel über unsere Enkelkinder, obwohl ich mehr Freunde und Freundinnen habe, bei denen die Kinder noch jünger und nicht in dem Alter sind, in dem sie eigene Kinder bekommen. Es sind die Frauen, mit denen ich mehr über andere und über gemeinsame Bekannte rede, sowohl negativ als auch positiv. Mit der Zeit kristallisieren sich in den Freundschaften die jeweils geeigneten gemeinsamen Gesprächsstoffe heraus und für bestimmte Themen findet man immer wieder intuitiv die richtigen Freunde.

MF: Warum sind gerade die Freunde so wichtig für Sie? Es gibt ja noch so viele andere Beziehungen, zum Beispiel im familiären Kreis, auch dort lässt sich über vieles reden und es lässt sich für jedes Thema jemand finden.

EJ: Mich nur mit dem einen Menschen, den ich liebe und der mir am nächsten ist, auszutauschen, ist unbefriedigend. Natürlich sind oftmals auch Geschwister und andere Familienmitglieder einem so nah und vertraut, dass man mit ihnen vieles teilen und sich austauschen kann. Es gibt da ja zum Beispiel die Redensart, dass meine Mutter meine beste Freundin ist. Aber weil sie auch meine Mutter ist, spielen in jedem Fall noch andere Betroffenheiten als bei Freunden mit hinein. Ein eigentlich Fremder, der außerhalb vom Familienalltag und vom einstigen und heutigen Familien- und Partnerleben steht, erleichtert es einem, über Persönliches und gerade auch über familiäre Dinge zu reden. Mit Freunden verbindet einen eine andere Art Zuneigung, Nähe und Liebe als mit der Familie oder dem Lebenspartner.

Worauf Freundschaft gründet, das ist die Wurzel des sozialen Lebens überhaupt: dass man gemeinsam Dinge beurteilt, dass man sich gemeinsam an Dingen erfreut und dass man bei alledem doch auch eine wiederum andere Sichtweise hat. Erst dadurch, dass ich diese unterschiedlichen Perspektiven erlebe und kennenlerne, habe ich das Gefühl, dass mein geistiges Leben aktiv bleibt.

MF: **Wird nicht aber vor allen Dingen immer gesagt: Ein Freund, das ist jemand, auf den ich mich verlassen kann?**

EJ: Das gehört natürlich auch mit dazu – aber viel grundsätzlicher verlasse ich mich eigentlich hauptsächlich auf meinen Mann. Das ist ja oft vor allem in den alltäglichen Situationen wichtig, zum Beispiel, wenn ich krank bin. Sich auf jemanden verlassen zu können, bedeutet ja auch, dass er für mich da sein kann, wenn etwas schief läuft. Das klappt oft nur, wenn der Alltag des anderen das zulässt und ist deshalb auch viel leichter, wenn man sowieso bereits den Alltag miteinander teilt. Als ich noch alleine gelebt habe, ist es vorgekommen, dass ich, wenn es mir schlecht ging, Freunde angerufen und gefragt habe: »Könnt ihr mir etwas zu essen bringen, ich komme nicht raus.« Einmal habe ich mir den Fuß gebrochen. Das war eine schwierige Zeit, in der mir jedoch vor allem eine Nachbarin geholfen hat. Freunde haben mir öfters ein Fresspaket mitgebracht.

DAS DRITTE IM BUNDE: JUNGE PAARE MIT EINEM KIND

MF: Wonach sehnen sich die jungen Leute? Welche Art von Beziehungen wünschen sie sich?

EJ: Ich kenne da zwar keine Statistiken, habe aber den Eindruck, dass die jüngeren Paare, die ich über die Therapie kenne, sehr schnell heiraten und auch schnell eine Familie gründen. Sie nehmen vor allem die Elternschaft sehr ernst und bemühen sich sehr, die Familie zusammenzuhalten. Alle jammern darüber, dass sie zu wenig Zeit füreinander haben. Wenn keine Großeltern da sind, ist das ein ernsthaftes Problem.

Die Männer machen jetzt öfter ebenfalls ein Elternjahr, aber das hilft natürlich nicht lange. Ein Jahr lang oder noch weniger teilen die Eltern sich die Fürsorge um das Baby auf. Aber die kleinen Kinder brauchen ja viel längere Zeit, bis sie für sich selber sorgen können, und noch lange eine intensive Pflege. Auch wenn sie in der Kita sind, heißt das ja: sie hinbringen, dann abholen und schließlich noch einen langen Tag mit ihnen verbringen. Man will die Kinder nicht nur schnell am Abend sehen. Das muss ein junges Paar heute ausbalancieren. Wie das Paar dann noch für sich selbst Zeit haben soll, das ist für alle ein großes Problem.

Viele Paare haben heute keine Großeltern in der Nähe. Die Mobilität in unserer Gesellschaft hat bewirkt, dass die Großeltern sehr oft nicht mehr in der Nähe wohnen. Das ist wirklich hart für ein junges Paar mit Kind. Dann kommen die Großmütter – es sind selten die Großväter, auch da greift noch immer die Geschlechtertradition – hin und wieder für eine Woche zu Besuch.

Das Miteinander als Paar wird allzu oft völlig vom Kind bestimmt. Das bedeutet für die Eltern: nach der Arbeit heimkommen, vielleicht vorher das Kind abholen, je nachdem, wer damit an der Reihe ist, Hände waschen, Hausschuhe anziehen und sich um das Kleine und den zugehörigen Haushalt kümmern. Wenn das Kind schreit, kann einem das dann mit der Zeit ganz schön auf die Nerven gehen. Da sind die Paare bei allem guten Willen oft überfordert. Man denkt immer: »Naja, zwei Kinder, das wird kein Problem sein.« Das ist es aber, wenn beide Elternteile arbeiten. Und wenn nur einer arbeitet, ist es erstens unbefriedigend und zweitens reicht das Geld nicht, auch bei Paaren, die ordentlich verdienen. Die Wohnungen müssen ja entsprechend groß sein – auch wenn man in Kreuzberg wohnt, was gar nicht mehr so billig ist wie früher. Für eine Wohnung, die nicht winzig und dunkel ist, muss man heute ziemlich viel zahlen.

Es sind einige Probleme, die das junge Paar bewältigen muss. Manchmal werden die dann auch im Streit ausgetragen. In manchen Situationen kann schon der blöde Mülleimer oder Ähnliches zum Auslöser werden. Meist geht das jedoch nicht so weit, dass gleich die Partnerschaft bedroht ist.

Nicht alle Paare, von denen ich weiß, sind jung. Ich kenne einige, die sind schon ganz lange zusammen, manche zwanzig Jahre, manche fünf. Die haben also erst sehr spät Kinder bekommen. Die Probleme sind dennoch ganz ähnlich. Ich denke bei vielen Paaren: »Hoffentlich überstehen sie diese Zeit, in der sie wenig miteinander unternehmen können!« Babysitter sind teuer. Die können sich also die wenigsten leisten. Zudem ist es schwer, den richtigen zu finden. Kleine Kinder tun sich oft schwer mit fremden Personen. Die müssen sich an den Babysitter oder die Babysitterin erst einmal gewöhnen. So lange die Kinder klein sind, schreien sie sonst oft so lange, bis die Eltern wieder nach Hause kommen oder bis sie erschöpft einschlafen. Das möchte man natürlich nicht.

MF: Es gibt ja auch noch die Gesellschaft. Wie kann und sollte sie die jungen Familien unterstützen?

EJ: Das Elternjahr ist schon etwas sehr Gutes. Außerdem haben eigentlich alle Kinder einen Kita-Platz. Man müsste jedoch mehr Erzieherinnen haben. Das kollidiert jetzt allerdings mit den neu hinzukommenden Flüchtlingsfamilien. Das sind Druckstellen in einer Gesellschaft, die nicht zu unterschätzen sind. Auf der einen Seite wird das demografische Problem durch die Flüchtlingsfamilien erleichtert, andererseits erschwert. Diese Frauen haben auf jeden Fall mehr Kinder. Obwohl es für sie leichter ist, weil sie meistens nicht arbeitsfähig sind, heißt das jedoch auch, dass sie arm sind, keine Bildung haben und ihren Kindern keine Bildungschancen geben können. Das ist ein Problem, das gesellschaftlich nicht so schnell zu lösen ist.

Die Religion ist durchaus eines der schwierigen Kapitel. Ich sehe das bei meinem Enkelsohn in Kreuzberg. Die Kinder spielen nicht miteinander. Viele der muslimischen Eltern scheinen das nicht zu wollen. Ihre Kinder laden kein Kind ein, gehen nicht zum Geburtstag eines nicht muslimischen Kindes, sie bleiben meistens unter sich.

Falls die Gesellschaft für mehr Teilzeitstellen sorgt, würde das die Situation nur bedingt erleichtern. Natürlich entstände dadurch die Möglichkeit, dass beide Elternteile in Teilzeit arbeiten, nur wäre das finanziell in den meisten Fällen zu knapp, so dass ein Elternteil dennoch ganztags arbeiten müsste. Das läuft ja dann auf nur ein Gehalt hinaus. Es müsste also nicht nur mehr Teilzeitjobs geben, sondern zudem besser bezahlte – natürlich sowohl für die Männer als auch für die Frauen. Es gibt sicher Berufe, wo es einfacher ist. Nicht jeder muss von neun bis fünf Uhr im Büro sitzen. In manchen Berufen kann man es so einrichten, dass man am Abend oder mit dem Computer daheim arbeitet. Da muss jedes Paar die Lösung finden, die für es am besten lebbar und noch gerade zu schaffen ist.

Es gibt Paare, die finden es wunderbar, einen ganzen Nachmittag und Abend mit den Kindern zusammen zu sein. Die meisten Paare haben wirklich Freude an ihren Kindern. Man spürt, wie sie ihre Kinder lieben, aber dennoch unter ihnen leiden. Es kostet einen Großteil der Menschen zu viel von ihrer psychischen, emotionalen sowie physischen Kraft, wenn sie jeden Nachmittag und alle Wochenenden mit ihren kleinen Kindern verbringen und deshalb keinerlei Freizeit mehr zur Verfügung haben, in der sie nicht von den Kindern in Beschlag genommen werden.

Ich habe eine Freundin, die hat sieben Kinder. Sie ist meine Generation, hat nie gearbeitet und der Mann hat immer nur wenig Geld verdient. Aber genug Geld für sieben Kindern kann man mit den meisten Berufen ohnehin nicht verdienen. Sie hat Freude an den Kindern und wollte sie auch mehr oder weniger. Dennoch hat sie mir gesagt: »Weißt du, manchmal denke ich, ich sitze die ganze Zeit mit sieben debilen Menschen herum. So geistig anregend sind Kinder auf Dauer auch nicht. Natürlich geben sie mir immer wieder Impulse. Aber man sollte das nicht überschätzen. Ich würde gerne endlich einmal wieder in die Philharmonie oder ins Kino gehen.«

Die Entwicklungsschritte der Kinder werden von fast allen Eltern mit Begeisterung wahrgenommen. Mit Freuden wird allen erzählt, was der Kleine gesagt hat oder auf welche Ideen die Kleine gekommen ist. Ein junger Vater mit einem ausgesprochen hübschen Jungen hat mir erzählt, dass er regelrecht darauf warte, dass die Leute ausrufen würden: »Oh, ist der entzückend!«, und beleidigt sei, wenn das mal einer nicht tue. Das kenne ich auch von mir selbst, als ich noch eine junge Mutter war.

DIE ANTIAUTORITÄRE ERZIEHUNG

MF: **Die Generation der 68er hat ja nicht nur in den Paarbeziehungen, sondern auch in der Erziehung einiges verändert. Wie sah das damals mit der antiautoritären Erziehung aus und was ist heute aus ihr geworden?**

EJ: Der antiautoritären Erziehung gegenüber vertrete ich eine ganz ähnliche Haltung, wie ich sie bereits hinsichtlich der freien Liebe näher erläutert habe. Beide Ideologien sind zu weit gegangen und haben von Anfang an nicht wirklich funktioniert. Die antiautoritäre Erziehung hat Eltern und Kinder überfordert. Es war unhaltbar, was den Kindern alles gestattet sein sollte. Vor allem hinsichtlich des natürlichen Zugangs zur Sexualität herrschten verquere Vorstellungen. Was Freud angeblich gesagt habe, entbehrte jeder Grundlage. An der Universität in Bochum, an der ich zu der Zeit war, hat man sich mit der Psychoanalyse kaum beschäftigt. Die spielte nur in kleinen Seminaren abseits der Uni eine Rolle. Da ging es dann natürlich schon um die kindliche Sexualität. Ich selbst habe zwar einen Kindergarten mitgegründet, das war aber kein Kinderladen.

Bei der antiautoritären Erziehung gab es Sachen, vor allem hinsichtlich des Rechts von kleinen Kindern auf Sexualität, vor denen hat mich meine bürgerliche Erziehung bewahrt. Vieles fand ich blöd und meinte nur: »So was macht man nicht!« Dazu gehörte, dass die Kinder angeleitet wurden, sich gegenseitig auszuziehen und mal zu schauen, wie ihre Genitalien aussehen. Sie konnten unter Umständen sogar den Geschlechtsverkehr imitieren.

Das ist ja heute wieder ein Thema. Was im Zusammenhang mit den Grünen über den 68er-Zeitgeist hinsichtlich der sexuellen Erziehung kleiner Kinder bis hin zur Pädophilie gesagt wird, kann ich nur bestätigen. Ich kann mich gut an ein Titelbild erinnern: Ein nackter kleiner Junge, ein nackter Mann und ein großes Plädoyer dafür, dass die Sexualität für die Kinder förderlich sei. Auf diese Weise würden sie endlich mit Leib und Seele akzeptiert. Ich habe eine Bekannte gehabt, die war in einem Bremer Verband für die Rechte der Pädophilen. Als sie mir das erzählt hat, habe ich ausgerufen: »Bist du wahnsinnig? Kindliche Sexualität und erwachsene Sexualität sind etwas ganz anderes!« Ich weiß noch, wie sie pikiert geantwortet hat: »Aha, ich sehe, du bist noch nicht auf dem Stand.« Da hat in den 68ern eine unglaubliche Verwirrung geherrscht. Wenn man keinen einigermaßen gesunden Menschenverstand gehabt hat, kam man schnell in bedenkliche Situationen.

Auch in den Kommunen kamen die wenigsten Kinder damit zurecht, dass die Erwachsenen sie machen ließen, was sie wollten. Was der allzu autoritären und mit zu vielen Verboten und Zwängen verbundenen Erziehung an freien Erziehungsmaßnahmen entgegengesetzt wurde, sorgte häufig vor allem für Verwirrung und Chaos. Die Aufhebung der autoritären Strukturen ging mit zu viel Strukturlosigkeit und Haltlosigkeit einher. Die Kinder wussten nicht, woran sie waren, manchmal nicht einmal, wer eigentlich ihre Eltern waren. Kinder in allem gewähren zu lassen und ihnen alle Wünsche zu erfüllen, führt keineswegs zu mehr Freiheit. Die Praxis überspitzte häufig Erziehungsideen, die in ihrem Kern sinnvoll und tatsächlich befreiend waren. Die Kommunenkinder erzählen ja selten begeistert von ihrer Kindheit. Viele von ihnen wechselten später zur konservativen Seite über. Das spricht deutlich für sich.

Es sind natürlich nur einige wenige der 68er-Kinder sexuell missbraucht worden. Aber schon, dass es keine Scham geben sollte, halte ich für ein Problem. Es hat einige Dinge gegeben, die mich irritierten und zu denen ich bereits damals nicht stand. So hätte ich mein Kind niemals in einen Kinderladen – so hießen die Kindergärten mit freiem Träger, in denen antiautoritär erzogen wurde – gegeben, in dem es üblich war, die Klotüren auszuhängen. Dass jeder alles vom anderen sieht und die Intimsphäre nicht gewahrt wird, schockierte mich. Natürlich betraf die extrem freizügige Art der Erziehung nur eine Minderheit von Kindern. Ich kannte nur wenige Leute und Assistenten an der Berliner Uni, zu einem sehr geringen Teil auch Professoren, die ihre Kinder in einem der typischen antiautoritären Kinderläden hatten.

Das Gedankengut der linken und marxistischen Strömungen und die Laissez-faire-Erziehung haben im Berlin der 68er jedoch durchweg unsere Diskussionen bestimmt. Die Assistenten meines Mannes haben es als ungehörige Repression angesehen, wenn ich als Mutter das Ei, mit dem sich meine Tochter bekleckert hatte, abgewischt habe: »Das ist nicht nötig. Das Kind muss nicht immer sauber sein. Es muss sich entfalten können und nicht ständig merken, dass wir es beaufsichtigen.«

Die schwierigste Phase mit unserer Tochter hatten mein damaliger Mann und ich, als sie begann, sich gegen unsere angeblichen bürgerlichen Vorstellungen aufzulehnen. Ihre Pubertät hat sie mitten in der Hausbesetzerzeit Berlins durchlebt. Ein Abiturzeugnis erschien ihr gegenüber ihren Verpflichtungen, die Gesellschaft aufzumischen, nicht erstrebenswert.

Mit 18 hat sie mich angerufen und gesagt: »Mama, ich hab's mir überlegt, dieses blöde Papier brauche ich doch.« Ich wusste gleich, worum es sich handelte. »Aber in die Schule gehe ich nicht mehr!« Ich habe gesagt: »Wie du das machst, das musst du dir selbst überlegen.«

Ich denke, meine Tochter hat immer gewusst, dass sie sich auf uns verlassen kann. Wenn sie uns brauchte, ist sie zu uns gekommen. Manchmal haben wir mit ihr gestritten. Ich weiß noch, wie sie einmal an Weihnachten nach zwei Stunden, in denen sie mit uns gegessen hatte, zu uns sagte: »So, ich muss jetzt zu meiner Familie gehen.« Als wir uns wunderten: »Wieso? Wir sind doch deine Familie!«, mutete sie uns folgende Antwort zu: »Meine echte Familie, das ist die Hausbesetzerszene.« Da haben wir uns von ihr beleidigt gefühlt. Jahre später hat sie uns gestanden: »Auch, wenn ich geweint habe, wenn wir gestritten haben, wenn ich unten bei der Haustüre war, habe ich gedacht: Naja, die haben mich ja trotzdem lieb.«

MF: Welche Werte haben Sie Ihrer Tochter in der Erziehung vermittelt?

EJ: Ich habe ihr nicht nur einige der bürgerlichen Werte, mit denen ich groß gezogen wurde und an denen ich zum Teil weiterhin festhielt, mit auf ihren Weg gegeben. Ich habe ja bereits gesagt, für wie wesentlich ich es halte, dass die 68er die Strenge und Enge der bürgerlichen Erziehungsvorstellungen gelockert haben. In unserer Müttergeneration, in der sich die Mütter total aufgeopfert haben, waren diese gleichzeitig die heimlichen Diktatoren. Durch ihr Opferdasein haben sie den anderen ein schlechtes Gewissen gemacht – indem sie zum Beispiel mit hohem Fieber das Mittagessen gekocht haben. Da hat es viele Schieflagen gegeben, aber auch Mütter, die wirklich auf alles verzichtet haben.

Es fällt uns Töchtern der bürgerlichen Kriegselterngeneration oft sehr schwer, uns klar zu werden, dass wir heute unseren Kindern gegenüber eine bessere Position haben, als sie noch unsere Eltern hatten. Die Haltung der Opfermütter hat sich als keine gute Konstellation erwiesen. Denn der Gedanke: »Sie war eine Mutter und hat sich aufgeopfert, was will man mehr?«, befriedigt weder die Mutter noch das Kind. Denn man will als Kind schon mehr.

Am besten hat mir an der antiautoritären Erziehung gefallen, dass vieles in Frage gestellt wurde. Viele der Gespräche damals haben meine Fähigkeit zur Kritik geschult. Ich halte es nach wie vor für wichtig, dass Eltern sich über das, womit sich ihre Kinder beschäftigen, Gedanken machen. Damals ging es um Fragen wie: »Können wir unseren Kindern Schneewittchen erzählen?«, sollten wir statt einer Geschichte vom bösen Wolf nicht lieber etwas über kapitalistische Ausbeuter erzählen?« Heute sind es die Computerspiele, mit denen Eltern und Großeltern sich auseinandersetzen müssen.

Wie empfänglich ich dafür bin, Dinge zu hinterfragen und nicht einfach hinzunehmen, hatte sich ja bereits bei meiner Geschichtslehrerin gezeigt. Ich hätte jederzeit verbal gegen alles reaktionär Bürgerliche angekämpft. Heute verdankt unsere Gesellschaft der damaligen Reflexion und Kritik einiges. Viele der 68er-Ziele haben sich in ihrem Kern bewährt. Heute werden Kinder ihrem Alter gemäß als eigenständig wahrgenommen. Nicht mehr der Gehorsam, sondern die Liebe bestimmt eine gute Erziehung, und zwar eine Liebe, die weder alles erlaubt noch alles verbietet, die nicht nur, aber auch autoritär ist.

KINDER BRAUCHEN GRENZEN UND DIE ELTERN MEHR ZEIT FÜR SICH

MF: Sie haben gesagt, dass die modernen Paare die Elternschaft sehr ernst nehmen. Was bedeutet das für deren Einstellung in der Erziehung?

EJ: Die jungen Eltern sind heute im Hinblick auf die Freiheiten der Kinder wieder konservativer. Sie haben ein starkes Bewusstsein dafür, dass die Kinder Grenzen brauchen. Dabei fragen sie sich allerdings sehr ernsthaft, wie viel Grenzen nötig sind, wo es sinnvoll ist, die Kinder zu beschneiden, und wo nicht. Grenzen und Freiheit sind seit den 68ern zu einem wichtigen Thema in der Erziehung geworden. In Bezug auf Kinder ist ebenso wie in Bezug auf den Partner die Reflexion zu einem wichtigen Bestandteil der Liebe geworden.

Ich rede, wenn ich solche Dinge sage, immer von einer bestimmten Schicht in Deutschland. Das lässt sich nicht auf alle Schichten und Kulturen, die in Deutschland leben, übertragen. Es ist ja im Grunde immer schwierig, etwas zu verallgemeinern, was jeder individuell zu regeln und zu leben hat. Ich weiß zum Beispiel nicht, wie eine türkische Familie funktioniert. Was ich gehört habe, klingt stark patriarchalisch und nach sehr viel Fernsehkonsum. In der akademischen Mittelschicht, mit der ich mich gut auskenne, wird sowohl sorgfältig darauf geachtet, was das Kind isst, als auch darauf, womit es spielt und wie viel Zeit es mit Medien verbringt.

Ursprünglich hieß es noch: kein Computer und kein Fernsehen. Das ist jetzt nicht mehr das Thema. Inzwischen geht es um den vernünftigen und sinnvollen Umgang mit den Medien. Auch die medienkritischen Menschen haben erkannt, dass man Computer und Internet nicht mehr verhindern kann. Wer sich ihnen entzieht, ist gesellschaftlich außen vor und das gilt bereits für die kleinen Kinder.

Bei meinem Enkel wird sehr genau darauf geachtet, welche Filme er sich ansehen darf, welche Computerspiele erlaubt sind und welche nicht in Frage kommen. Ich bin manchmal äußerst verblüfft, wenn er mir zeigt, was für intelligente Spiele es am Computer gibt. Man kann zum Beispiel Häuser bauen oder sogar ganze Städte. Alle Eltern, die ich kenne, regeln das Medienproblem sehr verantwortungsvoll und auch fantasievoll.

Ich kann mir hier in unserer Kultur keine Familie vorstellen, die nicht davon profitiert hat, dass es für die Kinder nicht mehr das Wichtigste ist, sich anständig zu benehmen. Dinge, wie bitte und danke zu sagen oder eine Verbeugung zu machen, stehen zum Glück nicht mehr im Vordergrund. Stattdessen geht es darum, dass die Kinder Anregungen bekommen.

Das ist heute ein ganz anderes Erziehungsmilieu als noch zu meiner Zeit. Die Eltern wollen, dass ihre Kinder spüren, dass sie geliebt werden. Sie wollen ihnen nah und für sie da sein. Die Kinder sollen sich in einer liebevollen Umgebung nicht zu frei, aber frei genug entwickeln können. Mein Eindruck ist, dass sich insgesamt eine freundliche Art, mit Kindern umzugehen, durchgesetzt hat.

Das, was sie ihren Kindern über ihre Liebe hinaus vermitteln sollten, nehmen die Eltern alles andere als leicht. Es werden massenhaft Erziehungsbücher gelesen. Eltern fragen sich: »Wie fördere und unterstütze ich mein Kind am besten? Welche Spiele machen ihm nicht nur Spaß, sondern bringen ihm zudem etwas bei? Sollte es ein Musikinstrument erlernen? Sport treiben?« Kindererziehung scheint eine Aufgabe geworden zu sein, die viel Aufmerksamkeit und oft auch Geld kostet.

Kinder können jedoch Liebeskiller sein. Das muss man ganz klar sehen. Um ihrem Kind bzw. ihren Kindern das Leben zu bieten, das die Eltern für wünschenswert halten, müssen in den meisten Einkommensklassen beide verdienen und auf vieles verzichten. Das betrifft nicht allein das Materielle, sondern vor allem auch die Zweisamkeit. Man erwartet von sich als Paar, dass die Beziehung zu den Kindern möglichst eng ist, und kommt einander auf diese Weise kaum noch ohne Kind dazwischen nah. Dabei sind die Väter im Durchschnitt viel mehr mit ihrer Familie zusammen und zu Hause als in früheren Zeiten. Denn die Frauen sind nicht mehr bereit, alles zu übernehmen. Dass der Papa nur am Abend, wenn er heimkommt, ein Gute-Nacht-Küsschen gibt und das war dann sein Anteil an der konkreten Erziehung, wird nicht mehr akzeptiert.

MF: Heißt es nicht aber noch immer: Das Glück eines Paars, das sich liebt, wird durch das Kind vollendet?

EJ: Nein, so ist das auf keinen Fall zu sehen, auch wenn dieses Klischee immer noch im Trend zu sein scheint. Ein Kind ist eine neue Aufgabe für das Paar, der es sich stellen muss und durch die sich seine Liebe verändern wird. Es sind die Liebe zum Kind und das Glück des Kindes, mit denen die Liebe des Paars und ihr Glück konfrontiert werden. Das Paar muss sich auf dieser Basis erst einmal neu finden. Selbst wenn beide Elternteile die Kinder sehr lieben und sie ihnen beiden sehr wichtig sind, kann man sich als Partner oder Partnerin zurückgesetzt fühlen. Häufig betrifft das den Vater. Denn die Mutter ist schon aus biologischen Gründen stärker als der Vater eingebunden, hat das Kind geboren und stillt es. Nicht selten führt die Mutter-Kind-Beziehung beim Vater zu dem Gefühl: »Jetzt bin ich nicht mehr so wichtig.« Es kann aber auch andersherum sein. Die heutigen Väter sind tatsächlich anders und dem Kind eventuell erstaunlich nah, vor allem, wenn sie Elternzeit nehmen.

Die den Vater betreffenden Leitbilder haben sich verändert. Als mein Enkel auf die Welt gekommen ist, ist die Schwester hereingekommen und hat zu meiner Tochter gesagt: »Ich zeige Ihnen jetzt, wie man am Anfang wickelt.« Da hat mein Schwiegersohn sich eingemischt und gesagt: »Lassen Sie meine Frau sich erst noch einmal ausruhen von der Anstrengung der Geburt. Zeigen Sie es lieber zuerst mir!« Er hat sich das also zeigen lassen und das Kind gewickelt. Das war selbstverständlich.

Allerdings gilt das alles wahrscheinlich erneut vor allem für die Mittelschicht. Erziehungsurlaub wird von den Männern der Unterschicht eher nicht beansprucht, denke ich. Bei solchen Sachen sollte man sich am Ende nur auf die Statistik verlassen. Ich könnte mir aber vorstellen, dass manche Frauen ihre Berufe zum Teil weniger interessant finden als die Frauen der mittleren Schicht und froh sind, wenn sie ein Jahr lang nicht eine uninteressante Arbeit machen müssen.

Was sicher auf alle Paare zutrifft, ist, dass ein Kind die bisherige Lebensplanung auf den Kopf stellen kann. Es ist möglich, dass es bereits vorhandene Konflikte verstärkt. Anstatt dass es die Liebe und das Glück eines Paars vollendet, kommt es vor, dass es beides schnell beendet und zum Trend der allein erziehenden Mutter oder des allein erziehenden Vaters beiträgt.

Vielleicht hat es bereits beim Kinderwunsch und dem Wunsch, eine Familie zu gründen, unterschiedliche Bedürfnisse gegeben. Häufig tritt der Kinderwunsch bei den Frauen früher als bei den Männern auf. Es kann aber auch umgekehrt der Fall gewesen sein. Dafür wünschen sich heutzutage junge Männer ganz oft Töchter. Was das betrifft, sind die Zeiten, in denen ein Mädchen für den Vater nichts wert war, vorbei – hier bei uns jedenfalls. Ich habe einige junge Männer erlebt, die enttäuscht waren, weil es beim ersten Mal kein Mädchen war.

Um zugleich die Paarbeziehung und Liebe zum Partner zu stärken, sollten Eltern sich bemühen, für Paarzeiten ohne Kinder zu sorgen. Als das am besten angelegte Geld kann sich deshalb das Geld für ein wenig Hilfe von außen erweisen – wenn nicht Großeltern oder Verwandte einmal einspringen können. Die gemeinsame Zeit mit und ohne Kind ist eine Sache, die man unbedingt ausbalancieren sollte. Man will die Kinder natürlich auch nicht dauernd abgeben. Sie sind ja sowieso bereits ziemlich lange in der Kita und werden dort fremd betreut. Allerdings ist das nicht nur okay, sondern sogar positiv zu sehen. Kinder brauchen Kinder. Der Kindergarten ermöglicht ihnen das Miteinander mit ihresgleichen. Gerade bei der Tendenz zu Kleinfamilien erfüllt er damit eine wichtige Aufgabe.

Die Entwicklungspsychologen sprechen davon, dass ein Kleinkind im Alter von 18 Monaten an die wichtigsten Personen schon gebunden ist und beginnt, sich als eigenständiges Wesen wahrzunehmen. Aus diesem Grund kann man ein Kind auch meist in eine Kita geben, denn es weiß genau, wer seine wichtigsten Bezugspersonen sind. Es zeigt Bindungsverhalten und Trennungsängste, beginnt, aktiv auf vertraute Menschen und Fremde zu reagieren. Ich hatte jedenfalls den Eindruck, dass sowohl meine Tochter als auch mein Enkel in diesem Alter genau wussten, wer die wichtigsten Bezugspersonen sind. Die anderen konnten variieren. Sie hingen auch an ihren Erzieherinnen – das war spürbar –, schienen genau zu wissen, wer von ihnen wer ist und reagierten darauf unterschiedlich. Aber bei wem strahlte das Kind? Wenn Papa und Mama kamen!

MF: Wissen Sie etwas darüber, wie das früher in gehobenen Kreisen war, als es noch üblich war, Kindermädchen zu beschäftigen?

EJ: Eine gute Bekannte aus dem Hochadel hatte ein Kindermädchen und einen Hauslehrer. Die ist in einem Schloss aufgewachsen. Und sie sagt, der größte Schmerz ihres Lebens war, als das Kindermädchen geheiratet hat. Da war sie fünf Jahre alt. Die Mutter hat sich natürlich ebenfalls um die Kinder gekümmert, aber sie hatte viele Verpflichtungen gesellschaftlicher Art. Nach dem Abendessen wurden die Kinder vom Kindermädchen gewaschen und ins feine Nachthemdchen gesteckt. Die Eltern haben Gute Nacht gesagt und ein Küsschen gegeben. Aber dem Kindermädchen, das sie wickelte, badete und anzog, haben sie sich näher verbunden gefühlt. Das sind halt die basalen Beziehungen. Wie gut also, wenn die Eltern heute wissen, wie wichtig es für ihr Verhältnis zum Kind ist, dass sie und kein Kindermädchen all diese Dinge tun. Dass Kinder die Liebesbeziehung ihrer Eltern vor viele Herausforderungen stellen, ist ja nur die eine Seite. Auf der anderen Seite schaffen sie Gemeinsamkeit und bereichern die Eltern um neue Beziehungserfahrungen.

Wenn ich sehe, was alles in meiner Generation noch anders war, kann ich die heutigen Eltern-Kind-Beziehungen nur positiv sehen. Eine außereheliche Schwangerschaft war wirklich ein großes Problem, den Vater dann noch nicht einmal zu heiraten, ein noch viel größeres. Eine Jugendbekannte von mir ist in Amerika schwanger geworden und wollte den Mann nicht heiraten. Es wurde ihr gesagt, sie müsse einen Vater angeben, nur Prostituierte würden das nicht tun. In Amerika ist man ja heute noch sehr prüde. Da hat sie gesagt: »I don't believe in fathers«, und es hat geklappt.

DER VERLUST EINES KINDES

MF: Stellen wir uns vor, einem Paar ist es gelungen, sich seinen Alltag mit Kind so zu gestalten, dass alle gut damit zurechtkommen. Doch was passiert, wenn der Familie großes Unglück widerfährt, weil das Kind schwer krank wird und stirbt?

EJ: Ein Kind zu verlieren, geht heutzutage gegen alle natürlichen Gefühle. Ein Partnerverlust, so schwer er zu verkraften ist, kann leichter kompensiert werden. Früher, als die Säuglingssterblichkeit noch enorm hoch war, muss das anders gewesen sein. Damals hat der Glaube sehr geholfen: Das Kind ist nicht verloren, wir alle treffen uns wieder. Heute ist der Glaube bei den meisten Menschen sehr schwach. Beim Tod eines Kindes habe ich deshalb immer das Gefühl, einen wirklichen Trost kann ich nicht geben. Der Verlust wird nie wirklich überwunden – selbst wenn noch Kinder da sind oder kommen. In vielen Familien ist das tote Kind präsent. Ich habe unlängst mit einem Mann gesprochen, der hat seinen älteren Bruder gar nicht mehr richtig in Erinnerung, weil er selbst noch sehr klein war, als dieser starb. Der Bruder war aber immer vorhanden, obwohl nie darüber gesprochen wurde und nur an bestimmten Tagen vor dem Bild des Bruders eine Kerze angezündet wurde. Immer lag ein Schatten über der Familie.

Kaum einer Familie, die vom Verlust eines Kindes betroffen ist, gelingt es, die bereits vorhandenen und noch nachfolgenden Kinder unbekümmert aufwachsen zu lassen. Vor allem wenn es keine kleinen Kinder mehr sind, die den Tod von Geschwistern miterleben, und die Geschwister dem verstorbenen Kind bereits sehr nah waren, ist es für sie schwer, mit der Trauer zu leben.

Was heißt beim Verlust des eigenen Kindes schon »verwinden«? Religiös ist das vielleicht möglich, weil man denkt, alles habe seinen Sinn und Gott wisse, was er tue. Die Partnerschaft kann helfen, aber unter Umständen geht sie daran zugrunde. Es kommt darauf an, wie viel Gemeinsamkeit ohne das Kind besteht oder aufgebaut werden kann. Vielleicht hat das zuvor kranke Kind eine Gemeinsamkeit hergestellt, die nun nicht mehr nötig ist. Das Paar hat mit dem Kind das letzte gemeinsame Projekt verloren, das es miteinander verband.

Ein gemeinsamer Trauerfall ist nicht unbedingt etwas, was bindet. Er kann die Beziehung vielmehr auseinandertreiben. Jeder verarbeitet den Verlust anders. Das ist für einen Partner häufig schwer zu begreifen. Er hat das Gefühl, der Partner sei nicht bereit, die Trauer mitzutragen, zum Beispiel, weil er sich weigert, zum Friedhof zu gehen. »Du trauerst ja gar nicht!«, so lautet dann die Anschuldigung. Es kann passieren, dass ein Elternteil über den Tod des Kindes überhaupt nicht mehr sprechen will: »Das hat doch keinen Sinn. Es bringt ihn ja auch nicht mehr zurück.« Dann fühlt sich der andere oft sehr allein gelassen. Immer zu sehen, wie derjenige, der ebenfalls am meisten betroffen sein sollte, keine Regung zeigt, lässt an dessen Trauer zweifeln. Manchmal weiß der Partner zwar, dass der andere auf seine Weise trauert, leidet aber dennoch darunter, sich nicht über den gestorbenen Sohn oder die gestorbene Tochter austauschen zu können. Er beklagt sich daher vielleicht bei Freunden darüber: »Er bricht jedes Gespräch über unsere Tochter ab.«

Es gibt die Identität der trauernden Eltern. Das gemeinsame Trauern ist leichter zu ertragen, als wenn man sich als Elternteil unsicher ist, was der Partner fühlt und denkt: »Vermisst er unser Kind gar nicht? Tröstet er sich mit den Enkeln? Könnten wir das nicht auch zusammen tun?« Das sind Fragen, die an der Beziehung nagen.

Wenn ein Lebenspartner gar nicht bereit ist, das Unglück als etwas Gemeinsames anzusehen, wird es schwierig, die Beziehung und Liebe aufrechtzuerhalten. Die Beziehung erstarrt und es kommt zu einem Entwicklungsstopp. Das gilt nicht nur für den Verlust eines Kindes, sondern für alle Schicksalsschläge.

MF: Was kann man als Therapeut zum Tod oder gar Selbstmord eines Kindes sagen?

EJ: Da gibt es keine Regel. Doch sollte den Eltern auf jeden Fall vermittelt werden, dass sie noch immer eine Mutter und ein Vater sind, auch wenn ihr Kind gestorben ist und nicht mehr Mama und Papa zu ihnen sagt. Darüber hinaus ist das Zuhören wesentlich. Ich habe mir bei einem kleinen Kind, das gestorben ist, zum Beispiel von der Mutter erzählen lassen, was das Kind schon alles konnte. Das hat sie immer wieder gern erzählt. Die Eltern waren bildende Künstler. Sie hat erzählt, wie gut die Tochter malen und singen konnte, und hat mir Bilder mitgebracht. Wir haben auch vom Ehemann gesprochen, der schwerer als sie mit dem Tod der Tochter fertig wurde, weil er nicht darüber sprechen konnte. Dieser Patientin hat es deshalb bereits sehr viel geholfen, mit mir über ihre Tochter reden zu können.

Bei einer anderen Patientin hatte sich die erwachsene Tochter das Leben genommen und keiner wusste, warum. Ihr Mann weigerte sich, mit der Patientin zum Grab zu gehen. Das tat ihr sehr weh. Deshalb haben wir versucht herauszubekommen, wieso das dem Mann so schwer fiel. Wir haben dann, soweit es ging, darüber geredet. Doch hat sich gezeigt, dass das eigentlich für sie nicht so wichtig war; wichtig schien, etwas über die Tage nach dem Tod, über die Beerdigung und ihre Trauer jemandem zu erzählen, der nicht so betroffen war. Therapie ist da eigentlich gar nicht das richtige Wort. Ich denke, so ähnlich hätte es jeder Pastor gemacht.

DIE LIEBE DER GROSSELTERN

MF: Zu einer Familie, so klein sie auch ist, gehören auch die Großeltern mit dazu. Inwiefern können diese die Probleme, die ein Paar mit seinen Kindern hat, reduzieren?

EJ: Das Großmutterthema ist ein wichtiges Thema. Die ersten Jahre meines Enkels wären für die Eltern ohne mich problematisch gewesen. Sie hätten vieles nicht machen können.

Wenn Großmütter oder Großväter in der Nähe und willens sind, etwas zu tun, dann ist das eine große Hilfe. Dadurch gibt es heute viel weniger als früher die typischen Großeltern-Eltern-Konflikte: »Die erziehen das Kind völlig falsch!«, »Die sind viel zu streng mit dem Kind«, »Die verwöhnen das Kind viel zu sehr!«, oder: »Die geben dem Kind viel zu viele Süßigkeiten und lassen es zu wenig an die frische Luft kommen!« Stattdessen sind die Eltern froh, dass es die Großeltern gibt. Unter Umständen hatten die Großeltern mit ihren Kindern zur Zeit ihrer Pubertät viel mehr Auseinandersetzungen, als sie sie jetzt mit ihnen im Hinblick auf die Kindererziehung haben. Das war jedenfalls bei mir so.

Enkelkinder sind für die Großeltern ganz was anderes als die eigenen Kinder und sehr wichtig für das ältere Paar. Heutzutage gilt das ebenso für die Männer wie für die Frauen. Das Enkelkind wird zum gemeinsamen Projekt und zu einer neuen verbindenden Kraft.

Hinzu kommt, dass es bei den vielen Einzelkindern gut ist, wenn die Familie ihnen mehr Bezugspersonen bietet als nur Vater und Mutter. In den Großfamilien waren früher nicht allein die Geschwister täglich im Haus, so dass die Kleinkinder in einem Netz von Bezugspersonen aufwuchsen. Ich erlebe heute sehr oft sehr innige Großelternbeziehungen, in denen sich die Großeltern viel mehr Gedanken machen, als unsere Großeltern es taten.

Wenn man mit den Großeltern zusammen gewohnt hat, dann ist das auch in meiner Generation etwas anderes gewesen. Bei mir zu Hause in Wien haben wir nicht mit meinen Großeltern zusammen gewohnt. Wir hatten Kontakt zu ihnen, aber sie wohnten weiter weg im Waldviertel und waren nur in den Ferien in unser Alltagsleben einbezogen und ansonsten besuchten wir einander hin und wieder. Die Großeltern waren eine Ferienbeziehung. Das heißt, bei ihnen konnten sich die Enkel mehr gehen lassen als bei den Eltern und sich somit manches leisten, was bei ihren Eltern verboten war. Großeltern waren früher ja oftmals diejenigen, die Geschenke dabei hatten, wenn sie zu Besuch kamen, nicht so streng wie die Eltern waren, den Enkeln vieles erlaubten, was sie ihren eigenen Kindern nicht hatten durchgehen lassen, und die Enkel verwöhnten.

Heute ist das oft anders, sofern die Großeltern in der Nähe wohnen. Heute haben Großeltern eine erzieherische Verpflichtung ihren Enkeln gegenüber. Sie stellen Miterziehende dar, auf die sich ihre Kinder diesbezüglich verlassen, und ersetzen in vielem das Kindermädchen. Großmütter und Großväter haben deshalb meistens ihre festen Enkeltage. Bei mir ist es der Donnerstag, bei meinem Ex-Mann ist es der Dienstag. Das ist sozusagen institutionalisiert.

MF: **Und wie sieht ein solcher Enkeltag aus?**

EJ: Also, da wir weiter weg wohnen – Zehlendorf ist ziemlich weit entfernt von der Wohnung meiner Tochter und meines Schwiegersohns –, habe ich am Donnerstag meinen Enkelsohn meistens vom Hort abgeholt und mit nach Zehlendorf genommen. Er hat bei uns zu Abend gegessen, gespielt und schließlich habe ich ihn zu Bett gebracht und er hat geschlafen. Frühmorgens habe ich ihn erst in den Kindergarten und später in die Schule gebracht. Das Vorlesen gehörte ebenso zum Enkeltag wie das Eisessen. Später habe ich meinen Enkel häufig bei sich zu Hause betreut. Meine Tochter war donnerstags immer ganz lange weg und mein Schwiegersohn kam gegen acht, halb neun nach Hause. Ich habe geschaut, dass Jakob schon gegessen hatte und im Schlafanzug war. War sein Vater da, hat dieser noch einige Seiten vorgelesen. Ich bin dann gegangen. Das habe ich bis zum letzten Sommer so gemacht. Inzwischen führt mein Enkel jedoch bereits mehr sein eigenes Leben. Im Moment ist er in New York. Wenn er zurückkommt, wird man sehen, wie sich das mit dem Enkeltag entwickelt. Für das Babysitting ist er langsam zu alt.

In der Pubertät wird sich dann sicher noch einmal einiges ändern. Sehr oft wird die Beziehung zu den Großeltern mit der Zeit etwas schwächer. Interessant sind dann Großeltern, die mit den Hobbys der Enkel etwas anfangen können. Ich sollte eigentlich die Fußballmannschaften alle kennen. Doch es fällt mir schwer, sie auswendig zu lernen. Früher, als noch die Geschichten wichtig waren, hatte ich es leichter. Ich kann sehr gut an etwas, was gerade auftaucht, anknüpfen. Wenn mein Enkel ausrief: »Guck mal, Omi, was für ein süßer Hund!«, habe ich eine Geschichte über den Hund erfunden. Das war mein Markenzeichen. Mit dem kann ich nun nicht mehr glänzen und Fußball interessiert mich nicht so sehr.

Aber die Basis unserer Oma-Enkel-Beziehung ist gelegt und geht nicht mehr verloren. Ist ein familiäres Vertrauens- und Bezugsverhältnis hergestellt, hängt man aneinander und findet im Umgang miteinander neue Regeln. Das ist die Hauptsache und gilt für Großeltern und Eltern. Die Basis der Eltern zu den Kindern bleibt auch dann bestehen, wenn den Kindern die Eltern in der Pubertät peinlich sind. Das zeigt sich dann später.

In einer guten Oma/Opa-Enkel-Beziehung muss vor allem klar sein, dass die Großeltern bei allen wichtigen Dingen mit dabei sind.

Ob es der Geburtstag oder ein Laternenfest ist, sie dürfen nicht fehlen. Wenn es tatsächlich einen Enkeltag gibt, dann muss dieser Tag ganz klar nur der Großmutter oder dem Großvater vorbehalten sein. Was ich und mein Enkel auch unternehmen: Wir wissen beide, dies ist unser Tag. Wir gehen oft ins Kino und obwohl er inzwischen selbst liest, lese ich ihm noch immer viel vor. Ich denke, wenn jetzt die Pubertät kommt, werde ich ihn vielleicht nicht mehr jede Woche sehen, aber feste, immer wieder regelmäßige Treffen sollte es weiterhin geben. Sie sind das, was eine gute Oma-Enkel-Beziehung ausmacht und lebendig hält.

Außerdem gehört natürlich mit dazu, dass man einander liebt, sich innerlich verbunden und sicher miteinander fühlt. Großeltern werden auch deswegen geliebt, weil sie ihrem Enkel immer vergeben. Mein Enkel Jakob ist ein sehr sanftes, zärtliches und kluges Kind. Ich kann mit ihm über viele Dinge sprechen. Einerseits ist die Großeltern-Enkel-Beziehung oft sehr innig. Andererseits ist es wichtig, dass sie etwas anderes ist als die Beziehung zu den Eltern und die Beteiligten gemeinsam ein eigenes Verhältnis entwickeln, in das sich alle mit ihren eigenen Persönlichkeiten und Aktivitäten einbringen.

Ich bin bei meinem Enkel bei vielem aufmerksamer, als ich es bei meiner Tochter war. Beim eigenen Kind ist man derart involviert, dass man manche Dinge gar nicht so genau mitbekommt wie beim Enkel, zu dem man immer wieder Distanz bekommt. Wenn ich vom Enkeltag komme, sage ich meinem jetzigen Mann, der ja nicht der Opa ist: »Pass mal auf, was der Jakob heute alles gesagt hat. Das war außerordentlich. Ich möchte zu gerne wissen, was du dazu meinst und was es wohl bedeuten mag.« Das spielte in der Beziehung zu meiner Tochter und zum Vater meiner Tochter keine so wesentliche Rolle, weil das Leben und der Familienalltag erst einmal im Vordergrund standen und geleistet werden mussten. Obwohl wir nur ein Kind hatten, waren das Miteinander von Familie und Beruf, in den nicht nur mein Mann, sondern auch ich immer stärker eingespannt war, derart fordernd, dass uns hier und da etwas entging, was uns jetzt beim Enkel bewusst wird.

Ich habe aber als Großmutter auch mehr Angst, dass meinem Enkel etwas passieren könnte, und bin übervorsichtig. Als Mutter hielt sich meine Vorsicht in Grenzen, bei denen meine Tochter sich hinreichend ausprobieren konnte. Eine derartige Angst, dass ihr etwas zustößt, hatte ich bei ihr nie. Bei meinem Enkel übertreibe ich mit meinen Bedenken. Zu unserer Großmutter-Enkel-Beziehung gehören deshalb auch Gespräche wie das folgende:

»Omi, ich weiß, dass man bei Rot nicht über die Straße geht!«

»Ich weiß, dass du das weißt, aber trotzdem.«

»Omi, du hast immer Angst.«

»Du weißt, Omas haben immer Angst. Bitte fahr deshalb nicht so schnell mit dem Fahrrad.«

DER TREND ZUR EIN-ELTERN- ODER PATCHWORKFAMILIE

MF: **Ihre bisherigen Ausführungen haben deutlich gemacht, wie stark unsere Beziehungsformen im Wandel begriffen sind. In welchem Ausmaß verändert das die Familienstrukturen?**

EJ: Stellen wir Deutschen uns eine Familie vor, denken wir an Mutter, Vater, Kind und eventuell noch an die Großeltern. Unsere Vorstellung ist somit von einem typischen Bild der Kleinfamilie geprägt. Kinder wachsen heutzutage jedoch in sehr unterschiedlichen Familienverhältnissen und Familienstrukturen auf. Nach der Großfamilie scheint auch die Kleinfamilie zu schwinden. Laut Statistischem Bundesamt gab es im Jahr 2014 insgesamt 4.264 Haushalte mit einem minderjährigen Kind, von denen es sich nur bei 2.598, das heißt 60 Prozent, um eine Kleinfamilie handelte, bei 1.114 der Lebensgemeinschaften mit einem Kind, also 26 Prozent, handelte es sich um Alleinerziehende. Wie alles haben die veränderten und vielfältigeren Familienformen sowohl Vor- als auch Nachteile. Wie gut die Kinder damit zurechtkommen, hängt davon ab, wie viel Zuwendung, Verständnis und Geduld sie bei ihren Bezugspersonen finden – und das müssen nicht unbedingt die leiblichen Eltern sein.

Es ist allerdings sehr unterschiedlich, inwiefern sich der andere Elternteil einbringt und an der Versorgung und am Alltag seines Kindes beteiligt. Es ist möglich, dass ein Vater, der getrennt von

Kind und Mutter lebt, sich dennoch als Vater fühlt und benimmt. Es kann aber auch sein, dass dem nicht so ist. Vielleicht lässt das Leben, das sich der Vater woanders und eventuell mit einer eigenen Familie aufgebaut hat, weder Zeit noch Raum für ein Kind, das er einmal gezeugt hat, mit dem er aber nicht zusammenlebt. Das Gleiche gilt natürlich umgekehrt für eine Mutter.

Wenn ein Kind weiß, dass es einen Vater bzw. eine Mutter hat, die beide für es da sind, auch wenn sie getrennt leben, dann können sich die Beziehungen ganz ähnlich wie in einer Kleinfamilie entwickeln. Sogar wenn die Mutter und/oder der Vater sich noch einmal binden, ist es möglich, dass das Kind sich als beiden Eltern zugehörig erlebt. Das hängt davon ab, inwiefern der jeweilige neue Lebenspartner das Kind akzeptiert und aufnimmt. So können auf der einen Seite Kinder zwei Väter oder Mütter haben. Es ist aber auch möglich, dass Halbgeschwister hinzukommen, mit denen sich das Kind gut versteht oder auch nicht. Nicht nur das Phänomen der Alleinerziehenden nimmt zu: Immer häufiger leben Eltern mit Kindern von verschiedenen Partnern zusammen. Die Patchworkfamilie, von der in solchen Fällen die Rede ist, ist weniger kritisch zu beurteilen, wie man früher einmal meinte. Sie ermöglicht ebenso feste Bindungen an die Mütter und Väter wie die traditionelle Familie.

MF: Hat es nicht immer Familien gegeben, in denen nicht alle Kinder denselben Vater oder dieselbe Mutter hatten?

EJ: Der alte Begriff für derartige Familienverhältnisse ist die Stieffamilie. Hierbei handelt es sich um eine Familie, in die ein Elternteil mindestens ein Kind aus einer früheren Beziehung mitgebracht hat. Am Ende des 20. Jahrhunderts wurde dieser Begriff auf nicht verheiratete Paare mit Kindern aus verschiedenen Beziehungen ausgeweitet. Zudem setzte sich zunehmend und in Abgrenzung der Begriff Patchworkfamilie durch. Das englische »patchwork« bezeichnet ein Produkt, das aus Flicken oder Stücken aus verschiedenen vorherigen Produkten zusammengesetzt ist, aber dennoch harmoniert. Der Begriff ist umfassender als der der Stieffamilie und daher für das heute immer stärker variierende Familienleben zutreffender. Er wurde 1990 von der Übersetzerin Margaret Minker eingeführt. Sie übersetzte den englischen Buchtitel: »Yours, mine and ours. How families change when remarried parents have a child together« mit »Die Patchworkfamilie. Wenn Väter und Mütter in neuen Ehen weitere Kinder bekommen.« Die Patchworkfamilie ist statistisch gesehen heute nach der Kernfamilie, die aus Vater, Mutter und Kind besteht, und der Ein-Eltern-Familie bzw. den Alleinerziehenden die dritthäufigste Familienform in Deutschland.

Wenn der biologische Vater oder die biologische Mutter sich gar nicht um das Kind kümmert und dieses das Gefühl hat: »Ich bedeute ihm bzw. ihr nichts; ich habe keinen Wert«, kommt es zu psychischen Problemen beim Kind. Es fühlt sich von einem Elternteil, das es gezeugt hat, nicht geliebt und angenommen. Die Liebe biologischer Eltern, vor allem die Mutterliebe wird in unserer Gesellschaft als eine Art Naturgesetz angesehen. Vor allem eine Mutter, die ihr eigenes Kind nicht liebt, erscheint uns unnatürlich. Hat das Kind Glück, springt ein Ersatzvater oder eine Ersatzmutter ein, stärkt das Selbstgefühl des Kindes und zeigt ihm, dass es geliebt wird. Doch selbst dann ist es möglich, dass es weiter unter dem Verhalten des biologischen Vaters oder der biologischen Mutter leidet. Das sprichwörtliche »eigen Fleisch und Blut« bzw. das Wissen um die Blutsverwandtschaft besitzt nach wie vor eine große Bedeutung. Manch ein Kind weiß noch nicht einmal, wer sein eigentlicher Vater oder seine eigentliche Mutter ist.

Oftmals sind in einer Patchworkfamilie dem jeweiligen Vater oder der jeweiligen Mutter die eigenen Kinder am nächsten. Aber das muss keineswegs so sein. Mir fällt dazu eine Supervision ein, bei der es unter anderem um einen Vater ging, der sein leibliches Kind als unterentwickelt und langweilig empfand und deshalb das Kind seiner Frau für viel interessanter hielt und bevorzugte. Derartige emotionale Verhältnisse führen in den neuen Familientypen immer wieder einmal zu neuartigen Konflikten, bei denen die Beteiligten manchmal therapeutische Hilfe in Anspruch nehmen.

In einer Patchworkfamilie zu leben ist keine Sache, für die man sich schämen müsste. Es ist allerdings nötig, Dinge wie Sorgerecht und Besuchszeiten für alle Beteiligten unmissverständlich zu regeln. Es muss viel mehr organisiert werden, als das in traditionellen Familienverhältnissen und -gemeinschaften der Fall war. Kleine Kinder leben oft bereits mit einem Terminkalender.

Bindungs- und Liebeskonflikte treten in traditionellen wie in modernen Lebensgemeinschaften gleichermaßen auf. Liebe ist immer kompliziert und ein komplexes Gefühl, bei dem es leicht zu Störungen kommen kann. Jede Liebe ist zudem als eigen zu beurteilen. Was sich vor allem geändert hat, sind die Lebensumstände, in denen sich der Alltag abspielt, sowie Leistungs- und Lebensansprüche, unter denen Eltern und Kinder leben und unter denen ihre Beziehungen somit zu sehen und analysieren sind, wenn es darum geht, wie man sie am besten unterstützen kann.

MUTTERS SÖHNCHEN UND PAPAS PRINZESSIN

MF: **Es ist in den Medien auch immer wieder vom Trend zum Narzissmus in Gesellschaft und Familie die Rede. Sind daher Therapeuten stärker gefragt?**

EJ: Zu einer bestimmten Form der narzisstischen Persönlichkeitsstörungen, das heißt zu einer unkritisch überhöhten Selbsteinschätzung und Anspruchshaltung, kommt es häufig und tatsächlich verstärkt im Zusammenhang mit Eltern, die ihre Kinder für etwas Besonderes halten. Die Problematik habe ich mit einigen meiner Patienten bearbeitet. Ich erinnere mich zum Beispiel an einen erwachsenen Patienten, der ein Buch geschrieben hatte. Seine Mutter ist von einem Buchhändler und von einem Supermarkt zum anderen gegangen. Sie hat überall gefragt: »Haben Sie das Buch von XY im Verkauf?« Wenn die verneint haben, dann hat sie empört reagiert: »Das müssen Sie sofort anschaffen. Das ist ein ganz tolles Buch. Ich hab es allen Freunden empfohlen.« Solch eine übertriebene und das Kind überbewertende Fürsorge, zu der ein extremes Loben gehört, fördern keineswegs das Selbstbewusstsein und die Leistung der Kinder, wie es dem Wunsch moderner Eltern entspricht. Sie führen vielmehr zu einem egoistischen Grundcharakter mit einem psychisch gestörten Selbstbild und erheblichen Partnerschaftsproblemen.

Eine Therapie kann etwas erreichen. Es gelingt ihr jedoch nicht immer, die einmal geprägte narzisstische Persönlichkeit zu verändern. Der Patient in meinem Beispiel blieb überzeugt davon, dass er von seiner zukünftigen Frau, die schön und intelligent sein würde, verwöhnt werden müsse. Er hat eine Therapie nach der anderen gemacht und doch keine Frau gefunden, die seine Bedürfnisse erfüllte. Seine unrealistischen Ansprüche hatten bei ihm nicht allein mit seiner Mutter-Beziehung zu tun. Er war sozusagen das einzige Kind der vier nicht verheirateten und kinderlosen Schwestern seiner Mutter. Das heißt, er ist von fünf Frauen bzw. Müttern verwöhnt worden. Er war in den Augen dieser Frauen entzückend, gescheit und hübsch, ein wundervoller Mensch. Ein entsprechendes Ekel war er in der Partnerschaft gewesen, von der deshalb keine sehr lange gehalten hat.

Um beziehungsfähig zu werden, hätte er lernen müssen, dass er nicht der Mittelpunkt der Welt ist. Er hätte begreifen müssen, dass nicht alle sofort von ihm entzückt sein würden. Er hielt stattdessen an der Auffassung fest, dass er nur da zu sein brauche und schon sei der oder die andere beglückt. Die Partnerin bestätige ihn in seinem Selbstvertrauen und kümmere sich um ihn. Das sei schließlich ihre Aufgabe.

Ein anderer, ähnlicher Typus war verheiratet. Er und seine Frau, eine Künstlerin, hatten eine Wohnung, die nicht sehr groß war. Er war Wissenschaftler. Sie hat mir im Paargespräch erzählt, dass sie für die Entwürfe, die sie als Bühnenbildnerin anfertige, viel Platz brauche, er ihr aber nur einen kleinen Tisch in der Küche zugewiesen habe, während er für sich einen größeren Raum mit Schreibtisch beanspruche. Dabei habe er zudem ein Arbeitszimmer an seinem Arbeitsort. Sie hat sich das eine kurze Zeit gefallen lassen, weil er ihr als Professor, so jung, wie sie war, vermitteln konnte, wie sehr er zu bewundern sei. Nach einer Weile hat sie sich dann emanzipiert und ihm gesagt: »Ich habe mich verändert und bin jetzt mit einem anderen zusammen, der auch mich sieht und ernst nimmt.« Das konnte er sich nicht vorstellen. Er war daher tief verletzt, als sie ihn tatsächlich verließ und sich scheiden ließ. Die Therapien hatten seinen anerzogenen, ausgeprägten Narzissmus nicht mildern können.

MF: **In Ihrem Beispiel wurzelte die narzisstische Persönlichkeitsstörung in einer problematischen Mutterbeziehung des Sohnes. Kennen Sie aus Ihrer beruflichen Praxis auch den umgekehrten Fall, nämlich dass Väter ihre Töchter zu unkritisch erziehen?**

EJ: Mir fallen da zwei sehr ähnliche Fälle ein, die zeigen, dass es im Fall einer narzisstischen Vater-Tochter-Beziehung zu einer anders gelagerten Problematik kommt. An den einen erinnere ich mich im Zusammenhang mit einer Supervision. Nachdem die Mutter sehr früh gestorben war, tat dem Vater die Tochter leid und deshalb hat er sie überallhin mitgenommen und an allem, was er machte, teilhaben lassen. Das heißt, er hat sie behandelt, als wäre sie nicht sein Kind, sondern seine Partnerin.

Auch im zweiten Fall, mit dem ich nicht therapeutisch betraut war, den ich aber dennoch mitverfolgen konnte, hat die Frau ihre Mutter kaum gekannt. Diese war im Teenageralter schwanger geworden, ihr Mann war sehr viel älter gewesen. So hatte die junge Mutter ihn und das kleine Mädchen sehr früh verlassen. Sie hat mit einem anderen, jüngeren Mann noch sieben weitere Kinder bekommen. Die Tochter aus der frühen und ersten Schwangerschaft hat sie zwar hin und wieder besucht, dabei aber umso mehr gespürt, wie wenig sich die Mutter – im Gegensatz zum Vater – immer für sie interessierte und sie liebte. Der Vater wurde hingegen zum Männerideal der Tochter. Wie im ersten Fall hat er seine Tochter, um sie zu trösten, überallhin mitgenommen. Wo sie auch waren, wurde die Tochter verwöhnt.

Dann hat der Vater jedoch noch einmal geheiratet. Seine neue Frau wurde schwanger und seine Tochter bekam eine Halbschwester. Das hat die Tochter als Betrug angesehen und ihre Stiefmutter stark abgewertet. Sie sei ein blöder Trampel. Einer Schulfreundin hat sie sogar erzählt, als diese fragte, wer denn die Frau bei ihr zu Hause sei, es handele sich um die Putzfrau. Dass der Vater eine neue Partnerin hatte, hat die Tochter also anderen gegenüber geleugnet und die neue Ehefrau in ihrem Verhältnis zum Vater degradiert.

Als der Vater schließlich recht früh starb, wurde er für die Tochter endgültig zum unerreichbaren Idol. Kein Mann, den sie kennenlernte, konnte mit ihm mithalten. Wegen ihrer vor diesem Hintergrund anhaltenden Männerprobleme ist die Frau schließlich zu einer therapeutischen Beratung gegangen. Als sie der Therapeutin schilderte, wie wundervoll ihr Vater gewesen sei, hat diese gemeint: »Ihr Vater hat Sie als Partnerersatz missbraucht. Dazu ist ein Kind nicht da.« Der Schock war so groß, dass die Frau zu Hause hohes Fieber mit Fieberkrämpfen bekam. Sie war außer sich und hat dennoch erkannt, dass das, was die Therapeutin gesagt hatte, stimmte. Ununterbrochen sprach sie davon, dass man das, was ihr liebevoller Vater mit ihr gemacht habe, auch als Missbrauch ansehen könne.

Zum gestörten Männerverhältnis der Tochter gehörte, dass sie sexuell unempfindlich reagierte. Mit einem Mann und Lebenspartner Sexualität zu erleben, war für sie ein Tabu. Dennoch ging sie immer wieder Beziehungen mit Männern ein, weil sie die Anerkennung als Frau suchte, die ihr Vater ihr gegeben hatte. Sie wollte noch immer sowohl die entzückende, kleine Tochter und das bildhübsche Mädchen sein, das von allen bewundert wurde, als auch die Lebenspartnerin, die bei allem mit dabei war.

HOCHBEGABTE HELIKOPTERKINDER

MF: Es ist inzwischen oft die Rede von Helikoptereltern und Helikopterkindern, überfürsorgliche Eltern scheinen kein seltenes Phänomen zu sein.

EJ: Vor allem davon, dass die meisten Kinder in den Augen der Eltern hochbegabt sind, höre und lese ich in Medienberichten fortwährend. Wir scheinen es mit einer Generation von hochbegabten Kindern zu tun zu haben, die dennoch in Mathematik scheitern und von den Eltern gefördert werden müssen. Es sind unter anderem die Lehrer, die davon sprechen, dass Eltern die schulischen Belange und Leistungen ihrer Kinder heute viel stärker als noch vor einem Jahrzehnt begleiten. Sie wollen alles genau wissen, beschweren sich über alles, was die Chancen ihrer Kinder beeinträchtige, die in ihren Augen Wunderkinder sind, die nur die richtige Unterstützung benötigten und in vielem nicht adäquat behandelt und zu Unrecht schlecht benotet würden. Helikoptereltern stehen populärsprachlich für einen Erziehungsstil von Überbehütung und ständiger Einmischung der Eltern. Ihr Bedürfnis, das Kind zu beschützen und zu versorgen, ist unverhältnismäßig ausgebildet. Am Ende können die Eltern bei den Kindern nichts mehr einfach laufen lassen. Es ist sicher eines der im Moment zu beobachtenden Erziehungsmuster, aber keineswegs das einzige. Ich sagte ja bereits, dass ich die Art, mit Kindern umzugehen, die ich persönlich heute erlebe, in ihrer liebevollen Zuwendung und Mischung aus Freiheit und Autorität gegenüber früheren strengen und stark verhaltensmaßregelnden Erziehungsmaßstäben grundsätzlich als positiv beurteile. Gestörte Eltern-Kind-Beziehungen und Eltern, die Erziehungsprobleme haben, ihre Kinder traumatisieren oder pathologisieren, hat es schon immer gegeben. Nur bildeten sie sich auf einem anderen Erziehungsideal und Menschenbild aus.

ELTERNLIEBE IN UNSERER LEISTUNGSGESELLSCHAFT

MF: Welche Verbindung sehen Sie zwischen den Trends moderner Elternschaft und Erziehung, die Sie gerade näher erläutert haben, und unserer Leistungsgesellschaft?

EJ: Dass die ganz jungen Leute sich schon in der Schule binden und eine Familie gründen wollen, hängt unter anderem mit dem erhöhten Zukunftsdruck zusammen, den unsere Gesellschaft heute ausübt. Bei all dem Zukunftspessimismus und den Anforderungen an den Einzelnen, die geäußert werden, ist es verständlich, dass bereits sehr junge Menschen nach Sicherheiten suchen. Einen qualifizierten Beruf zu bekommen, ist derart schwierig geworden, dass bereits auf die Grundschulkinder Druck ausgeübt wird. Natürlich wirkt sich das auf die Eltern aus. Dass sie ihre Kinder lieben, bedeutet ja für die meisten, dass sie nicht nur das Beste für sie wollen, sondern alles tun, um es ihnen auch zu ermöglichen. So ist das Phänomen der Helikoptereltern leicht in einen Zusammenhang mit den veränderten gesellschaftlichen Perspektiven zu bringen. Wer sein Kind liebt, fördert es heutzutage. Mit den Begabungen, Chancen, möglichen Förderungen und der eventuell notwendigen Nachhilfe ihrer Kinder setzen sich die modernen Eltern somit viel stärker auseinander als frühere Elterngenerationen. Das kann natürlich auch dazu führen, dass sie die Hausaufgaben und Leistungen ihrer Kinder in einem zu starken Maße kontrollieren. Durchaus vernünftige Eltern habe ich sagen hören: »Aber in der fünften Klasse soll er/sie jetzt keine 2 mehr in Deutsch haben, sondern schon eine 1.« Frage ich: »Ja, warum denn nicht? Eine 2 ist doch eine gute Note!«, erhalte ich zur Antwort: »Na, das geht ja in die sechste Klasse über und dann kommt es vielleicht in ein schlechteres Gymnasium!«

Eltern, die glauben, ihr Kind habe nur mit dem richtigen höheren Schulabschluss eine Chance, müssen sehr darauf achten, dass die Noten ihrer Kinder gut genug für ein besseres Gymnasium sind. Denn inzwischen wählen die Gymnasien ihre Schüler bereits nach ihren Noten aus. Die Gymnasialempfehlung allein reicht nicht mehr und eine 2 in Deutsch auch nicht. Es gibt bei den Gymnasien, die etwas gelten und die mein Kind aufnehmen sollen, einen Numerus Clausus. Die begehrten Gymnasien, das sind heute die, die projektorientiert sind und mit den neuesten medialen und wirtschaftlich-gesellschaftlichen Entwicklungen der Gesellschaft mithalten. Und mit dem Abi geht der Leistungsdruck dann weiter. Ein Durchschnittsabitur genügt nicht mehr, um auf dem Arbeitsmarkt Chancen zu haben. Nur wenn ich reich bin, kann ich meine Kinder zum Medizinstudium nach Budapest schicken. Der Druck setzt sich über alle Schul- und Ausbildungswege hinweg fort. Die Eltern sind länger denn je gefordert, ihre Kinder zu unterstützen. Wer die Anforderungen vieler Stellenausschreibungen liest, begreift schnell, was Arbeitssuchende heute alles bereits vorweisen sollen, wenn sie sich bewerben.

Dass sich Paare heute nicht mehr als ein, höchstens zwei Kinder wünschen, ist auch auf diesem Hintergrund zu sehen. Denn schon zwei Kinder sind problematisch. Wir haben ja bereits darüber gesprochen, wie sich mit den Schul- und Ausbildungsgängen auch die Adoleszenz der Kinder verlängert. Dass Eltern sich stärker und länger um die Angelegenheiten ihrer Kinder kümmern, liegt nicht allein an ihrem Erziehungsstil, sondern ist ebenso den gesamtgesellschaftlichen Entwicklungen geschuldet. Meistens ist es die Mutter, die im Beruf benachteiligt ist, weil sie zu lange pausiert oder nebenher durch ihre Kinder beansprucht wird.

Dass man in der Schule sehr gute Noten und ein Wahlfach haben muss, um studieren zu können, wirkt sich auf die Gefühle und Psyche junger Menschen aus. Keiner in meiner Klasse wäre auf die Idee gekommen, er müsse ein gutes Abitur machen, damit er studieren könne. Egal, wie mein Abitur aussehen würde: Ich musste nur durchkommen! Ich hätte alles studieren können. Warum hätte ich mich um meine Zukunft und die meiner Kinder sorgen sollen?

Modewörter wie Flexibilität und Effektivität zeigen, was unsere Leistungsgesellschaft von uns erwartet, andere Modewörter wie Life-Work-Balance und Burnout, was sie an Bedürfnissen und Notlagen erzeugt. Zeitmangel, Stressempfinden und Leistungsdruck beeinflussen das Familienleben heute in hohem Maße, sogar das der kleineren Kinder. Der Terminkalender der Kinder ist ebenso straff getaktet wie der der Eltern. Die Förderung der Begabungen und Interessen der Kinder setzt sich in die Freizeit hinein fort, in der die Kinder vom Ballett bis zum Flötespielen ihre Talente und sozialen Kompetenzen weiter ausbauen. Sowohl die Paar- als auch die Eltern-Kind-Beziehung müssen das aushalten. Das stellt für die Liebe zueinander eine harte Belastungsprobe dar.

Neben dem Leistungsdruck ist es die größere Bewusstheit im Hinblick auf die Beziehungen, die unsere moderne Gesellschaft charakterisiert. Wenn man diese Art der Meta-Ebene erreicht hat, dann lässt sich das gewiss nicht mehr zurückdrehen. Unsere Gesellschaft macht sich um alles Gedanken: um die eigene Lebensform, um die Zukunft, um die Umwelt. Wenn man annimmt, dass junge Leute gut ausgebildet und für diese Art Gedanken offen sind, dann kann man zumindest hoffen, dass sie mit anderen verantwortungsvoll umgehen. Wir erleben jedoch in der letzten Zeit die schrecklichsten Beispiele von jungen Leuten und sogar von Menschen in mittlerem Alter, die in fürchterlich unreflektierter Art anfangen, zu pöbeln und unmenschliche Slogans von sich zu geben. Da muss man natürlich Angst haben und an der Kraft der gesellschaftlichen Bewusstheit zweifeln. Ich glaube nicht, dass irgendein Politologe, Soziologe oder Politiker Ihnen dazu im Moment eine Prognose geben wird. Es ist durchaus möglich, dass solche Kräfte irgendwann wieder einmal die Oberhand gewinnen.

MF: Glauben Sie, dass die Krippen und der Erziehungsstil in der DDR zu emotionalen Problemen der Jugendlichen und letztlich zu diesen Aggressionen beigetragen haben?

EJ: Ich könnte mir vorstellen, dass noch immer bei manchen Menschen im Osten die Vorstellung mitschwingt: »Wir sind unterprivilegiert, uns nimmt man nicht ernst, uns verschafft man nicht, was wir verdienen.« Die Wiedervereinigung hat nicht nur gute Seiten gehabt und es wird noch lange dauern, bis sich zwischen Ost und West keine Unterschiede mehr zeigen. Aber was die Untersuchungen zur fehlenden Bindung von Kindern, die in den Krippen waren, betrifft, ist alles, was ich davon bisher mitbekommen habe, wenig hieb- und stichfest und basiert vor allem auf Eindrücken.

Ich habe eine Lehrerin erlebt – von der ich jetzt sagen würde: typische Ost-Lehrerin –, die hat furchtbar geschimpft, als sie zu einer Schule im Westen wechselte, wie frech und unerzogen die Kinder im Westen seien. Und siehe da, drei Jahre Psychotherapie und auf einmal findet sie die Kinder nett und lebendig, fängt an, mit Freuden zu unterrichten, obwohl die Kinder, wie sie jetzt sagt, lebhafter als früher seien.

Es gibt Veränderungen bei denen, die anders sozialisiert sind. Der Prozess ist noch lange nicht abgeschlossen. Und hinzu kommt jetzt der Prozess der Integration der vielen uns wirklich fremden Menschen. Das ist eine Arbeit der Jahrhunderte, so wie es in Amerika eine Arbeit der Jahrhunderte war. Menschen haben sich schon immer auf den Weg gemacht und woanders leben wollen. Die Völkerwanderungen haben unsere Welt geprägt. Europa ist ein Gebinde sehr unterschiedlicher Menschen aus allen Ecken der Welt. Das wird weiterhin Probleme verursachen. Was sie angetrieben hat, hierherzukommen, können Krieg und Hunger sein, müssen es aber nicht. Viele haben ihre Heimat gezwungenermaßen verlassen, sind also unfreiwillig bei uns angekommen und sehnen sich nach ihrer eigenen Kultur zurück. Bevor der Krieg alles, was sie besaßen, zerstörte, ging es ihnen gut. Andere erhoffen sich von unserer Kultur und unserem Land ein besseres Leben.

Eine mir bekannte Bildungsforscherin macht mit Erzieherinnen Workshops und da werden auch diese Probleme besprochen. In diesem Zusammenhang hat sie mir von einer Kita erzählt, in deren Nähe ein Flüchtlingsheim ist. Die Kita hat längst auch von dort Kinder aufgenommen. Die Probleme, von denen sie berichtet, sind sehr hautnah. Ein Vater erklärt, dass er nicht mit den Erzieherinnen, sondern nur mit den männlichen Praktikanten sprechen werde. Das geht natürlich nicht. Andere Eltern sagen, sie möchten gerne, dass die Kinder nach Geschlechtern getrennt Mittagsschlaf halten, weil die Mädchen sich ihr T-Shirt ausziehen würden. Das sind vier- bis fünfjährige Kinder, und es sind gar nicht die Räume da, um sie woanders als die Jungen schlafen zu lassen. Ebenso unmöglich ist, dass die Kinder kein Toilettenpapier benutzen. Die Schläuche, die die Flüchtlingskinder ihrer eigenen Kultur entsprechend bräuchten, gibt es in der Kita nicht. Kannen mit Wasser hinzustellen, wäre unhygienisch. Abgesehen davon, dass ich von zwei anderen Frauen, die sich ebenfalls mit Flüchtlingskindern beschäftigen, gehört habe, dass die Jungen sehr aggressiv seien. Die eine hat gemeint: »Gib diesen Jungen ein paar Legosteine in die Hand und sie bauen dir eine Kalaschnikoff.«

MF: **Wie erklären Sie das aus psychologischer Sicht?**

EJ: Da haben die Vorbilder abgefärbt. Die Kinder sind mit dem Krieg aufgewachsen. In ihrer Welt wurde ununterbrochen geschossen. Hinzu kommt das Männlichkeitsideal, dass ein Mann sich wehren muss. Kaum anzunehmen, dass ihnen die Mütter beibringen, sie sollen schießen – ganz im Gegenteil.

Die Flüchtlinge, die uns im Moment erreichen, sind oft Menschen mit bäuerlichem Hintergrund. Sie nach Berlin zu versetzen, ist für beide Seiten sehr schwer und muss zu Konflikten und einer schwierigen Beziehungsarbeit führen, gerade was die Familien mit Kindern und die verschiedenen Familienmodelle betrifft. Die vielen traumatisierten Menschen, die unser Land in den letzten drei Jahren aufgenommen hat, zu integrieren, ist wahrscheinlich noch etwas anderes, als die bisher seit den 1960ern geleistete Integration der aus der Türkei und anderen Ländern stammenden Migranten. Deren Kinder haben inzwischen häufig studiert, arbeiten unter anderem als Ärzte, Ingenieure, Facharbeiter in Deutschland – die Integration scheint bei vielen geglückt zu sein. Die seit 2012 mit dem deutschen Resettlement-Programm aufgenommenen Flüchtlinge, deren Integration Deutschland jetzt zu bewältigen hat, sind zum Großteil beruflich unqualifiziert und traumatisiert. Einige sind auch wieder hoch qualifiziert. Alles, was sich bei uns, die Geschlechter und Erziehung betreffend, mühsam seit den 68ern getan hat, muss bei den neuen Einwanderern nachgeholt werden. Das ist mit einem hohen gesellschaftlichen Druck verbunden.

BEZIEHUNGS- UND TRENNUNGSERFAHRUNGEN IN DER HERKUNFTSFAMILIE

MF: Als Psychoanalytikerin haben Sie sich nicht nur mit gesellschaftlichen Einflüssen auf die familiären Beziehungen beschäftigt. Welche Rolle spielt die Herkunftsfamilie im Hinblick auf Beziehungsprobleme in Partnerschaft und Familie?

EJ: Dass problematische Beziehungsmechanismen der Herkunftsfamilie, insbesondere des Elternhauses in einer neuen Beziehung wieder auftauchen, ist nicht selten der Fall. Ich denke in diesem Zusammenhang zum Beispiel an ein Paar, bei dem alle dachten, die würden wunderbar zusammenpassen und die Frau habe genau den Richtigen gefunden. Am Tag der Hochzeit hat er in der Nacht seinen ersten großen neurotischen Herzanfall gekriegt. Seine Anfälle sind über Jahre weiter und verstärkt aufgetreten. Es wurde langsam immer klarer, dass sie mit Bindungsängsten zusammenhingen. Als Hintergrund kristallisierte sich zunehmend eine traumatisch bindende Mutter heraus, die alles verboten hat, was man nur verbieten kann. Aus dieser Mutterbeziehung hatte er sich mit Mühe herausgearbeitet. In dem Moment, in dem er eine neue Bindung einging, brach für ihn und seine Partnerin die Bindungsproblematik seiner Mutterbeziehung völlig überraschend neu auf: »Jetzt bin ich gefangen. Meine Freiheit ist dahin!« Obwohl die Frau in keiner Weise seiner Mutter ähnelte, konnte er seine Bindungsängste nicht abwehren.

Mir sind im Laufe meiner beruflichen Praxis immer wieder derartige Fälle begegnet. Die Angst, sich zu binden, hängt häufig mit Erfahrungen in der Herkunftsfamilie zusammen. Das alte Misstrauen stört jede neue feste Bindung. Ihr Vater ist ständig fremdgegangen, und kaum geht es um eine feste Beziehung, denkt die Tochter: »Männern kann man nicht trauen!« War in der elterlichen Familie das Mädchen weniger wert als der Junge, kann sich das auf ihre späteren Männerbeziehungen auswirken. Kaum treten sie und ihr Partner als festes Paar auf, kommen der Frau Bedenken wie: »Jetzt bin ich wieder dazu verdammt, die zweite Rolle zu spielen. Ich bin wieder nichts als das kleine, graue Mäuschen.«

Bindungsängste haben sehr viele Menschen. Die ideale Erziehung und Familie, in der die Eltern immer miteinander glücklich sind und dem Kind das Gefühl vermitteln: »Nichts kann unsere Liebe stören«, gibt es sehr selten. Jedes Kind erlebt neben den glücklichen Beziehungsmomenten der elterlichen Ehe auch die Beziehungsprobleme der Eltern. Die Erfahrungen, die ein Kind mit der elterlichen Ehe macht, werden in dem Moment wachgerufen, in dem eine intime und auf Dauer angelegte Bindung eingegangen wird. Es gibt ja viele Menschen, denen es gelingt, sich mit diesen Erfahrungen ohne Therapie auseinanderzusetzen und sie zu verarbeiten. Anderen gelingt das nur schwer oder gar nicht, so dass sie therapeutische Hilfe benötigen.

Zu den mit am stärksten nachwirkenden und schwer zu verarbeitenden Erfahrungen gehören Trennungen und Verluste. Jede Trennung ist etwas, das einen Menschen in Zeiten zurückwirft, in denen er ein Kind war. Wir wissen ja, dass im Vorfeld von schweren depressiven oder psychosomatischen Erkrankungen häufig Trennungen stattgefunden haben. Von Krebserkrankungen weiß man inzwischen, dass vor der Erkrankung oftmals eine Verlusterfahrung gemacht wurde, sei es, dass sich der Partner getrennt hat oder ein Mensch gestorben ist, der einem sehr nahestand. In erster Linie handelt es sich dabei um ein Elternteil, ein eigenes Kind oder einen

Lebenspartner. Eine Trennung ist bei jedem Menschen mit einer labilen Lebensphase, das heißt mit einer Lebenskrise verbunden, selbst wenn sie im Einvernehmen beschlossen und durchgeführt wurde.

Sich mit einem Verlust auseinanderzusetzen und Trauerarbeit zu leisten, kostet sehr viel psychische Kraft, benötigt viele Jahre Zeit und erfordert daher viel Geduld. Sogar eine Demenz kann durch einen Trennungsschock ausgelöst werden oder schneller voranschreiten. Als mein Großvater seinen 50-jährigen Sohn verlor, war er Anfang 70. Uns allen fiel auf, wie rapide er auf einmal dement wurde. Dasselbe erlebe ich gerade bei einer Jugendfreundin.

Es ist möglich, dass erlittene Verluste nicht nur Trennungsängste auslösen, sondern dafür sorgen, dass es gar nicht erst zu einer Partnerschaft kommt, bei der ein erneuter Verlust droht. Wie Verluste sich auswirken, ist individuell sehr verschieden. Es gibt Menschen, die sich aufgrund einer schwerwiegenden Trennungserfahrung nur noch bedingt auf eine Bindung einlassen können. Sie binden sich zwar, leben mit einem Partner zusammen, heiraten ihn, halten aber dennoch immer Distanz.

Ich kenne einige Paare, bei denen trotz gemeinsamer Wohnung und einem gemeinsamen Leben jeder sein eigenes Leben für sich führt. Wenn ich bei einem mit uns befreundeten Paar, an das ich insbesondere denke, die Frau eingeladen habe, bin ich nie auf die Idee gekommen, zu sagen: »Bring deinen Mann mit!« Manchmal hat sie von sich aus gesagt: »Kann mein Mann auch kommen?« Dann habe ich entgegnet: »Na klar, natürlich.« Doch das war sehr selten der Fall. Obwohl die beiden ihren Alltag in hohem Maße voneinander getrennt gelebt haben, hat es zwischen ihnen ein Band gegeben, das sie zusammenhielt – gut möglich, dass es gerade der Abstand war, der ihnen die Bindung ermöglichte. Dass das eigene Bindungs- und Beziehungsverhalten von der Herkunftsfamilie geprägt wurde, lässt sich mit Sicherheit sagen, was das im jeweiligen konkreten Fall bedeutet, jedoch nicht. Es herauszufinden, gehört zu den Aufgaben, die Psychotherapie individuell leistet.

EIN BLICK AUF DAS EIGENE ELTERNHAUS

MF: **Die Psychoanalyse hat Sie ihr Leben lang begleitet. Doch es hat in Ihrer beruflichen Laufbahn auch einige Kurswechsel gegeben. Inwiefern hat auch Ihr Elternhaus Ihren Werdegang als Psychotherapeutin mit geprägt?**

EJ: Ich komme aus einem Elternhaus, das trotz Katholizismus sehr frei im Umgang miteinander war. Es wurde zu einer Zeit, in der das keineswegs üblich war, sehr offen über alles geredet und Kritik geübt. Man hat bestimmte Gebote der Kirche beachtet, war aber auch in der Lage, sie zu übertreten, wenn es angebracht erschien. Es war somit ein kritisch-lockerer Umgang, der mir als Kind vermittelt wurde. Hinzu kam, dass meine Mutter eine Frau war, die sehr an Beziehungen interessiert war. Kontaktfreudig waren beide Eltern, aber meine Mutter war eine Art Laienpsychologin. Es hat sie intensiv beschäftigt, was andere Menschen bewegt und wie sie über sich selbst sprechen. Viele Bekannte haben sich bei ihr ausgeweint oder sind gekommen, wenn irgendwas schief gegangen ist, um es ihr zu erzählen. Sie wusste dadurch viel über menschliche Probleme, und ihr Wissen hat sich mir mitgeteilt. Ich war ein furchtbar neugieriges Kind und habe gern gelauscht, wenn die Erwachsenen sich unterhielten.

Bei uns wurde viel über andere Menschen gesprochen und darüber nachgedacht, welche Motive ihre Partnerwahl bestimmen, warum eine Partnerschaft auseinandergegangen ist oder warum jemand depressiv war. Es waren also durchaus psychologische Themen, die die familiären Gespräche meiner Kindheit prägten.

Dass ich mich für alles, was neu ist, interessiere, kommt vor allem von meinem Vater. Von Technik hat er nichts verstanden, aber wenn etwas neu war, hat er es haben und ausprobieren müssen. Das hat ihn beruflich sehr weit gebracht. Er war nach dem Krieg Generalpostdirektor von Österreich und hat eine riesige Behörde geleitet. In diesem Postbetrieb hat er viele neue Dinge eingeführt und damit sehr großen Erfolg gehabt.

Dass man in neue Techniken oder Organisationsstrukturen investiert, entsprach dann in den späten 50er- und 60er-Jahren durchaus dem Zeitgeist, es war die Zeit des Wirtschaftswunders. Die klare oppositionelle Haltung meiner Eltern gegenüber dem Nationalsozialismus aber könnte man durchaus als »konservativ« bezeichnen. Sie waren keine Sozialisten, sondern durchdrungen von christlichen Wertvorstellungen, weshalb sie auch schon recht früh begriffen, was die Rassenideologie der Nazis bedeutete. Als Jurist war mein Vater natürlich auch entsetzt über die willkürlichen Rechtsprechungen und die neuen Rechtsordnungen, weshalb er sehr gegen die illegalen Nazis in Österreich gekämpft hat.

Ein Kollege von mir hat mir einmal gesagt, ich sei Psychotherapeutin und Psychologin geworden, weil ich so neugierig und so tratschsüchtig sei. Das war ironisch formuliert, aber es ist etwas dran. Ich höre einfach gerne zu, wenn die Leute etwas über sich erzählen, und frage nach. Die Neugierde am Menschen hat mich nie verlassen. Wenn ich im Zug oder in der U-Bahn fahre, komme ich ins Gespräch und überlege, wer die Menschen sind, denen ich begegne. Deshalb liegen mir wissenschaftliche Methoden wie das Interview und die Beobachtung. Experimente, die man statistisch auswertet, haben mich nie besonders angesprochen. Mit lebendigen Menschen über Dinge zu sprechen, die sie bewegen, reizt mich viel mehr. Dennoch wollte ich nicht mein Leben lang nur praktisch als Psychotherapeutin arbeiten. Dazu fasziniert mich viel zu sehr, unter welchen unterschiedlichen Aspekten man das menschliche Leben und die Seele sehen kann. In diesem Zusammenhang finde ich es spannend, die verschiedenen Systeme des Heilens und der Betrachtung der Psyche kennenzulernen.

Als psychologische Beraterin habe ich eine Psychoanalyseausbildung angefangen. Als ich dann in Bern und Bochum die Verhaltenstherapie kennenlernte, habe ich jahrelang hauptsächlich verhaltenstherapeutisch gearbeitet. Diese Therapieform hat mir aufgrund ihrer Ausrichtung am Alltag und an der Umwelt sowie wegen ihrer optimistischen Grundhaltung gelegen. Wir waren ja jung und optimistisch und dachten, wir würden die Gesellschaft verändern. Es war dann später in Bochum eine sehr anregende Zeit, in der ich jedoch immer auch als die Bürgerliche galt, an der man sich reiben konnte. Viele der Werte meines Elternhauses haben bis heute eine Bedeutung für mich, obwohl die Stimmung und der Umgang in meinem Elternhaus sich später veränderten und schließlich zunehmend verschlechterten.

Es gibt übrigens ein wichtiges Erlebnis in meiner Kindheit: Als ich vier Jahre alt war, ist Hitler in Österreich einmarschiert. Mein Vater stand auf der schwarzen Liste und sollte verhaftet werden. Ich wurde mitten aus dem Schlaf gerissen, weil ein Bediensteter meines Vaters, der ebenfalls ein Nazigegner war, ein Gespräch von zwei NS-Anhängern mitbekommen hatte, in dem es darum ging, dass sie meinen Vater bald umbringen würden. Das war in den ersten zwei, drei Tagen nach dem Einmarsch durchaus üblich. Da hat niemand darauf geachtet, warum einer umkam. Ich erinnere mich noch an den Divan, auf dem ich gelegen hatte. Ich war gerade krank und sehr empört. Immer wieder habe ich gesagt: »Ich bin doch krank, ich bin doch krank!« Meine Eltern schienen mich nicht zu hören. Sie sind mit mir aus dem Haus geflohen, aber in Österreich geblieben. Eine halbe Stunde später kam eine Horde von SS-Männern, die die Wohnung verwüsteten.

Mein Vater hat seine Beamtenposition verloren, durfte zunächst nicht mehr arbeiten und kam schließlich nach Dachau ins KZ. Er durfte dann später zwar wieder arbeiten, allerdings nicht als Akademiker, sondern als untergeordneter Portier einer Baufirma. Der Chef dieser Baufirma gehörte zu denen, die gegen die Nationalsozialisten Widerstand leisteten. Der hat meinen Vater zum Personalchef aufsteigen lassen. Es hatte kein offizielles Gesetz gegeben, das ihn daran hätte hindern können. Teilweise hat mein Großvater, der finanziell ganz gut dastand, die Familie ernähren müssen. Denn auch mein Onkel durfte seinen Beruf als Rechtsanwalt aus politischen Gründen nicht ausüben.

Die wirklich schlimme Zeit habe ich in meinem Elternhaus dennoch erst nach dem Krieg erlebt. Bis dahin hatte ich immer das Gefühl, ich wüsste, wer die Guten und wer die Bösen sind. Es war eine klare Sache, wer ein Nazi war und dass ich mit dem nicht verkehren sollte, weil das gefährlich war. Meine Eltern hatten viel Kontakt zu Gleichgesinnten. Die Familie ist zusammengerückt. Es sind dann auch noch Onkel und Tante zu uns in die Wohnung gekommen. Ich habe eine jüngere Schwester, die 1938 geboren wurde. Ich habe meine Kindheit in dieser Zeit nicht als bedrückend empfunden. Nur wenn es am Abend unvermutet geläutet hat, wurde mir die Angst, in der wir lebten, bewusst. In solchen Momenten haben meine Eltern auch mich spüren lassen, wie sehr sie fürchteten, dass mein Vater erneut verhaftet und ins KZ kommen würde. Ich wurde darauf eingeschworen, nie etwas zu erzählen, was daheim gesprochen wird. Das habe ich ebenso wie alle anderen in der Familie deshalb auch nie getan. Wir haben einander in der Familie vertrauen können und zueinandergehalten. Solange das galt, war das Verhältnis, das wir zueinander hatten, gut. Als es dann nach dem Krieg nicht mehr nötig war, zusammenzuhalten und sich gemeinsam zu widersetzen und zu schützen, haben meine Eltern begonnen, stärker für sich in ihrer eigenen Wirklichkeit zu leben, und sich auseinandergelebt. Meine Pubertät wurde dadurch sehr schwierig.

MF: Würden Sie sagen, dass diese Situation des politischen Widerstands in Ihrer Familie Sie auch geprägt hat?

EJ: Auf der einen Seite hat es mich gelehrt, auf die gerade vorherrschenden Gesellschaftsströmungen kritisch zu reagieren, anstatt sie bedenkenlos zu übernehmen. Auf der anderen Seite gehörte zum Leben in meinem Elternhaus ein Schwarz-Weiß-Denken, das ich dann in der Pubertät überwunden habe bzw. überwinden musste. Auf einmal waren auch viele nette Menschen Nazis gewesen und ich musste mich damit auseinandersetzen, warum meine Eltern jetzt mit denen verkehrten. In meinem katholischen Elternhaus herrschte nach dem Krieg die Devise: »Als Christen rächen wir uns nicht, sondern verzeihen.« Mein Vater hätte in seiner Position rachsüchtig sein können. Aber das war er nicht. Meine Eltern handelten in dieser Hinsicht gemäß ihrem katholischen Glauben.

Gerade als ich in der Pubertät war und besonders sensibel reagierte, kam es in der Beziehung meiner Eltern zu Unstimmigkeiten. Ihre Ehe hat unter anderem den rasanten beruflichen Aufstieg meines Vaters nicht verkraftet. Ich habe damals meinem Vater die Schuld gegeben. Das war ungerecht. Doch die kluge, fürsorgliche und liebevolle Art meiner Mutter sowie ihr Charme haben mich für sie eingenommen. Sie war außerdem diejenige, die Zeit für mich hatte, während mein Vater mit seiner neuen Karriere beschäftigt war. Als meine Eltern sich getrennt haben, war das für mich eine große Erleichterung. Doch da habe ich bereits studiert und hatte mein eigenes Leben.

DAS FAMILIENERBE AUS DEM »DRITTEN REICH«

MF: Das »Dritte Reich« hat sich auf die Geschichte und das Gedächtnis vieler deutscher Familien ausgewirkt. Gibt es in ihrer therapeutischen Praxis Fälle, wo das eine Rolle spielt?

EJ: Ich habe eine Patientin, deren Vater hat, als er im Alter schwerkrank war, kurz vor seinem Tod sein Leben aufgeschrieben. Als sie diesen Rückblick gelesen hat, ist sie auf die Lücken darin aufmerksam geworden. Sie betrafen die Zeit des »Dritten Reiches«. Ihr wurde langsam klar, dass er in der Nazizeit große Macht gehabt hat. Unsere Therapie hat sich sehr oft darum gedreht. Sie hat dann viel recherchiert und über ihren Vater herausbekommen. Es war für sie sehr wichtig, zu erfahren: »Was für ein Leben hat mein Vater geführt? Welche Lebenserfahrungen, Erlebnisse und Aktivitäten hat er uns verschwiegen?«

Solche Familiengeheimnisse können die Beziehungen zu den Eltern noch nach dem Tod belasten und damit die eigene Identität. Man sollte sich klar darüber sein, dass die Familie unter Umständen sehr genau weiß oder spürt, wenn man ihr gegenüber nicht ganz ehrlich ist – sei es, weil man sich selber gegenüber ebenso wenig ehrlich ist oder weil man den anderen etwas vormachen will. Ich kann mir nicht vorstellen, dass ein Mann, der zehn Kilometer von Auschwitz entfernt gelebt hat und in einer gehobenen Position war, keine Ahnung von den Vorgängen im Konzentrationslager gehabt hat. So etwas kann man nicht vergessen. Wenn der Vater meiner Patientin erzählt, dass er nichts gewusst hat, und über vieles schweigt, ist es viel wahrscheinlicher, dass er sein Leben geglättet und diese Zeit herausgeschnitten hat, um im Gedächtnis seiner Familie gut dazustehen. Das Bild, das man der Familie hinterlassen möchte, ist das von einem Menschen, der sich mit sich selbst auseinandergesetzt und im Bereich seiner Möglichkeiten immer menschlich und gewissenhaft gehandelt hat.

Eltern sind für ihre Kinder die ersten wichtigen Identifikationsfiguren. Was sie und die Großeltern getan oder auch erlitten haben, hat jedoch nicht nur in Bezug auf die Kindergeneration Folgen. Ich erinnere mich an einen Workshop mit einer Frau, die erzählte, ihr Großvater sei ein ziemlich hohes Tier im »Dritten Reich« gewesen. Sie wusste, dass er an Deportationen von Juden beteiligt war, konnte es aber nicht mit dem vereinbaren, wie sie ihn erlebt hatte. Als ihre Tochter einmal sehr krank gewesen ist, hat er bitterlich geweint und Angst gehabt, dass ihr etwas passiere. Diese Diskrepanz zwischen dem gütigen Großvater, der sich um das Leben eines Kindes sorgt, und dem Menschen, der Tausende von Kindern ins KZ deportieren lässt, blieb unauflösbar. Sie wiederholte fassungslos: »Als Großvater war er solch ein entzückender Mensch! Einfach entzückend!« Als handele es sich um zwei verschiedene Personen, von denen sie nur die eine zu lieben vermochte. Obwohl sich der Großvater in einem Prozess verteidigen konnte, führte ihr Wissen bezüglich seiner Vergangenheit zu einem gestörten Menschenbild. Die Verstrickung der Eltern- und Großelterngeneration in das nationalsozialistische System kann zum einen zum Bruch mit der Familie führen und zum anderen die eigene Identitäts- und Persönlichkeitsbildung erschweren. Eine meiner Patientinnen erzählte, dass ihr Vater vier Jahre wegen Beteiligung an Kriegsverbrechen im Gefängnis gesessen habe. Sie war, wie die ganze Familie, darüber tief empört und beharrte darauf, dass ihr Vater unschuldig sei. Natürlich konnte ich darüber keine Meinung haben, aber es schien mir doch angebracht, zumindest Fragen zu stellen (es ging um die Einstellung von Zwangsarbeitern). Dies wurde von der Patientin radikal abgewehrt: Nein, ihr Vater sei ohne Schuld. Soll ich diese Leerstelle in ihrer Biografie damit in Zusammenhang bringen, dass ich nie das Gefühl hatte, ich käme mit ihr tiefer hinein in ihr Innenleben? Es blieb bei Alltagserzählungen über bestimmte Probleme – etwa so, wie man Freundinnen etwas von sich erzählt.

MF: Mit den Großeltern ist die Vergangenheitsbewältigung bei der Enkelgeneration angekommen. Hat sich damit nicht auch die Auseinandersetzung mit dem Erbe an Schuld und Scham verändert?

EJ: Das Interesse an der unbewussten Weitergabe der Traumata und Schuldverstrickungen nicht nur an die zweite, sondern auch an die dritte Generation ist gerade in der aktuellen Forschung zu einem Thema geworden. Es hat sich damit verlagert. Die Wehrmachtsausstellung »Vernichtungskrieg. Verbrechen der Wehrmacht 1941-1944« hat zwischen 1994 und 2004 zunächst für viel Aufsehen und heftige Kontroversen gesorgt. Inzwischen setzt sich die Forschung insgesamt weniger mit den namentlich bekannten, großen Tätern und Opfern, sondern mit den gewöhnlichen Menschen, den Verwaltungsangestellten, Soldaten und Polizisten und ihren Familien auseinander.

Es ist wahrscheinlich die Kriegsgeneration selber, die am stärksten und bewusstesten unter der Scham und Schuld gelitten hat. In der zweiten Generation kam es, von den rebellischen Strömungen der 68er verstärkt, zu anklagenden und verurteilenden Reaktionen. Nun, da viele der Zeitzeugen gestorben sind und sich die zweite Generation beruhigt hat, wenden sich die erwachsenen Kinder und Enkel vermehrt und mit mehr Abstand der Recherche zu. Die Zeit des Nationalsozialismus ist noch lange nicht bewältigt, vor allem was die Familiengeschichte, Familiengeschichten und Familiengeheimnisse betrifft.

DIE LIEBE ZU FÜHRERN UND GURUS

MF: Sie haben sich beruflich und wissenschaftlich viel mit der Identität von Menschen beschäftigt. Was haben Sie über Macht, über die Autorität, die ein anderer auf die eigene Persönlichkeit auszuüben vermag, herausgefunden?

EJ: Wie sich jemand durch den Kontakt mit einer anderen Person verändern kann, ist das Thema unzähliger Romane, Filme und Theaterstücke. Die Liebe zu anderen und die Autorität von Menschen, die einem wichtig sind, üben einen großen Einfluss auf die eigene Persönlichkeit aus. Menschen können sich durch diesen Einfluss verändern. Im Fall des Gurus geht das beispielsweise so weit, dass Personen, die wir als selbstbewusst und selbstständig denkend erlebt haben, anfangen, Weisheiten nachzuplappern, die uns naiv und wenig durchdacht erscheinen.

In den 1970er- und 1980er-Jahren habe ich als junge Frau die Bhagwan-Welle miterlebt. Es gab viele Studenten, die sich für Bhagwan begeisterten, zu Anhängern dieses Bhagwan Shree Rajineesh wurden und seine Sprüche verinnerlichten und zitierten. Wir haben, weil der Guru Bhagwan einen derart großen Zulauf hatte, einen psychologischen Kongress über Sekten veranstaltet und die Vertreter verschiedener Sekten eingeladen. Der Sektenbeauftragte der Kirche stand der Veranstaltung sehr kritisch gegenüber und hat uns davor gewarnt, uns verführen zu lassen und

Sektenanhänger zu werden. Der eingeladene Bhagwan-Anhänger hat uns einen Film vorgeführt, der uns ganz offensichtlich für die Sekte werben sollte. Wir Psychologen haben jedoch einstimmig negativ reagiert und die im Film gezeigte Verehrung albern und blöd gefunden. Immer wenn Bhagwan erschien, jubelten im Film alle euphorisch. Für uns Zuschauer war diese leidenschaftliche Reaktion nicht nachvollziehbar.

Der Guru Bhagwan muss aber im persönlichen Kontakt etwas ausgestrahlt und vermittelt haben, was im Film nicht herausgekommen ist. Denn ich habe sehr intelligente Leute gekannt, die ihm hörig wurden. Eine Freundin von mir hat alle ihre Kontakte abgebrochen und nur noch mit Bhagwan-Anhängern verkehrt. Als ich sie nach Jahren zufällig wiedertraf, habe ich sie psychisch kaum wiedererkannt. Ich hatte sie als promovierte Psychologin in Erinnerung, mit der ich mich intensiv und kritisch über viele Themen ausgetauscht hatte, und alles, was sie mir jetzt mitteilte, waren banale Aussagen. Ihre Beziehung zu Bhagwan hatte ganz offensichtlich zu einer Art Hirnwäsche und damit verbundenen starken Veränderung ihrer Persönlichkeit geführt.

Ich habe jedoch auch einige Bekannte, bei denen das Ganze nicht mehr als eine Jugendgeschichte gewesen ist, die eine Zeit lang für sie eine Bedeutung hatte und mit der sie sich gegen ihre Eltern aufgelehnt hatten, die aber bald endgültig vorbei und abgelegt war. Nicht jeder Jugendschwarm wird gleich zu einem Führer und Verführer, der die Identität angreift. Viele von uns haben schon einmal für einen Lehrer geschwärmt. Das sind kurze Episoden, in denen man alles ganz toll findet, was der Angehimmelte sagt. Dass Menschen es aufgeben, sich eigene Gedanken zu machen, und beginnen, sich vollständig mit einer charismatischen Persönlichkeit und ihrem Gedankengut zu identifizieren, ist noch etwas anderes und hängt oft sehr eng mit der Bildung einer größeren Anhängerschaft und dem Phänomen der Massenpsychologie zusammen, das ja auch auf das Dritte Reich anwendbar ist.

Man kann dann ganz deutlich sehen, dass sich grundlegend etwas verändert. Abgesehen von Fragen zum Verhalten der Masse sind es Fragen der Konstanz einer Persönlichkeit, die beim Aufgeben von bisherigen Identitätsmerkmalen und dem Aufgreifen von Persönlichkeitselementen eines anderen virulent sind. Es spielen somit wesentliche und spannende Themenstellungen der Massen- und Individualpsychologie in die Analyse der Beziehung zwischen Anhängern und Führern wie Bhagwan oder Hitler hinein.

Identifikation ist ja nicht nur Nachahmen, sondern die psychische Gewissheit: »Ich bin wie er und er ist wie ich. Das, was er sagt, könnte ich auch gesagt haben. Das, was er fühlt, empfinde ich ebenso.«

Es ist möglich, dass eine Person deshalb für die Identifikation mit einer anderen Persönlichkeit besonders anfällig ist, weil sie sich ihren Personkern nur schwer angeeignet hat, und eventuell sogar, ohne ihn wirklich als den ihren empfinden zu können. Im Fall meiner intelligenten, studierten Freundin ist mir im Nachhinein eingefallen, dass sie in ihrer Adoleszenz eine relativ lange Phase psychischer Dekompensation, das heißt des Auseinanderbrechens einer psychischen Persönlichkeitseinheit, erlebt hat. Das fehlende Kohärenzgefühl konnte sie dann zwar durch ihr Studium und durch die Kontakte zu anderen Studenten auffüllen, aber im Kontakt mit der ihr sehr imponierenden Person des Bhagwan ist sie wieder regrediert, das heißt in die Phase fehlender Identitätssicherheit und -einheitlichkeit zurückgefallen. Auf einmal war alles weg, was sie sich aufgebaut hatte. Ich fragte sie: »Was hast du denn in den zehn Jahren, die wir uns nicht gesehen haben, erfahren?« Gegen ihre dürftige Antwort: »Mir ist klar geworden, jeder geht seinen eigenen Weg«, konnte ich nichts sagen, aber eben auch nur wenig mit ihr anfangen.

Freud hat in seinem Aufsatz »Massenpsychologie und Ich-Analyse« zutreffend herausgearbeitet, dass Menschen, deren Über-Ich schwach ist, weil sie die vermittelten Normen nie verinnerlicht haben, sich leicht mit einer sehr starken Persönlichkeit mit festen Überzeugungen identifizieren können, wenn diese Identifikation durch die Masse gestützt wird. Es braucht die Gruppe, um das gesamte Ich des anderen für sich zu gewinnen. Von da ab braucht das Ich sich nicht mehr der Arbeit zu unterziehen und zu untersuchen: »Was ist gut für mich? Was muss ich tun? Was ist ethisch richtig? Wie muss ich handeln?« Alle diese Überlegungen sind überflüssig geworden. Denn nun kann das Ich beruhigt denken: »Ich bin gar nichts mehr. Ich muss auch nichts sein. Es ist ja ein anderer statt meiner da.« Und wenn der andere sagt: »Wir bringen uns jetzt alle um«, ist das auch richtig.

MF: Wäre es nicht richtiger, in solchen Fällen von extremer Manipulation statt von einer Beeinflussung zu sprechen?

EJ: Natürlich handelt es sich hierbei um eine extreme Manipulation. Aber es braucht Menschen, die sich manipulieren lassen. Wie weit die Hörigkeit gehen kann, zeigt unter anderem das Beispiel der 1970 bis 1988 bestehenden Kommune von Otto Muehl. Die Eltern hatten keine Bedenken, ihre Kinder dem sexuellen Missbrauch durch Muehl auszuliefern. Halbwüchsige Mädchen wurden, wie Aussagen im 1988 eingeleiteten Strafverfahren gegen Muehl bezeugen, zu Sexsklavinnen des Kommunengründers. Die zweite Generation hatte gar keine Möglichkeit mehr, andere Vorbilder zu finden. Ihr ganzes Leben spielte sich in der Kommune und ihrem System der Kollektivierung von Eigentum und Sexualität ab.

Die in der Kommune erzogenen Kinder mussten psychisch kräftig sein, um sich von ihren Erfahrungen und anerzogenen Haltungen zu befreien. Viele der Mitglieder haben nach der Auflösung der Kommune therapeutische Hilfe gesucht. Dennoch waren nicht alle fähig, ihren Platz in der Gesellschaft zu finden. Nicht wenige sind an dem, was sie erlebt hatten, zerbrochen. Muehl hat wegen der Ausübung von Terror, Manipulation und des Experimentierens mit Menschen sieben Jahre im Gefängnis abgesessen und sich 2010 bei seinen Opfern in einem offenen Brief entschuldigt.

IDENTITÄT UND DIE LIEBE ZUR GEMEINSCHAFT

MF: Halten Sie die Idee, die hinter den Kommunen steckte, grundsätzlich für verkehrt? Entspricht die Art von Gemeinschaften, die diese zu verwirklichen suchten, nicht durchaus einer Sehnsucht des Menschen?

EJ: Mir ging es beim Beispiel von Otto Muehl um die Manipulation einer Gruppe von Menschen, die von einem Menschen mit einer starken Weltanschauung ausgehen kann. Die Kommunen von 1968 sind demgegenüber noch einmal ein eigenes Thema. Mit ihrer antiautoritären Erziehung kamen allerdings, wie bereits erläutert, nur wenige Kinder zurecht. Das muss jedoch nicht grundsätzlich heißen, dass die Grundidee der Wohn- und Lebensgemeinschaft einer Gruppe von Menschen verkehrt sein muss. Senioren-WGs und Mehrgenerationen-WGs gehören ebenfalls zu den neuen Lebensformen bei uns, die unterschiedlich gut funktionieren. Sie stellen im Hinblick auf die demografische Entwicklung unserer Gesellschaft manchmal eine Lösung für allein lebende, ältere Menschen und ihr gleichzeitiges Bedürfnis nach Beziehungen und einem selbstständigen Leben dar.

Doch sogar aus der Kommune Otto Muehls ist ein gut funktionierendes Genossenschaftsprojekt hervorgegangen. Die Kommune hatte 1987 auf der Kanarischen Insel Gomera ein abgelegenes Grundstück, genauer gesagt eine Finca, das heißt ein landwirtschaftliches Gut, im Tal El Cabrito gekauft. Eine Gruppe der Kommune war dorthin übergesiedelt. Diese Gruppe hat nach der Kommunenauflösung eine Genossenschaft gegründet, die bis heute existiert und dort neben der ökologisch betriebenen Landwirtschaft eine Feriensiedlung für Familien führt. Diese Gruppe hat sich also von Otto Muehl gelöst und gemeinsam ein Projekt geschaffen, das funktioniert. Es sind vor allem deutsche, österreichische und schweizerische Familien, die bei ihnen ihren Urlaub verbringen. Die abgelegene Lage und die Selbstversorgung aus biologischen Lebensmitteln gehören zum besonderen Reiz des Ortes. Das Ganze hat zudem noch ein wenig das Flair einer Hippie-Gemeinschaft. Diese Gruppe hat die Idee des Gemeinschaftslebens somit konstruktiv und zur Zufriedenheit aller Beteiligten umgesetzt. Meine Familie war einige Male zusammen mit Freunden dort, um Ferien in einer kindgerechten Weise zu machen. Alle waren zufrieden.

In einer Gruppe aufgehoben zu sein und in einer Gemeinschaft von Gleichgesinnten zu leben, ist etwas, was wir im Grunde alle wollen. Deshalb hat jeder von uns seinen Kreis und seine sozialen Kontakte. Natürlich sind meine Freunde nicht in allem gleichgesinnt, aber in unseren wesentlichen Grundhaltungen stimmen wir überein bzw. harmonieren wir miteinander. Um unsere Interessen miteinander zu teilen, ist es aber nicht nötig, dass wir zusammenziehen.

Was uns reizt, sind vor allem die Akzeptanz und Anerkennung, die wir in einer Gruppe von Gleichgesinnten finden. Außer einigen wenigen Eigensinnigen wünschen wir uns alle, dass die Menschen, mit denen wir zusammen sind, uns so mögen, wie wir sind, und unsere Eigenarten zu schätzen wissen. Zu niemand anderem gehören zu wollen, ist ungewöhnlich. Ich kenne einen sehr begabten Eigenbrötler, der möchte nicht einmal seinen Pass behalten, weil er keiner Nation angehören möchte. Er möchte keiner einzigen Gruppe zugerechnet werden. Aber er freut sich doch auch, wenn er nette Gesellschaft hat.

In jeder Beziehung und Gruppe ist die Balance zwischen Anpassung und Nicht-Anpassung ein wesentliches Element. Die Begabung, auf eine Weise unangepasst zu leben, die nicht dazu führt, dass man aus der Gesellschaft herausfällt und zum Außenseiter wird, haben nur wenige. Es sind oft Künstler, die ihr Unangepasstsein produktiv für die Gesellschaft verwerten können. Unsere Gesellschaft braucht natürlich Menschen, die über das hinausdenken können, woran sich die meisten angepasst haben. Es ist daher wichtig, dass eine Gesellschaft die unangepassten Menschen nicht unterdrückt. Es gibt ja leider Kulturen, in denen das der Fall ist. Ich beschäftige mich, wie erwähnt, im Moment viel mit dem Iran. Dort bewirkt die Zensur nicht nur die Gefangenschaft von Menschen, die sich unangepasst äußern, sondern auch, dass die Kreativität von Menschen erlischt, die zu schwach sind, das zu tun. Eine Gesellschaft muss imstande sein, Kritik zu ertragen.

Nicht alle, die herausfallen, sind Künstler. Es gibt wie überall fließende Übergänge zu den Sonderlingen, zu denjenigen also, die auf uns andere aus verschiedensten Gründen etwas komisch oder verrückt wirken. Eine Gesellschaft wie die unsrige kann es sich zum Glück leisten, all diejenigen, die nicht hineinpassen, aufzufangen. Natürlich kann man sagen, alle diese Nonkonformisten würden unsere Gesellschaft aussaugen, sich auf das soziale Netz verlassen und es ausnutzen. In dem einen oder anderen Einzelfall trifft das sicher zu. Doch zieht man das Netz zu fest zu, werden auch diejenigen Menschen, die die Gesellschaft mit ihrem Individualismus und Eigensinn weiterbringen, mundtot gemacht.

MF: Bedeutet psychisch gesund zu sein denn nicht, dass man sich anpasst oder zumindest fähig ist, dies zu tun?

EJ: Gesundheit ist schwer zu definieren, aber sicher gehört dazu, dass man mit sich selbst und seinen wichtigsten Beziehungen einigermaßen zufrieden ist. Man kann psychisch gesund sein und sich dennoch eine sehr eigene Welt erbauen und in dieser leben. Es ist möglich, aufgrund einer Utopie, wie man leben sollte, vieles anders zu machen, als es die anderen tun. In unserer Gesellschaft ist Raum für Neues, was wider die Norm ist. Es gibt nicht nur Menschen, die vegan leben, sondern auch Rohköstler, die sich nur von den Früchten ernähren, die die Bäume von selbst abwerfen. Derartige Extreme in Hinsicht auf das, was die meisten normal finden, duldet unsere Gesellschaft. Gruppen, die mit ihrer Lebensweise quer zu der gesellschaftlich üblichen Lebensweise stehen, können einen Verein gründen. Da oft gerade die Dinge, die außerhalb der Reihe gemacht werden, zu wertvollen Erkenntnissen führen, ist das eine der Stärken unserer Gesellschaft. Ich glaube darüber hinaus, dass die Möglichkeit, auch unangepasste Anschauungen zu leben, Menschen hilft, sich psychisch gesund zu erhalten.

Um eine Gruppe zu bilden, muss man Kriterien haben. Das der Gruppenbildung zugrunde liegende Thema bzw. die zugrunde liegende Ideologie können destruktiv, harmlos oder auch konstruktiv sein. Sie konstituieren in jedem Falle eine gemeinsame Identität. Wenn es sich um destruktive, gesellschaftsfeindliche Gruppen oder um Terrorgruppen handelt, die die demokratische Gesellschaft gefährden, anstatt sie zu stärken, möchte man natürlich verhindern, dass sich die Menschen damit identifizieren.

Es ist eine Frage der Verfassung, welche Gruppierungen ausgeschlossen werden. Wenn Minderheiten verfassungsmäßig benachteiligt werden, können wir von unserem fortgeschrittenen Standpunkt nur die Achseln zucken. Wird im Iran vom Wächterrat gemäß Verfassung bestimmt, wer überhaupt wählbar ist, fragt sich, was woanders noch eine demokratische Wahl ist.

LIEBE UND IDENTITÄT: ICH BIN ICH DURCH DEN ANDEREN

MF: Sie haben sich intensiv mit dem Thema Identität beschäftigt und dazu auch das Buch: »Wer bin ich? Frag doch die anderen!« geschrieben. Was ist mit diesem Titel im Besonderen gemeint?

EJ: Ob es eine Konstante, einen Kern in mir gibt oder ob ich aus vielen Kernen und Konstanten bestehe, ob ich ein Chor von Stimmen bin oder ob diese Stimmen mit einer Melodie unterlegt sind, die immer gleich ist, das kann kein Psychologe, Soziologe oder Sozialphilosoph endgültig beantworten, weil beides in gewisser Weise stimmen kann. Eines ist jedoch klar: Identitäten werden stark von anderen mitbestimmt, und zwar von Kindheit an. Das bedeutet, dass ich mich im Laufe meines Lebens jeweils anders fühlen kann, wenn ich mit anderen Personen zusammenkomme. Da wir heute beruflich, räumlich und partnerschaftlich sehr mobil leben, können wir uns zerrissener als früher fühlen und irgendwann sagen: »Ich weiß überhaupt nicht mehr, wer ich bin.«

Sich mit einem aufmerksamen Zuhörer, der ein Therapeut sein sollte, klar zu werden, was sich durch mein Leben zieht und wo es Brüche gibt, die meine Identität wieder anders aussehen lassen, hat für eine größere Patientengruppe an Bedeutung gewonnen. Die Identitätsforscherin Gertrud Nunner-Winkler meint daher, dass zur modernen Identität der Identitätsbruch gehöre.

Identitätsbruch bedeutet hier, dass ich in einer Situation, die ich nicht vorhergesehen habe und die in früheren Zeiten viel seltener war, mich plötzlich von anderen Menschen anders gesehen fühle und aus diesem Grund ein anderes Gefühl für mich selbst entwickele. Wenn ich zum Beispiel in einer neuen Stadt bin, in der mich niemand kennt und ich mich beruflich neu orientiere, muss ich damit zurechtkommen, wie mich Menschen, die von mir noch gar nichts wissen, sehen und wie ich mich dabei fühle. Das können ebenso kritische wie befreiende Erfahrungen sein. Möglicherweise bin ich erleichtert, nicht mehr als ein komplizierter Mensch angesehen zu werden, oder erstaunt, wie stark und tüchtig ich in den Augen der anderen bin. Ich entdecke dadurch, dass die anderen mich anders sehen als meine früheren Freunde und Bekannten, ich werde auf andere Seiten von mir aufmerksam.

Ich erinnere mich an die Erzählung einer Therapeutin von einer Patientin, die in der Öffentlichkeit immer sehr kämpferisch-emanzipiert aufgetreten sei, bis sie einen Südamerikaner kennengelernt habe, der aus einer Großfamilie stammte. Sie habe Hals über Kopf geheiratet und sich nahtlos in eine traditionelle, südamerikanische Großfamilienfrauenrolle eingefügt.

Liebe trägt sehr viel zur Identität bei. Die Menschen, die ich liebe und die mich lieben, nehmen eine bedeutende Stelle in meinem Leben ein. Durch sie entwickele ich ein Gefühl für mich, erfahre viel über die Eigenschaften und Verhaltensweisen, die sie an mir wahrnehmen. Möglicherweise bewundern sie etwas an mir, was ich bisher für unwesentlich gehalten habe. Sie entdecken aber auch unangenehme Wesenszüge an mir, die ich zuvor wenig beachtet habe und über die ich mir deshalb nun erst Gedanken mache. Das Bild, das Menschen, die mir am wichtigsten sind, von mir haben, prägt sich mir ein.

In der Therapie beobachte ich häufig, wie sich ein Patient aufgrund einer neuen Partnerschaft und Liebe anders darzustellen vermag. Als unbeteiligter Beobachter bemerke ich, wie sein Selbstbewusstsein wächst oder schrumpft. Er präsentiert sich in einer veränderten Weise, die Rückschlüsse darauf zulässt, wie der neue Partner über ihn denkt.

Das Gefühl, verliebt zu sein, geht bekanntermaßen mit dem Gefühl: »Ich bin ein neuer Mensch!«, einher. Obwohl dieses Gefühl kurzfristig ist und man nicht lange für den anderen der wunderbare Mensch bleibt, bestätigt es, wie sehr das Bewusstsein sich selbst gegenüber von den Liebesbeziehungen zu anderen abhängt. Wenn sich die Verliebtheit dann auf beiden Seiten gelegt hat, bekommt man weiterhin in mancher Hinsicht ein verändertes Selbstbild vermittelt. Man wird neu gefordert. Der neue Partner beurteilt einen in einer Weise, die bisherige Vorstellungen über sich selbst erschüttert, Defizite werden einem klar, Prioritäten verändern sich, das Ich beginnt, an sich zu arbeiten.

MF: Lother Krappmann entwickelte in seiner Auseinandersetzung mit Interaktionsprozessen zwischen der Gesellschaft und dem individuellen Ich den Begriff der »balancierenden Identität«. Können Sie den noch genauer erklären?

EJ: Das ist ein treffender Begriff in Bezug auf die Tatsache, dass unser Selbst auf verschiedenen sozialen Ebenen immer wieder auf neue Zuschreibungen reagieren muss. Diese Zuschreibungen passen dabei oftmals vornehmlich zu der sozialen Ebene, in der sie erfolgen. Wenn ich im Beruf tüchtig und erfolgreich bin, muss ich das nicht unbedingt in meinen privaten Beziehungen sein. In meiner Selbstreflexion muss ich es aushalten, dass ich in einem Bereich Anerkennung bekomme und im anderen nicht. Ich kann privat ganz anders wahrgenommen werden als im Beruf. Ich kann bei meinen Sportsfreunden ein anderer sein als bei meinen Kindern. Damit alle meine unterschiedlichen Identitäten zusammenhalten, muss ich sie miteinander ausbalancieren.

Deswegen ist in einer Therapie die biografische Dimension wichtig. Die Verhaltenstherapeuten haben am Anfang gedacht, sie bräuchten keine Biografiearbeit, inzwischen aber eingesehen, dass dem nicht so ist. Der Mensch beschäftigt sich auch deshalb mit der eigenen

Biografie, weil sie ihm ein Gefühl für die eigene Konstanz und Kohärenz gibt. Sich in der eigenen Biografie auszukennen, stärkt das Ich-Gefühl. Psychotisches Erleben kennzeichnet oft, dass diese Konstanz verloren geht und man jemand ganz anderer ist, im krassesten Fall Jesus oder Einstein. Das Ich dekompensiert. Es können einem auch die Personen, mit denen man biografisch verbunden ist, fremd werden: »Wer weiß, ob das überhaupt meine Mutter ist.«

Identitätskonstanz bedeutet: Selbst wenn etwas, was mich ausmacht, wegfällt, wenn mein Ich etwas Wichtiges verliert, bleibe ich mit mir identisch. Stirbt mein Partner oder mein Kind, das heißt jemand, der mich in meiner Identität stützt, kann ich dennoch weiterhin der sein, der ich bin. Das ist ein Teil der Trauerarbeit. Ich kann ohne diesen Menschen nicht nur weiterleben, sondern mich zudem selbst bewahren. Zu den schwersten Verlusten gehört, wie wir gesehen haben, neben dem Partner das eigene Kind. Ein erwachsenes Kind zu verlieren, gefährdet das Muttergefühl, das eine wesentliche Identitätsfacette darstellt, in besonderem Maße. Sich weiterhin zu sagen: »Ich bin noch immer eine Mutter«, kann für die Wahrung des Identitätskerns entscheidend sein.

DER KERN DER THERAPIE IST DIE BEZIEHUNG

MF: Eine Beziehungsebene, die in Ihrem Leben eine Konstante und einen Kern Ihrer eigenen Identität bildet, haben wir noch gar nicht näher betrachtet: die therapeutische Beziehung. Was zeichnet diese Ihrer Ansicht nach aus?

EJ: Es sieht so aus, als hätten wir Therapeuten das Erbe der geistlichen Seelsorger, der Pastoren und Pfarrer angetreten. Natürlich sind wir keine Heiler. Das waren die Priester und Pastoren auch nicht. Sie waren Menschen, die zuhörten und Rat wussten. Die Menschen gingen mit ihren Sorgen zu ihnen, weil sie wussten, sie konnten über alles sprechen.

Wenn es um sexuelle Probleme gegangen ist, dann waren Ärzte die Ansprechpartner. Man ist davon ausgegangen, dass das körperliche Ursachen hatte, obwohl es Ärzte gab, die wussten, dass es sich nicht unbedingt um eine körperliche Störung handelte. Therapeutisch zu arbeiten, bedeutet, eine Beziehung aufzunehmen und dem anderen die Möglichkeit zu geben, seine Störungen bzw. Probleme mit den Augen des anderen zu sehen und zu beurteilen. Gute Hausärzte haben beispielsweise bei Impotenz schon immer gewusst, dass es hilft, den psychischen Druck, dass es funktionieren muss, zu mindern.

Bereits beim Zuhören passiert zwischen zwei Menschen etwas Entscheidendes. Pfarrer sowie Therapeuten schaffen eine

Atmosphäre, in der der andere Vertrauen fassen und sich wichtig fühlen kann. Ihm wird das Gefühl vermittelt: »Meine Person ist es wert, das wir über sie sprechen.« In dieser Hinsicht haben wir Rollen aus dem Bereich religiöser Instanzen übernommen, aber ebenso aus dem ärztlichen Bereich. Psychotherapeuten sind ja oft auch Ärzte. Das kann manchmal ein Problem sein – vor allem, wenn sich die Psychotherapeuten sehr auf die traditionelle ärztliche Rolle festlegen und vor allem mit Medikamenten und Ratschlägen arbeiten. Vor allem die Ratschläge sind der Psychotherapie dubios. Unsere Vorstellung von Heilung oder Verbesserung eines Zustandes basiert auf der Hilfe zur Selbsthilfe. Der Patient soll dazu angeregt werden, sich selber zu heilen, anstatt einen Rat zu befolgen. Das sind in der therapeutischen Praxis allerdings Gratwanderungen. Nicht jeder therapeutische Ratschlag ist verkehrt. Psychotherapie geht in jedem Fall andere Wege als ein traditioneller Arzt, bei dem auf die Diagnose die Medikation und auf diese schließlich die Frage folgt: »Geht es besser?«

Das Wichtigste im Verhältnis zwischen Arzt und Patient wie zwischen Therapeut und Klient ist, dass der Patient bzw. Klient sich angenommen fühlt. Im gewissen Sinne ermöglicht erst das den Heilungsprozess. Das Gefühl, der Therapeut ist nicht nur eine unpersönliche professionelle Instanz, sondern interessiert sich zugleich, die Mischung aus Kompetenz und Anteilnahme schafft erst das nötige Vertrauen in der Beziehung. Die daraus resultierende Gratwanderung ist für Therapeuten nicht so leicht. Einerseits gilt es, empathisch mit dem Patienten mitzufühlen und zu verstehen, was ihn bewegt. Andererseits ist es nötig, dass man eine gewisse Distanz hat, sich nicht in den Kummer, die Ängste, Depressionen und Ähnliches hineinziehen lässt. Zur Therapeutenrolle gehört, dass man Abstand hält. Es handelt sich um ein Arbeitsbündnis. Der Patient erarbeitet sich mit Hilfe der therapeutischen Empathie und Professionalität Wege zur Besserung seines psychischen Zustands. Wir wissen inzwischen, dass es sehr schwer ist, Unterschiede festzustellen hinsichtlich des Erfolgs von Psychotherapien, die verschiedenen Richtungen und Schulen entstammen. Es hängt sehr viel an der Person des Therapeuten. Wenn mich jemand fragt: »Wozu raten Sie mir? Was wäre für mich besser: eine Verhaltenstherapie, eine systemische Therapie oder eine Psychoanalyse?« Dann würde ich immer sagen: »Das Wichtigste ist, dass sie einen guten Therapeuten finden.«

MF: In Ihrem Buch »Liebe und Heilung. Neue Perspektiven in der therapeutischen Beziehung« haben Sie sich umfassend mit dem Wandel in den therapeutischen und persönlichen Beziehungen befasst. Umfassende Heilung gehört ja zu unseren großen Sehnsüchten.

EJ: Die Vorstellung, psychisch geheilt zu werden, sollte man den Patienten ausreden, weil sich kaum definieren lässt, was das meint, geheilt zu sein. Bedeutet es, besser leben zu können, weil man mit bestimmten Dingen gelassener umzugehen versteht? Alter, Kränkungen, die man erfährt, Undankbarkeit: Das sind alles Dinge, die man im Leben erfährt und die man mehr oder weniger ernst nehmen und psychisch ertragen kann. Davon, sie in einer Therapie zu besprechen, kann man profitieren, indem man Einsichten gewinnt, die Präsenz eines aufmerksamen Zuhörers erlebt, der merkt, dass vieles anders ist, als man denkt. Man entdeckt auf diese Weise eigene Kompetenzen und Ressourcen, aus denen man ein neues Selbstwertgefühl zieht. Es ist bereits sehr viel, wenn man durch eine Psychotherapie eine distanziertere, gelassene Haltung zu den eigenen Konflikten und Störungen und denen anderer entwickelt. Das Geheiltwerden fasst das alles kaum. Heilung setzt im medizinischen Verständnis unserer Kultur Krankheit voraus. Das ist in anderen Kulturen anders. Psychische Störungen als Krankheit aufzufassen, die der Therapeut heilt, halte ich für problematisch. Selbst wenn die Störungen auf irgendwelche chemischen Prozesse zurückgehen, die beeinflussbar und auch definierbar sind, scheint die Heilung ein Problem zu sein. Ich möchte kein Psychiater sein, der immer wieder versucht, diese Störungen mit Medikamenten zu lindern. Wir Therapeuten leisten Beziehungs- und Selbstbewusstseinsarbeit, das ist etwas ganz anderes. Wo die Grenze zwischen Körper und Geist zu sehen ist, inwiefern ein psychisches Phänomen physisch bedingt ist, kann man kaum klären. Wann ein Medikament einzusetzen ist und wirklich hilft, ist fraglich. Psychopharmaka sind meines Erachtens eine Krücke, von der es sich auch immer wieder zu befreien gilt. Auch ich spreche von Heilung und Heilungsprozessen, doch verstehe ich darunter etwas ganz anderes als die Medizin. Der Begriff kommt von Heil, und Heil bedeutet außer Gesundheit ebenso Ganzheit, Erlösung und Erfolg.

Ich bin froh, wenn sich bei Psychotherapeuten und ihren Klienten bzw. Patienten die Erkenntnis durchsetzt, dass man von psychischen Problemen nicht wie von einer Krankheit geheilt werden kann. Man kann einen anderen Umgang mit dem Problem erarbeiten, lernen, dass man mit Kränkungen gelassener umgeht. Wenn einen jemand verlässt, den man liebt, wenn sich jemand als undankbar erweist, wenn jemand einen abwertet, reagiert man verletzt und gekränkt. Man wäre kein Mensch, wenn das anders wäre. Nur wie stark und dauerhaft sich diese Kränkung auf den Körper und die Psyche auswirken, ist anhand einer therapeutischen Beziehung beeinflussbar. Man muss nicht dauerhaft an Schlafstörungen und Angstzuständen leiden. Trauer und Angst gehören dennoch zum Leben. Sie können angenommen werden, sollten sich aber nicht verselbständigen und die Persönlichkeit beherrschen.

MF: Bei Pastoren und Pfarrern kann es vorkommen, dass sie zu denen, die zu ihnen kommen, auch eine private Beziehung haben. Das ist in der Therapeuten-Klienten-Beziehung anders. Was verändert sich, wenn das Verhältnis zwischen beiden privat wird?

EJ: Das sollte für die Dauer einer Therapie unbedingt verhindert werden. Das gilt im Übrigen auch für den Arzt, zwar nicht in der Strenge wie beim Therapeuten, doch erschwert ein enger privater Kontakt auch Ärzten den angemessenen Umgang mit dem Patienten und seiner Krankheit, vor allem bei schweren Erkrankungen. Die private Beziehung greift zum einen in das bestehende Machtgefälle der Arzt/Therapeut-Patient-Beziehung ein und zum anderen behindert sie den notwendigen therapeutischen Abstand. Beim Psychotherapeuten ist das besonders heikel. Speziell in psychischen Belangen ist es schwierig, die Balance zwischen der Rolle dessen, dem man sich mit seinen persönlichen Problemen anvertraut, und dessen, der diesen Problemen gegenüber eine professionell geschulte Haltung und Meinung einnimmt, zu halten. Die Behandlung in einer Therapie besteht ja, ganz anders als eine medizinische Behandlung und Heilung, wie wir gesehen haben, vor allem aus dem Gespräch und einem sehr persönlichen Prozess.

Dass der Therapeut ein Mensch wie der Patient ist und auch seine Probleme hat, darf durchscheinen. Sich miteinander auszutauschen und anzufreunden, geht jedoch in keinem Fall, weil es eine Rollendiffusion in Gang setzt, die sich auf die Therapie und den Patientenzustand negativ auswirkt. Nach der Therapie ist das was anderes. Ist die therapeutische Beziehung beendet, ist es manchmal kein Problem mehr, eine private Beziehung einzugehen. Viele Patienten möchten gern mit dem Therapeuten, der sie gerade therapiert, befreundet sein. Sie idealisieren ihn und glauben, dass er im eigenen Privatleben alles ganz wunderbar macht, was zum Glück nicht stimmt. Diese Idealisierung bekommt der therapeutischen Beziehung ebenso wenig wie ein privates Verhältnis. Bricht das Ideal, dem die Realität in die Quere kommt, zusammen, dann bricht auch die Beziehung zusammen. Diese ist jedoch der Kern der Therapie. Das gilt für alle Therapien.

Es ist aber auch schwierig, eine Beziehung zu führen, wenn der Therapeut ganz abstinent ist und immer nur schweigt. Ich bin aus diesem Grund kein Befürworter der strikten Abstinenzregel in der Psychoanalyse. Freud war auch nicht abstinent. Mit der Couch hat er gearbeitet, weil er nicht psychoanalytisch arbeiten konnte, wenn er fortwährend vom Patienten angesehen wurde. Er hat durchaus auch gewartet und geschwiegen, aber so viel man von seinen

Therapien aus den Tagebüchern von Patienten erschließen kann, war er sehr viel aktiver als viele seiner Nachfolger.

Freud schrieb in den »Ratschlägen für den Arzt in seiner psychoanalytischen Behandlung«: »Der Arzt soll undurchsichtig für den Analysierten sein und wie eine Spiegelplatte nichts anderes zeigen, als was ihm gezeigt wird.« Zitate wie dieses wurden in der Psychoanalyse in einer extremen Weise ausgelegt. Die Vorstellung, dass der Patient eine leere Fläche vor sich haben müsse, in die er hineinprojizieren könne, führte zu Therapeuten, die in ihrem Behandlungsraum nur eine Liege stehen hatten, kein Bild, überhaupt nichts Persönliches zuließen, den Ehering, falls vorhanden, abgelegt hatten, weiß angezogen waren oder immer den gleichen grauen Anzug trugen. Von einem bekannten Psychoanalytiker wird gesagt, dass er sechs völlig identisch aussehende graue Anzüge im Schrank hängen habe. Wenn die Patienten dann frei assoziierten, würde unmittelbar das Unbewusste sprechen. Trotz all dieser Maßnahmen beginnen viele Patienten nicht so ohne weiteres draufloszusprechen. Freies Assoziieren ist sehr schwer. Die Hoffnung, dass automatisch innere Bilder aufsteigen, erfüllt sich häufig nicht.

Dass der Therapeut für den Patienten eine weiße Wand bleibt, ist in jedem Fall absurd, weil es sich gar nicht realisieren lässt, egal wie neutral ein Mensch aufzutreten versucht. Allein, dass er entweder ein Mann oder eine Frau ist, kennzeichnet ihn. Der Patient sieht, ob der Therapeut jung oder alt, schlank oder füllig, hübsch oder weniger hübsch ist. Höchstens bei der Einführung von Internet-Therapien wäre es möglich, das eigene Aussehen und Geschlecht zu verbergen. Doch selbst dann müsste der Therapeut, um die Beziehung herzustellen, etwas von sich zeigen bzw. etwas äußern, bevor er schweigt. Sobald der Patient weiß, dass er zu einem menschlichen Subjekt Kontakt hat, macht er sich ein Bild.

Der Therapeut ist dann kein Mensch mehr, wenn man die Entpersönlichung und Neutralisierung seiner Person zu Ende denkt. Und so scheinen manche Therapien sogar zu verlaufen. Ich habe einen Kollegen gehabt, der mir erzählte, er würde, während besonders langweilige Patienten über ihre Probleme redeten, seinen Einkaufszettel schreiben. Nicht selten haben mir außerdem Patienten von anderen Therapeuten gesagt: »Das halt ich nicht mehr aus. Mein Therapeut sagt nichts. Ich weiß nichts von ihm und frage mich, ob er mir wirklich zuhört. Er redet so wenig.« Das kann zu einer Re-Traumatisierung führen. Ich erinnere mich an eine Frau, die war 15 Jahre in Analyse und hat darum gebettelt, dass die Therapeutin doch mehr sagen solle. Von der kam jedes Mal der gleiche Satz: »Sie möchten gern, dass ich diejenige bin, die handelt, und nicht Sie selbst.« Anstatt die Patientin vom Trauma ihrer Mutterbeziehung zu befreien, wiederholte die Therapeutin es auf diese Weise. Mir erzählte die Patientin nämlich: »Meine Mutter hat auch nie persönlich mit mir geredet und jetzt habe ich eine Therapeutin, die auch nicht redet. Was soll ich da tun?« Die Abhängigkeiten werden auf diese Weise sehr groß, weil der Patient immer noch hofft, dass sich die Therapeutin ändert.

Es gibt hervorragende Psychoanalytiker. Ich bin mir jedoch sicher, dass sie immer dann besser sind, wenn sie auf der Beziehungsebene nicht versuchen, alles von sich zu verbergen. Ich habe das bei meinem Analytiker als wohltuend erlebt, wenn er hin und wieder Beispiele von seinen Kindern gebracht hat, um etwas zu verdeutlichen, was ich bei mir nicht verstanden habe. Das hat mir großen Eindruck gemacht und ich bin ebenfalls keine schlechtere Analytikerin geworden, obwohl ich immer geredet und auch was Eigenes beigesteuert habe. In meinem Praxiszimmer hängen bis heute persönliche Fotos. Die Patienten können einiges darüber erfahren, wer ich bin. Wenn ein Patient mich fragt: »Haben Sie Geburtstag gehabt?«, wüsste ich nicht, warum ich ausweichen und herumstottern sollte: »Ja, ehm, wie kommen Sie denn jetzt darauf?« Auf diese Weise hat der Patient nur das Gefühl, sich rechtfertigen zu müssen: »Ich weiß nicht, Sie haben sonst nie so viele Blumen hier stehen.« Am besten sage ich gleich: »Vor einer Woche habe ich Geburtstag gehabt. Deshalb habe ich auch all die Blumen bekommen, die Sie hier sehen«, bevor ich die Beziehungssituation nur unnötig verkompliziere.

Es kommt vor, dass eine Patientin mir sagt: »Wahrscheinlich ist bei Ihnen immer alles ganz toll gelaufen mit ihrer Tochter, Sie haben ja sicher sehr viel Verständnis gehabt.« Dann erwidere ich etwa ganz ehrlich: »Seien Sie lieber nicht zu optimistisch, was Therapeuten anbelangt. Mein Verhältnis zu meiner Tochter war in der Pubertät schwierig, wie bei vielen anderen Müttern.« Indem ich der Patientin auf diese Weise zeige, dass ich ein ganz normaler Mensch bin, der auch mit manchem nicht zurechtkommt, arbeite ich der Idealisierung entgegen und das ist für unsere therapeutische Beziehung von Vorteil.

GEISTHEILUNG UND DIE BESÄNFTIGUNG DER AHNEN

MF: **Sie haben sich nicht nur mit der Psychoanalyse und verschiedenen psychotherapeutischen, wissenschaftlich fundierten Behandlungsmethoden vertraut gemacht, sondern sich auch für alternative Methoden, vor allem für Heiler und Schamanen interessiert. Was haben Sie über deren Konzepte von Störung und Krankheit herausfinden können?**

EJ: Ich war in Südafrika und in Mexiko und habe die Schriften verschiedener Heiler gelesen. In einigen Ausbildungsschulen habe ich mir erläutern lassen, welche Kategorien angewendet werden, um sich psychische Störungen zu erklären und sie zu heilen. Eine meiner Gesprächspartnerinnen war eine Engländerin, die als sehr junge Frau nach Südafrika geheiratet hat und dort Heilerin geworden ist. Sie war in zwei Kulturen daheim, so dass ich mit ihr gemeinsam vergleichen konnte, ob die Konzepte, obwohl ihnen ganz andere Worte und Geistesauffassungen zugrunde liegen, dennoch kompatibel sind.

Auf den ersten Blick erscheint der Schamanismus mit seinen magischen Behandlungsmethoden und Vorstellungen der modernen Psychotherapie sehr fremd. Eine große Rolle spielen die Ahnen, die Großfamilie und Regeln, die man im Hinblick auf die Beziehungen zu Lebenden und Toten beachten muss.

Wenn man sich dann einzelne Fälle beschreiben lässt, kommt man zu überraschenden Übereinstimmungen und beginnt in Bezug auf psychische Heilungsprozesse, ein wenig offener und weiter zu denken. Ich erinnere mich an eine junge Frau, die vor der Heirat stand und furchtbare Fieberkrämpfe bekam. Die Hochzeit musste verschoben werden. Der Heiler fand über Rituale, deren Ablauf festgelegt ist, heraus, dass die Ahnen der Frau mit der Verbindung nicht einverstanden waren. Sie solle einen anderen Mann heiraten. Als sie dann den »Richtigen«, mit dem auch die Ahnen einverstanden waren, heiraten wollte, hörten die Fieberkrämpfe auf. Diesen Prozess kann man auch unter unseren geläufigen psychologischen Kategorien verstehen.

Es müssen meist die Ahnen oder eine andere höhere, geistige Instanz sein, die den Segen gibt. Wichtig für die Heilung ist es wie in der wissenschaftlichen Medizin, eine Erklärung für die psychische Erkrankung zu finden. Wir Menschen wollen wissen, woher etwas kommt, das sich auf unser Leben und unseren Körper stark auswirkt. Die ganzen psychodynamischen Verfahren beruhen ja unter anderem darauf, dass man Einsicht in die eigenen psychischen Vorgänge bekommt. Erkennen Therapeut und Patient nach einem langen Prozess auf einmal, wie etwas zusammenhängt, atmen sie ein Stück weit auf. Über Jahrzehnte erlebt die Patientin eine grundlose Angst, die dysfunktional erscheint, und plötzlich wird ihr klar, dass diese Angst immer im Zusammenhang mit einer Erinnerung an eine frühkindliche Situation auftritt, in der es gerechtfertigt war, Angst zu haben.

Solche Erklärungen ermöglichen es manchen Menschen, die Störung zu überwinden: Die Tatsache, dass man etwas erklärt bekommt, was einem unverständlich ist, erweist sich oft als hilfreich. Es können auch die Ahnen sein, die etwas nicht wollen, es kann ein Tier sein, das man unabsichtlich verletzt hat, eine heilige Schlange, die man getreten hat: In dem Moment, in dem man die Ursache einer Erkrankung erfährt, distanziert man sich von sich selbst, man betrachtet seine eigenen Ängste und Stimmungen mit einem größeren Abstand als bisher.

MF: Hatten Sie direkten Kontakt zu Schamanen?

EJ: In Mexiko hatten wir einen Führer, der aus einer Familie von Schamanen kam, und in Südafrika besuchte ich eine Schule für Heiler. Die konnten mir viel erzählen. Ich habe viel aus dem, was ich über die Heilpraktiken der Schamanen erfahren habe, gelernt, würde sie aber niemals in unsere Kultur verpflanzen wollen. Ich bin weit davon entfernt, esoterische Praktiken, Beschwörungen und Trommeln in die therapeutische Praxis einführen zu wollen. Davon, die an ein anderes kulturelles System gebundene Heilpraxis zu übernehmen, halte ich wenig. Das kann nicht funktionieren. Außerhalb des schamanischen Heilersystems können sich einige Menschen hysterisch in die Praktiken hineinsteigern und gute Geschäfte damit machen. Ich halte es aber im Grunde für gefährlich, mit derartigen magischen Heilmethoden einer anderen Kultur herumzuexperimentieren. Bei sehr labilen Leuten kann man mit solchen Experimenten psychisch große Schäden anrichten.

Innerhalb eines traditionellen Systems der schamanischen Heilkunst aber funktioniert das. Dort wachsen die Menschen von klein auf mit einer starken Beziehung zu ihren Ahnen auf. Sie glauben fest daran, dass die Vorfahren immer wieder ins Leben ihrer Nachkommen eingreifen. Wenn die Ahnen etwas fordern, muss man dafür sorgen, dass die Forderung erfüllt wird. Man muss etwas opfern oder in seinem eigenen Leben verändern. Durch den Vermittler, den Schamanen, wird der Kontakt hergestellt, so dass der Ahne zu einem sprechen kann. Man erfährt, was man tun kann, um das eigene Seelenleben wieder friedlich zu stimmen. Man hat eine höhere Ordnung gestört und kann sich nun bemühen, sie wieder herzustellen. Das sind Lebens- und Gemeinschaftszusammenhänge, die da wirken. Eine einzelne Praxis diesen Zusammenhängen zu entreißen, nimmt ihr ihre Kraft und ihren Sinn.

Nicht nur Schamanen, auch Schamaninnen fungieren als Heiler, die mit speziellen Kenntnissen und magischen Fähigkeiten ausgestattet sind. Sie sind nicht nur für Krankheiten zuständig, sondern für das überlieferte Wissen, die einzuhaltenden moralischen Normen und die Beziehungen untereinander und zur Natur. Es handelt sich um einen ganzheitlichen Heilungsansatz, der nicht nur die Harmonie zwischen dem Körper und Geist des Einzelnen, sondern die der gesamten Gruppe und ihrer Umwelt zu bewahren sucht.

Es gibt aber einige Parallelen zur Psychotherapie, die zu denken geben: Es ist ein bestimmter Rahmen einzuhalten. Es gibt eine vermittelnde, mit besonderen Kenntnissen versehene Person. Man muss sich mit sich selbst befassen. So muss man auch in manchen Therapien Übungen einhalten, zum Beispiel in der Verhaltens- oder Gestalttherapie. Der Patient hat die Aufgabe, Tagebuch zu schreiben oder bestimmte innere Regungen schriftlich festzuhalten. Das dient dazu, die überwältigenden und störenden psychischen Bewegungen zu relativieren, auf eine Ursache zurückzuführen und diese Ursache zu bekämpfen. Wenn man daran glaubt, dass es funktioniert, dann können sich auch Ängste und Depressionen legen. Das trifft auf psychotherapeutische Erklärungsmuster und Prozesse ebenso zu wie auf spirituell-magische Erklärungsmuster und Prozesse.

Wenn ich bestimmte Opfergaben bringe, kann das meine Vorfahren und damit meine Ängste besänftigen. Aber es kann auch sein, dass ich Schritt für Schritt auf die Straße hinausgehe und auf diese Weise meine Ängste systematisch besiege. So arbeitet zum Teil die Verhaltenstherapie. Ich schaue, wie weit ich gehen und mich überwinden kann. Indem ich systematisiert etwas tue, das einen für die Vorstellung meiner Kultur sinnvollen Zusammenhang zur Ursache meiner Störung herstellt, arbeite ich gegen die Störung an. Das kann ebenso der Fall sein, wenn ich Tagebuch über meine Konzentrationsschwierigkeiten führe wie wenn ich in einem anderen Kulturkreis einer beleidigten Schlange, durch die meine Depressionen ausgelöst wurden, ein Opfer bringe und sie dadurch versöhne.

Unsere medizinische Wissenschaft kann neurophysiologisch erklären, wie Angst immer neue Angst hervorbringt. Allein durch die Mitteilung dieser Erkenntnis kann der Therapeut bei manchen Menschen bereits dysfunktionale Angstreaktionen stoppen. Man sagt zum Beispiel: »Wenn du Angst hast, produziert das eine chemische Reaktion, die die Körperfunktionen verändert. Wenn du deswegen gleich wieder Angst bekommst und gar denkst, dass du jetzt stirbst, ruft das weitere, extremere chemische Reaktionen im Körper hervor. Wenn es dir aber gelingt, dir zu sagen, dass das alles eine ganz normale Körperreaktion ist, du daran aber nicht stirbst und keine Angst zu haben brauchst, hört der Körper auf, seine von der Angst in Gang gesetzten körperlichen Vorgänge fortzusetzen. Versuch also, zu denken und laut auszusprechen: ›Es gibt keinen Grund, Angst zu haben.‹« Man kann aber ebenso gut mit biografischen Erklärungen arbeiten und die Angst mit Erlebnissen in der Kindheit erklären, die einem nicht mehr bewusst gegenwärtig sind, aber unbewusst fortwirken. Der Transfer ermöglicht den Heilungsprozess.

Kategorien zu finden, unter denen die verschiedenen Heilkonzepte zusammenzufassen sind, reizt mich noch immer. Wenn ich noch einmal jung wäre und mit der Psychologie neu beginnen könnte, würde ich mehr herumreisen und mir weitere Systeme ansehen und die Ähnlichkeiten in den Heilungsprozessen genauer studieren. Das konnte ich nur neben all dem, was ich beruflich gemacht habe, in meiner Freizeit leisten. Ich habe auf meinen Reisen immer versucht, jemanden zu finden, der mir erklären konnte, wie die jeweiligen »Native Healers« arbeiten. Das war eine wichtige Quelle für mich.

ZUM THERAPEUTEN GEHÖREN BEZIEHUNGSFÄHIGKEIT UND NEUGIER

MF: Im Schamanismus nimmt der Heiler eine hohe Position ein und ist automatisch für alles zuständig, was die Harmonie in der Gruppe stört. Welche Stellung besitzt demgegenüber ein Therapeut in unserer Kultur?

EJ: Ihm kommt natürlich eine viel untergeordnetere Position zu. Ein Schamane besitzt eine ganz andere kulturelle Autorität als ein Therapeut. Die Bezeichnung Therapeut kommt aus dem Griechischen und bezeichnet dort einen Diener, Wärter und Pfleger. Es handelt sich um einen Beruf, der im Dienste von Patienten bzw. Klienten steht, die zu ihm kommen. Ein Psychotherapeut wird in unserer Kultur als ein behandelnder Arzt angesehen, zu dem der Patient gehen kann, wenn er psychische Probleme hat. Das bedeutet somit auch: Wenn man zum Therapeuten geht, ist das keineswegs selbstverständlich, sondern bereits ein bedeutender Schritt. Wir wissen, dass es Menschen, die sich entschließen, eine Therapie zu machen, aber erst einmal auf einer Warteliste landen, schon allein deswegen besser geht, weil sie sich zur Behandlung entschlossen haben. Mit dem Entschluss zur Therapie geht die Hoffnung einher, dass ich bald nicht mehr immerfort meinen Stimmungen und meinen Affekten ausgeliefert bin. Es gibt einen Menschen, der kompetent genug ist, mir da herauszuhelfen. Dieser Mensch kann in unserer westlichen Welt der psychischen Heilkunst jedoch verschiedenen Richtungen angehören. Das ist sicher etwas, was den Schritt in die Therapie für einen Patienten zunächst einmal erschweren kann.

Was dann die zustande gekommene Beziehung zwischen den Patienten und Therapeuten betrifft: Da bin ich sehr froh, dass sich inzwischen die Grenzen zwischen den verschiedenen psychotherapeutischen Konzepten aufweichen. Die Verhaltenstherapeuten haben ihre Einstellung in Richtung auf psychodynamisches Denken und auf manche Techniken aus anderen Kulturen wie die Meditation, für die ihnen allerdings die Theorie fehlt, verändert. Die Einstellung: »Wir sind eine wissenschaftlich begründete Therapieform«, hat dort an Gewicht verloren. Aber auch die Psychoanalytiker halten nicht mehr so streng an ihren Regeln fest. Was zählt, um ein guter Therapeut zu sein, ist nicht die Methodenkonstante, sondern die Persönlichkeitskonstante. Diese kann für die unterschiedlichen Menschen, die therapeutisch arbeiten, sehr verschieden sein. Was jedoch jeder Therapeut unbedingt mitbringen sollte, ist seine Beziehungsfähigkeit. Er muss sich schnell darauf einstellen können, was jemand braucht. Das kann man nicht lernen, ganz gleich, in welcher psychotherapeutischen Methode man sich hat ausbilden lassen.

Ob man es eine Gabe, ein Talent oder einfach eine Charaktereigenschaft nennt – es hängt meines Erachtens unbedingt mit einer anderen menschlichen Eigenschaft, nämlich mit der Neugierde zusammen. Sicherlich ist bei manchen Therapeuten der Helferwille sehr stark ausgebildet. Das kann für viele Patienten gut sein. Doch schon Freud hat betont, dass vor allem das Interesse am Menschen wesentlich zum Erfolg der Therapie beiträgt. Ein Psychotherapeut will Genaueres über die funktionalen und dysfunktionalen Kräfte im Seelenleben seiner Patienten wissen. Therapeuten interessieren sich aber auch dafür, wie Menschen Probleme konstruktiv kompensieren, welche Form der Beziehungen sie aufbauen. Das ist ein weites und nie ganz auszulotendes Feld. Neben meinem

Bedürfnis, anderen zu helfen, besser zurechtzukommen, ist dieser Beruf für mich auch ein ideales Feld, um mehr über Menschen zu erfahren, immer wieder neue Modelle der Lebensbewältigung oder auch des Scheiterns zu erfassen. Ich hatte schon immer ein großes Bedürfnis zu wissen, wie andere Menschen leben. Deswegen lese ich so gerne Romane. Viele Psychotherapeuten lesen ziemlich viel und nicht nur Sachbücher. In meiner Literaturgruppe sind etliche Therapeuten.

Ich glaube, deswegen arbeite ich noch immer weiter, obwohl mein Mann sagt: »Na, könntest du nicht doch ein bisschen kürzer treten?« Ich arbeite nicht mehr so viel wie früher, möchte meine Privatpraxis aber nicht missen. Dort habe ich allerdings eine andere Klientel als in einer Ambulanz. Ich mache daher gerne Supervisionen für Kandidaten, die in der Ausbildung sind. Deren Patienten kommen aus ganz anderen Milieus als meine Patienten. Das sind oft Heimkinder, Hartz-IV-Empfänger, türkische Familien oder andere Milieus, die mir tatsächlich sehr fremd sind. Die Supervisionen sind für mich deshalb besonders erhellend. Es hat mich ja schon immer gereizt, mich vor allem dort umzusehen, wo etwas ganz anders ist. Ich war nicht nur bei Heilern in Südafrika und Mexiko. Ich war unter anderem bei einer indischen Wahrsagerin und einer Reiki-Therapeutin.

Ich habe sogar einmal eine spirituelle Rückführung erlebt. Eigentlich wollte ich die Frau, die Rückführungen in frühere Leben anbot, zu ihrer Arbeit befragen. Sie hat mitten im Gespräch gemeint: »Ich möchte jetzt gerne in Trance fallen und herausfinden, wer Sie sind.« Sie ist also in Trance geraten und hat mir im Anschluss gesagt, ich sei früher eine große Heilerin gewesen. Das hat mich allerdings nicht sehr überzeugt.

Ich will nicht behaupten, dass ich aufgrund meiner Neugierde und Fähigkeit zur Teilnahme an anderen Lebenswelten dauernd Erfolge habe. Wenn mir ein Therapeut erklärt, dass er immer erfolgreich ist, dann glaube ich ihm das nicht.

MF: Wann würden Sie denn davon sprechen, dass eine Therapie erfolgreich ist?

EJ: Auf Dauer glücklich und zufrieden zu sein, ist eine Illusion. Keine Therapie führt zu einem anhaltenden Lebens- oder Beziehungsglück. Erreicht werden kann jedoch, dass der Patient besser mit seinen Ängsten oder Aggressionen umzugehen lernt, dass er sich bei allem Destruktiven, das er im Laufe seines Lebens erworben hat, früher bremsen kann. Es ist vor allem die therapeutische Beziehung, die heilend wirkt. Nur wenn sie für beide Seiten stimmt und in ihrer Zielsetzung funktioniert, kann ein Therapeut Erfolg haben. Zu einer erfolgreichen Therapie gehört es, dass Patienten ihr Gefühl für sich selbst und die anderen verbessern. Die Prozesse, die das ermöglichen, sind sehr verschiedenartig und hängen von der jeweiligen therapeutischen Beziehung, ihren individuellen und methodischen Gegebenheiten ab. Patienten überwinden ihre Probleme durch langsame Überlegungen, die mit Einsichten einhergehen, durch Übungen, durch veränderte Verhaltensweisen, indem sie die Schuld zum Beispiel nicht mehr andauernd auf andere schieben, und vieles andere mehr.

Was in einer Therapie passiert, kann ab und zu einer Erleuchtung gleichkommen. Es ist denkbar, dass eine Patientin erkennt: »Natürlich, das ist es! Mich hat das immer an meinem Mann aufgeregt, weil es mich an meinen Vater erinnert. In Wirklichkeit ist er aber nicht mein Vater. Er wird mich nicht prügeln.« Aber sich darauf zu verlassen, dass es zu solch einer Eingebung kommt, wäre falsch. Die große Erleuchtung werden die wenigsten Patienten finden. Derartige Therapiegeschichten werden vor allem in Filmen oder auch Büchern erzählt. Manche Autoren beschreiben Fälle, bei denen man denkt: »Mein Gott, was bin ich ein mieser Therapeut!«, weil die Praxis meist aus ganz anderen Fällen und nur halben Erfolgen besteht. Therapie ist sehr oft hilfreich, um ein besseres Leben zu führen. Die gute therapeutische Beziehung regt zu einem Austausch und einer Auseinandersetzung an. Darum geht es, nicht um den großen Erfolg oder das große Lebensglück.

Therapeuten werden immer öfter von Menschen aufgesucht, die sich in einer Lebenskrise befinden. Es besteht in vielen Fällen nicht mehr der von der Kasse geforderte und bezahlte Krankheitsstatus einer neurotischen psychischen Störung oder Psychose. In Situationen, die für jeden schwierig sind, sei es eine Trennung, sei es ein Todesfall, sei es die Demenz eines Partners, kommen die Betroffenen zum Therapeuten, um mit der Situation oder dem Ereignis anders umgehen zu können. Sie wünschen sich eine professionell distanzierte und dennoch empathische Beziehung, in der sie über ihre Schwierigkeiten sprechen und sie bearbeiten können.

MF: Geht es für viele Patienten nicht darum, liebes- und arbeitsfähig zu werden?

EJ: Das ist sehr weit gefasst. Was soll das jeweils beim konkreten Patienten heißen? Wenn jemand am Ende einer Therapie das Gefühl hat: »Mein Leben ist in Ordnung. Alles in allem läuft es gut. Ich bin zufrieden mit meinem sozialen Netz und in meinem Beruf. Ich fühle mich als jemand, der etwas bewirken kann und nützlich ist«, ist viel erreicht. Solch ein Gefühl können ein religiöser Glaube, Meditation, eine Gruppe, in der man sich wohl fühlt, Kunst, Natur und vieles andere stützen. Ich würde nie sagen: »Sie müssen eine Therapie machen, um liebes- und arbeitsfähig zu werden.« Die Therapie ist eine Möglichkeit, die in unserer Gesellschaft kulturell gefördert wird und damit Zuspruch findet. Es geht darum, einen Zugang zu seinem Inneren zu finden. Nicht alle Menschen können mit der therapeutisch-verbalen Methode etwas anfangen. Viele Menschen bevorzugen nonverbale Methoden und nutzen die Meditation oder drücken sich künstlerisch aus. Der eine malt, der andere singt, um in Kontakt mit seinem Inneren und seinen Gefühlen zu kommen. Jedem entspricht etwas anderes. Das Schöne ist, dass wir frei wählen und uns entscheiden können. Es gibt Menschen, die erzählen, es sei für sie die Natur, durch die sie zu sich und ihren Gefühlen fänden. Wenn sie spazieren gehen, falle vieles von ihnen ab.

»ABER ICH BIN KEIN STEIN« –

WELCHE ROLLE SPIELEN MORAL, GESELLSCHAFT, NORM UND FREIHEIT IN DER LIEBE UND THERAPIE?

DIE LIEBE ZUR PSYCHOTHERAPIE UND DER EIGENE WERDEGANG

MF: Im Laufe Ihres Werdegangs haben Sie sich nicht nur mit der Psychoanalyse identifiziert, sondern sich verschiedene therapeutische Konzepte angeeignet. In Berlin haben Sie sich zum Beispiel zunächst vor allem in der Verhaltenstherapie zu Hause gefühlt.

EJ: Die Verhaltenstherapie hat mich nicht erst in Berlin, sondern bereits in Bochum angesprochen, als einige amerikanische Professoren sie dort bekannt gemacht haben. Ich hatte mich im Grunde bereits bei meiner eigenen Analyse in Bern mit ihr befasst. Da hat es die ersten Veröffentlichungen gegeben und mich hat immer alles Neue im Bereich der Psychotherapie interessiert. Einmal eine ganz andere Therapie als die Psychoanalyse zu sehen, war aufregend.

In Bochum hat sich dann eine Professorengruppe gebildet, zu der außer den amerikanischen Therapeuten Professor Heckhausen und weitere deutsche Professoren gehörten. Zu dieser Gruppe bin ich eingeladen worden und auf diese Weise mit der Verhaltenstherapie näher vertraut geworden. Das ist eine Therapieform, die mit ihrem Glauben, dass man alles umkonditionieren könne, etwas sehr Jugendliches hatte. Diese Haltung sprach mich damals sehr an. Heute weiß ich, dass es blauäugig war zu denken, man müsse nur üben und könne umlernen, egal, was einen krank macht oder an sich stört. Mancher dachte, Therapie sei so etwas wie das Lernen einer Rechenart. Diese Phase meiner beruflichen Entwicklung ist längst vorbei. Aber damals habe ich mich damit identifiziert und gemeint, die Psychoanalyse sei völlig veraltet und ich könne sie ignorieren. Heute erkenne ich wieder, dass die Verhaltenstherapie viele sehr vernünftige und konstruktive Methoden entwickelt hat, die sich integrieren lassen.

Aufgrund eines bereits früh in mir ausgeprägten Widerspruchsgeistes sind mir dann doch bald Zweifel gekommen. Manche der damaligen Glaubenssätze hielten meiner Skepsis nicht stand. So bezweifelte ich, dass das, was bei Ratten funktioniert, auch bei den Menschen funktioniert. Dadurch schien mir die menschliche Konditionierung bei komplexen psychischen Gegebenheiten noch keineswegs bewiesen, wie die verhaltenstherapeutischen Beiträge, die ich las, es darstellten. Deshalb habe ich gegengelesen und experimentelle, psychologische Schriften gefunden, die davor warnten, vorschnelle Schlüsse zu ziehen. Es sei auf experimentellem Wege nicht nachvollziehbar, wie und ob wir Menschen konditioniert würden und ob die komplexesten Seelenregungen denselben Gesetzen gehorchten, denen einfachste Reflexbewegungen folgten.

Man hat dann innerhalb der Verhaltenstherapie anerkannt, dass noch keine hieb- und stichfeste wissenschaftliche Erklärung für Erfolge möglich ist und auch die Effizienz nicht derart eindeutig zu belegen ist. Als ich nach Berlin kam, war ich bereits eine skeptische Verhaltenstherapeutin. In Berlin habe ich theoretisch und praktisch andere Richtungen kennengelernt. Ich bin in viele Workshops gegangen, um mal zu sehen, was die Vertreter der Gestalt- oder Gesprächspsychotherapie machen. Auf diese Weise habe ich mir eine neue Sicht auf die Psyche angeeignet.

Innerhalb des Instituts an der Freien Universität herrschte der historisch materialistische Blick vor. Es war ein marxistisch orientiertes Institut und dafür bin ich nach wie vor dankbar. Ich bin zwar nie Marxistin im engeren Sinn gewesen, aber wie dort von der

Gesellschaft und ihren Bewegungen und auch von der Ökonomie her auf die Psyche geblickt wurde, hat mich ungemein fasziniert und mich vieles gelehrt. Ich habe auch Kapitalkurse besucht und mich mit marxistischer Literatur befasst. Teils hat mir das Freude gemacht, teils hat es mich gelangweilt, vor allem, weil diese verschiedenen marxistischen Gruppen oft einer Art Sektenbildung glichen. Bis heute betrachte ich jedoch die psychischen Störungen immer auch von der Geschichte, den gesellschaftlichen Bewegungen und den ökonomischen Verhältnissen her. Dieser Blickwinkel hat mich nie mehr verlassen.

Bei jeder psychischen Störung, mit der ich mich befasse, beschäftigen mich grundsätzliche Fragen wie: Wie war das vor 150 Jahren? Wie ist das in anderen Kulturen? Gibt es diese Störung sozusagen »an sich« überhaupt? Ist sie gesellschaftlich produziert? So fand ich es beispielsweise lehrreich, dass Zwangsneurosen in den Milieus, zu denen ich in Südafrika Zugang hatte, unbekannt waren. Die konnten nichts damit anfangen. Ich habe ihnen erklärt, was wir darunter verstehen. Es komme vor, dass jemand immer wieder schauen müsse, ob er wirklich die Tür abgeschlossen oder das Licht ausgemacht habe, das sei dann zwanghaft und könne zu einer Störung führen. Da hat eine Heilerin gemeint: »Manchmal gibt es Menschen, bei denen kribbelt immer die Haut. Ist es das?« Aber das und andere Beispiele, die genannt wurden, waren es ganz offensichtlich nicht.

Es wird ja oft behauptet, dass unsere Gesellschaft mit ihren vielen Normen zu einer übertriebenen Internalisierung, das heißt Verinnerlichung von Grundsätzen führt. Nicht die intime kleine Gemeinschaft, etwa im Dorf oder im Clan, überwacht die Regeln. Jeder muss ich selbst überprüfen, ob er die Steuergesetze oder die Regeln der Krankenversicherung oder die Höflichkeitsgebote beachtet. Dabei kommt es zu einer Art Spaltung: Manche Regeln sind nicht zu umgehen – zum Beispiel eben die Art, wie man seine Steuerformulare ausfüllt –, aber manche Regeln sind locker und nicht klar festgezurrt, sodass man sich selbst regulieren muss. Das kann bei dazu veranlagten Menschen dazu führen, dass sie in allem, was sie tun, unsicher werden.

So ließen sich manche zwanghaften Handlungen oder Persönlichkeiten deuten. Was in unserer komplexen, industriellen Gesellschaft eine wichtige Eigenschaft ist, kann zu einem Persönlichkeitsproblem werden.

MF: Sie hatten dann für ein Semester eine Gastprofessur in Wien. Da sind sie dann wieder in engen Kontakt mit der Psychoanalyse gekommen.

EJ: In Wien war ich an einem psychoanalytischen Universitätsinstitut innerhalb der medizinischen Fakultät. Da hat man vorwiegend, aber nicht nur in psychoanalytischen Kategorien gedacht. Der Leiter des Instituts, Professor Strotzka, war sehr interessiert an einer Integration anderer Richtungen. Er hat immer wieder Vertreter anderer Richtungen als Assistenten eingestellt. Das war ein sehr guter Psychoanalytiker, ein alter Herr, der sehr viel Erfahrung gehabt hat. Er hat mich eingeladen, seine Vorlesungen zu besuchen, und dort habe ich öffentlich mit ihm diskutiert. Das hat bei mir bewirkt, erneut eine Analyse zu machen. Die erste war ja durch den Umzug nach Bochum unterbrochen worden. Und innerhalb dieser Analyse habe ich mich dann entschlossen, mich als schon lehrende Professorin berufsbegleitend in Berlin zur Psychoanalytikerin ausbilden zu lassen. Ich habe mich also nochmals fünf Jahre lang sozusagen auf die Schulbank gesetzt.

Ich würde sagen, die eigenen Psychoanalysen haben mir eine ganze Menge gebracht. Ich habe zuerst in Wien eine kurze Analyse und dann in Berlin noch eine Jungianische Analyse gemacht. Der Wiener Psychoanalytiker war jemand, der einen scharfen diagnostischen Blick hatte. Das war im Grunde aber noch keine Therapie im engeren Sinn. Immer wenn er gerade noch eine freie Stunde gehabt hat, konnte ich ein- bis zweimal die Woche einspringen. Das heißt, ich wusste nie, wann ich hinkommen konnte, und das, was er dann erarbeitet hat, waren Diagnosen. Jemandem auf den Kopf zuzusagen, das und das läuft bei Ihnen nicht gut und daran liegt das, ist gefährlich. Aber seine Diagnosen haben mich tief beeindruckt. Er war sehr erfahren und konnte angemessen dosieren. Ich habe ihm und auch meinem Berliner Analytiker eine Menge zu verdanken.

Das mit der Jungianischen Analyse hat sich in Berlin allerdings aus etwas anders gelagerten Umständen und eher zufällig ergeben. Ich habe sie als Patientenanalyse begonnen und dann als Lehranalyse fortgesetzt. Das war in der Zeit, in der ich mich habe scheiden lassen, als unsere Tochter in der Pubertät war. Da hatte ich eine Menge Probleme, mit denen ich fertig werden musste. Ich habe bei meinem Berliner Therapeuten zwar auf der Couch gelegen, aber er hat sich so hingesetzt, dass ich ihn anblicken konnte. Das war etwas ganz anderes, als zu einer weißen Wand zu sprechen. Es handelte sich keineswegs um eine sehr abstinent-konservative, sondern eigentlich um eine integrative Therapieform, wie sie mir viel besser entspricht. Obwohl mir an der Theorie der Jungianer vieles nicht gefällt, habe ich an der Praxis meines damaligen Therapeuten vieles als positiv empfunden. Ich begriff jetzt erst einige praktische Unterschiede zwischen einer Freudianischen und Jungianischen Analyse. Ich habe meinen Berliner Analytiker dennoch mit meinem verhaltenstherapeutischen Hintergrund manches Mal provoziert und zum Beispiel gesagt: »Ich glaube nicht an das Unbewusste.« Der konnte mit solchen Provokationen sehr gut umgehen. Er hat seine Therapie mit sehr viel Menschlichkeit, Witz und Humor durchgeführt.

MF: Die Psychoanalyse hat dann in Ihrer therapeutischen Haltung und Praxis immer einen wichtigen Platz eingenommen. Was hat Sie daran so fasziniert?

EJ: Sie hat über meinen gesamten Werdegang hinweg für mich besondere Bedeutung gehabt, weil sie von der Pathologie bis in Alltag und Kunst hinein höchst ausgefeilte und interessante Theorien hat. Freud hat sich ja bekanntlich auch mit bildender Kunst, Literatur und Phänomenen wie dem Witz befasst. Er hat psychoanalytische

Kategorien für das Alltagsleben ausgearbeitet und literarische Werke analysiert. Das hat eine sehr komplexe Theorie ergeben, von der sich die Nachfolger in bestimmten Belangen immer wieder absetzten, aber mit der sie sich ebenso gut weiterentwickeln konnten. Dieser Prozess ist zum Beispiel bei der Gestalttherapie nicht so ausgeprägt. Es gibt ein paar Grundwerke der Gestalttherapie von Fritz Perls und Paul Goodman und ein paar Theoretiker, auch Soziologen, Hans Peter Dreitzel zum Beispiel, die an bestimmten, theoretischen Stellen weitergearbeitet und das Ganze in gesellschaftliche Zusammenhänge gestellt haben. Das alles ist jedoch nicht mit der Psychoanalyse zu vergleichen. Leider muss man außerdem kritisch feststellen, dass die Entwicklung der Gestalttherapie durch das neue Psychotherapeutengesetz in Deutschland gestoppt worden ist. Die Gestalttherapeuten sind nicht als Richtung anerkannt worden, die zur Approbation führt. Solch ein Gesetz wirkt mit der Zeit auf die Theoretiker zurück.

Zu Beginn meines Studiums herrschte noch eine streng positivistische Psychologie. Bei dem, was wir damals gelernt haben, stand noch die Physiologie im Vordergrund. Professor Rohrracher, der damals unser Professor war, hat die Psychoanalyse mit zwei Sätzen abgetan: »Wie soll man vom Unbewussten wissen? Worüber man nichts weiß, kann man auch nichts sagen.« Das war außerdem die Zeit, in der die katholische Kirche die Psychoanalyse mit äußerstem Misstrauen angesehen hat. Professor Frankl, der ebenfalls damals in Wien lehrte, hat gegen Freud gewettert und nur von dessen abwegigen Sexualitätstheorien gesprochen. Für ihn standen die Sinnfragen im Zentrum der Psychologie. Freud hingegen hat einmal gesagt, dass, wer nach dem Sinn frage, neurotisch sei. Psychologie, Existenzanalyse und Psychoanalyse passten einfach nicht zusammen.

Ein anthropologisches System zu finden, dass alles in sich enthält, ist allerdings kaum möglich. Es sind immer einzelne Perspektiven, die im Zentrum einer psychotherapeutischen Theorie stehen. Deshalb ist es ein großer Gewinn, dass es heute zum Beispiel vielfältige psychoanalytische Richtungen gibt.

Einseitige Deutungsansätze erweisen sich häufig als zu eng. Ich habe einmal in einer Supervision dem Supervisor erzählt, dass meine Patientin Skifahren gewesen und sehr unzufrieden zurückgekommen sei. Nichts habe ihr gepasst, weil der ganze Kurs nicht gut organisiert gewesen sei. Sie habe also ärgerlich reagiert. Der Supervisor meinte: »Die war ärgerlich, weil Sie sie verlassen haben.« Diese Deutung hat mich sehr überrascht und ich habe entgegnet: »Die Patientin war zum Skikurs. Da war ich nicht mit dabei. Ich war daheim.« Doch der Supervisor beharrte auf seinem Ansatz: »Das macht gar keinen Unterschied im Unbewussten. Die Patientin ist aggressiv auf Sie und daher hat ihr der Urlaub nicht gefallen. Sie wirft Ihnen unbewusst vor, Sie gehen lassen zu haben.« Das empfinde ich als ein verquer-konstruiertes Analysieren in der Folge von Melanie Klein. Die hat als einen grundlegenden Antrieb des Menschen Aggressivität und Neid gesehen, und dementsprechend war Aggression als Reaktion auf äußere Umstände kaum in ihrem Blickfeld. Es konnte nur die Reaktion auf eine frühkindliche Trennungserfahrung sein, wobei äußere Umstände im Hier und Jetzt keine Rolle spielen. Das beeinflusst dann eben auch die Deutungen. Jede Methode lässt sich derart ins Extreme ziehen, dass sie ihren Halt in der Realität und Praxis verliert.

Ich bin längst nicht mehr von den therapeutischen Methoden der traditionellen Psychoanalyse beeindruckt. Da muss man noch immer viel ändern, sich mit anderen Therapieformen befassen und neue theoretische und praktische Erkenntnisse integrieren. Ich bin dennoch nach wie vor von den reichhaltigen Theoriesystemen, die sich an die Psychoanalyse anknüpfen lassen, fasziniert.

VORBILDER UND WAGNISSE IN DER THERAPEUTISCHEN ARBEIT UND BEZIEHUNG

MF: Gab es für Sie berufliche Vorbilder?

EJ: In der Psychoanalyse gibt es einige Menschen, die mich beeindruckt haben, zu ihnen gehören mein Wiener und mein Berliner Analytiker. Professor Holzkamp, der an der FU Berlin lehrte, ist eines meiner wissenschaftlichen Vorbilder. Durch seine Überlegungen zum Menschenbild hinter den üblichen Experimenten und statistischen Methoden ist mir erst aufgegangen, dass man in der wissenschaftlichen Psychologie von einem verengten Bild des Menschen ausgeht. Das war damals noch keine selbstverständliche Sichtweise. Die kritische Psychologie, die ich durch ihn kennenlernte, bezeichnete er als Subjektwissenschaft. Sie müsse das Individuum nicht als Objekt, sondern Subjekt denken und vor allem auch die eigene Subjektivität kritisch reflektieren. Die Vorstellung, dass man alles auch aus einer anderen Perspektive sehen kann, war für mich sehr wichtig.

Ich habe dann 1978 an der Technischen Universität Berlin angefangen, mich mit qualitativen Methoden wie Interviews und Beobachtungen zu befassen. Dabei bin ich von den fortschrittlichen Ideen meines Kollegen Professor Heiner Legewie beeinflusst worden. Sein Weg als Wissenschaftler hat manche Kollegen, die nur der quantitativen statistischen Psychologie anhingen, enttäuscht.

Wir haben gemeinsam an Projekten gearbeitet und beispielsweise versucht, verschiedene Wege zu finden, wie man Texte in Bezug auf Kernkategorien auswerten kann. Inzwischen gibt es dazu viel Literatur. Damals befanden wir uns mitten in einer kontroversen Diskussion. Wir haben gemeinsam mit den Studenten erarbeitet, was hinter Fragebögen steckt und wie sich Meinungen auf andere Weise erforschen ließen. Da bot sich sehr oft das Interview an. Dieses dann auf eine klar nachvollziehbare Weise auszuwerten, aufgrund der sich ein stimmiges, korrektes Bild ergibt, war ein Problem, das wir beide gleichermaßen spannend fanden. Jetzt beschäftige ich mich weniger mit methodischen Fragen und mehr mit historischen Überlegungen. Von Legewie habe ich jedoch viel gelernt.

Was meinen weiteren Weg prägte, war meine Offenheit für Neues in der psychotherapeutischen Theorie und Praxis, getreu meinem Credo, dass man in der Psychotherapie verschiedene Methoden kennenlernen und ruhig miteinander verbinden sollte. 1998 habe ich in diesem Sinne zusammen mit dem Berufsverband Deutscher Psychologinnen und Psychologen die Berliner Akademie für Psychoanalyse (BAP) mitgegründet. Das war und ist bis heute das erste tiefenpsychologische Institut, an dem gleichzeitig Verhaltenstherapeuten und tiefenpsychologisch fundiert arbeitende Psychotherapeuten ausgebildet werden. Es hatte sofort großen Erfolg, wir mussten viele Ausbildungskandidaten abweisen. Mein besonderer Wunsch war, dass die Verhaltenstherapeuten und die tiefenpsychologisch fundierten Therapeuten eng zusammenarbeiten. Das ist zum Teil gelungen, wenn auch nicht so gut, wie ich das gewünscht hätte.

Die psychoanalytischen Institute hatten bis zur Gründung unseres Instituts nur Psychoanalytiker ausgebildet und ihnen nur gesagt, dass sie nun auch tiefenpsychologisch arbeiten dürften. Dazu gab es aber keine Curricula. Umgekehrt war ausschließlich tiefenpsychologisch zu arbeiten ohne Psychoanalyse-Ausbildung nicht möglich. Im Ausland ist das nie ein Thema gewesen, weder in Österreich noch in Holland, der Schweiz oder in Amerika. Dort hat es immer tiefenpsychologisch arbeitende Therapeuten gegeben, die nicht die psychoanalytische Ausbildung absolviert haben, sondern in anderen Ausbildungsgängen ihre Ausbildung erhalten haben. Dort hat man immer Mühe, unsere damaligen Kämpfe mit den Psychoanalytikern zu verstehen. Es ging dabei um Geld und Prestige, wie man sich denken kann. Auf einmal sollte eine Ausbildung wie die psychoanalytische nicht der einzige Zugang auch zu einer verwandten, aber nicht gleichen Therapieform sein.

Das, was wir im Institut angeboten haben, war in Deutschland etwas Neues, und obwohl sehr viele Psychologen an der Ausbildung interessiert waren, hatte sie unter Psychoanalytikern einen schlechten Ruf und ich war der Buhmann. Die Ächtung des Instituts, das eine Zeit lang sogar als Jaeggi-Institut tituliert wurde, ging von den psychoanalytischen Instituten aus. Man warf mir vor, ich würde mit meinen therapeutischen Konzepten die Psychoanalyse »verderben«. Von einem Kollegen, der an unserem Institut mitgearbeitet hat – wir mussten ja Psychoanalytiker als Lehrende einstellen –, habe ich ein Fax bekommen, in dem stand: »Ich kann bei dir nicht mehr mitarbeiten. Ich würde sonst meinen Analytiker genauso töten, wie ich meinen Vater getötet habe.« Das sind die Auswüchse eines ziemlich verrückten Deutungswahns.

Heute sieht das anders aus. Die Deutsche Psychologen Akademie hat 2010 im Auftrag des Berufsverbandes Deutscher Psychologinnen und Psychologen sogar die Psychologische Hochschule Berlin gegründet, die eine Weiterbildungsschule auf universitärem Niveau und staatlich anerkannt ist. Dort sind die Masterstudiengänge in tiefenpsychologisch fundierter Psychotherapie und Verhaltenstherapie mit einer Approbation zum Psychologischen Psychotherapeuten verbunden. Das Ausbildungskonzept hat sich somit bewährt und die Psychoanalyse hat begonnen, sich zu öffnen.

Inzwischen weiß jeder, dass ich die einzelnen Richtungen nicht starr nebeneinander betrachte. In diesem Sinne habe ich ein Buch mit dem Kollegen Volker Riegels über die »Techniken und Theorie der tiefenpsychologisch fundierten Psychotherapie« geschrieben. Wir propagieren beide eine psychoanalytische Therapie, in die Techniken aus anderen Richtungen, zum Beispiel aus der Verhaltenstherapie oder des Psychodramas, sofern sie in ein theoretisches Gebäude der Psychodynamik hineinpassen, integriert werden. Das heißt, ein Rollenspiel, systematische Hausaufgaben wie Tagebuchschreiben, können zum Beispiel problemlos in die Dynamik von Übertragung und Gegenübertragung einbezogen werden.

Die psychoanalytische Methode, wie Freud sie praktisch anwendete, ist heute nicht mehr in gleicher Weise umsetzbar, wie sie es früher einmal war. Sie müssen sich vorstellen, dass Freud Frauen und Männer der höheren bürgerlichen Schicht analysiert hat. Denen konnte er sagen, dass sie fünfmal in der Woche kommen sollten. Die Frauen hatten keinen Beruf und Kindermädchen, die ihre kleinen Töchter und Söhne versorgten, sowie Dienstmädchen, die sich um den Haushalt kümmerten. Sie konnten jeden Vor- oder Nachmittag zu Freud gehen. Wie soll das eine moderne Frau mit Kindern und Beruf schaffen? Wenn ein Patient bzw. Klient in der Kleinstadt oder auf dem Dorf wohnt, kann es sein, dass sein Therapeut in einem Nachbarort seine Praxis hat. Er muss also mit dem Auto zu ihm hin- und wieder zurückfahren. Hinzu kommt, dass Freuds Therapien drei bis fünf Monate dauerten. Die heutigen Therapien ziehen sich viel länger hin. Das schafft Abhängigkeiten, die zu unendlichen Analysen führen.

Die traditionelle Analyseform, sich hinzusetzen, den Patienten nicht anzusehen und zu sagen: »Reden Sie mal«, ist für die einen hilfreich, für die anderen traumatisierend. Besser geholfen ist den meisten Menschen, wenn der Therapeut aktiver ist und auch fragend und nur ab und zu deutend tätig wird. Zum Beispiel könnte er Folgendes sagen: »Überlegen Sie einmal, seit wann es Ihnen so schlecht geht. Was war denn da? Erzählen Sie doch mal genauer.« Auf diese Weise kommt der Patient selbst auf Ideen, was es zum Beispiel sein könnte, das dazu führt, dass sein Blutdruck fortwährend ansteigt. Das ist eine andere Art des Therapierens: Keine lange Analyse, sondern ein bis zwei Sitzungen die Woche, in denen man einander sieht und die Methoden flexibel sind.

Manche Klienten haben jedoch das Gefühl, sie benötigen ein Leben lang therapeutische Begleitung. Wenn sie es sich leisten können, setzen sie die Sitzungen Jahr für Jahr weiter fort. Es soll ja amerikanische Stars geben, die bereits dreißig Jahre in Psychoanalyse sind. Da stellt sich dann natürlich die Frage, welche Funktion das hat. Handelt es sich in solchen Fällen nicht vielmehr um eine Lebensbegleitung als um eine Therapie? Es kann sehr angenehm sein, einen intelligenten Zuhörer und Reflektor meiner Gedanken zu haben. Darum, eine konkrete Störung oder ein bestimmtes Problem zu therapieren und zu bearbeiten, kann es in solchen Fällen nicht mehr gehen. Woody Allen hat diese Art von Therapie in einigen seiner Filme thematisiert und auch ironisiert.

Eine langjährige Therapie kann aber für schwer gestörte und sehr labile Menschen sinnvoll sein. In solchen Fällen kommt es weniger darauf an, die verschiedenen mit der Störung verbundenen Themen abzuarbeiten. Es ist vielmehr zentral, dass der psychisch Labile weißt, dass es den Therapeuten gibt, zu dem er regelmäßig geht. Manchen Menschen hilft man, indem man ihnen eine feste Struktur bietet, innerhalb derer sie sich mit ihren Problemen aufgehoben fühlen können, weil sie sich mit ihnen auf diese Weise nicht allein gelassen fühlen. Die Treffen sollten dann jedoch nicht viermal, zweimal oder einmal in der Woche stattfinden, sondern eher einmal im Monat oder auch alle 14 Tage und dann immer an einem bestimmten Wochentag zu einer bestimmten Uhrzeit, zum Beispiel alle zwei Wochen montags von 11 bis 12 Uhr. Nur wird man in solchen Fällen Schwierigkeiten haben, das Gesundheitssystem von der Notwendigkeit einer solch langen Therapie zu überzeugen. Außerdem können die Ferien des Therapeuten oder eine Krankheit, die die Struktur stören, eine Krise beim Patienten auslösen. Ist das Innenleben des Patienten stark und grundsätzlich verunsichert, klammert er sich an die äußeren Routinen. Wer weiß, er muss um neun Uhr im Büro sein, dem gelingt es vielleicht, trotz seiner Depression bzw. depressiven Stimmung aufzustehen und nicht im Bett liegen zu bleiben. Bei einer schweren Depression versagen aber derartige Hilfen. Routinen helfen, können aber auch zur Langeweile werden und einem zeigen, dass es Zeit wird, etwas zu verändern. Den einen geben Routinen den nötigen Halt, bei anderen führen sie zu Konflikten.

MF: Sie haben einmal geschrieben, dass der Therapeut echte Gefühle darstellen, aber nicht echt damit umgehen dürfe. Wie ist das gemeint?

EJ: Mir liegt daran, dass der Patient merkt, dass es sich um eine echte und keine konstruierte Beziehung handelt. Das ist der Grund, weshalb ich davon überzeugt bin, dass man sich als Mensch nicht hinter einer therapeutischen Fassade verstecken darf, sondern auch mal eine Meinung äußern, Humor zeigen, das Gesicht verziehen, lachen oder, weil es passt, eine Geschichte aus seinem Leben erzählen kann. Wenn man klar zwischen einer Übertragungsbeziehung, einer therapeutischen Beziehung oder einer pädagogischen Beziehung unterscheidet, dann ist das alles möglich und nicht nur legitim, sondern notwendig. Mein Mann sagt manchmal, wenn ich aus dem Behandlungszimmer komme: »Na, heute muss es bei euch lustig gewesen sein«, weil so oft gelacht wurde.

Für meine Echtheitsforderung bin ich vor allem von den Psychoanalytikern kritisiert worden. Denn sie beruht auf meiner negativen Einstellung der Neutralitäts- und Abstinenzforderung der klassischen Psychoanalyse gegenüber und auf meinem Therapiekonzept, das theoretisch in der Psychoanalyse wurzelt, aber technisch Flexibilität zulässt, über die ich bereits gesprochen habe. Man sollte in dem Moment, in dem man mit einer anderen Person konfrontiert wird, immer man selber sein und insofern echt, dass man seine Gefühle nicht unterdrückt und etwas vorheuchelt. Es geht aber nicht darum, das, was man empfindet, explizit zu äußern. Gefühle zeigen sich oft nonverbal. Das gehört mit zum Menschen und das Mitempfinden und Mitreden zur therapeutischen Beziehung.

Zugleich bleibt einem bewusst, worum es in der therapeutischen Beziehung geht, das heißt, worauf die Beziehung basiert und abzielt. Im Zentrum steht das Problem oder Thema, das der Patient einbringt. Der Therapeut fühlt sich nicht nur menschlich, sondern zugleich professionell ein. Gefühlsausbrüche des Therapeuten, die ein angemessenes Mitempfinden überschreiten, widersprechen somit der Beziehungssituation. Nähe und Distanz werden anders als in einer privaten Beziehung geregelt. Es ist dementsprechend nicht ideal, als Therapeut in einer Sitzung zum Beispiel sehr viel mitzuweinen. Es ist bei mir dennoch vorgekommen, wenn mich etwas sehr bewegt hat.

Vor allem, wenn ein Kind, eine Tochter, ein Sohn gestorben waren oder sich umgebracht hatten, ging mir das nahe. Das muss man nicht verbergen, doch ich erinnere mich an eine Frau, deren 3-jähriger Sohn durch eine Krebserkrankung gestorben war, bei deren Erzählung ich ebenso viel wie sie selber geweint habe. Als Mutter konnte ich nur schwer Distanz gewinnen und die Tränen zurückhalten. Ich habe mich bei der Patientin deswegen entschuldigt. Sobald sie die Tür hinter sich geschlossen hatte, hörte ich auf zu weinen und konnte mich auf den nächsten Patienten einstellen. Selbst hier hat sich also gezeigt, dass die berufliche Empathie etwas anderes ist als die familiäre oder freundschaftliche. Der Therapeut reagiert emotional anders als bei einem Familienangehörigen. Wenn ein Therapeut mit einem Patienten redet, ist er emotional beteiligt, weiß aber zugleich, dass sich die Beziehung außerhalb seines eigenen Lebens abspielt, dass er nicht direkt betroffen ist. Das ist Teil der Professionalität. Deshalb habe ich den Therapeuten mit einem Schauspieler verglichen. Ein guter Schauspieler weint echte Tränen, obwohl sie nicht sein eigenes Leben betreffen und er mit dem Weinen aufhört, sobald die Szene vorbei ist. Ein Schauspieler, der weint, weil er weiß, dass er jetzt weinen muss, kann sehr großen Eindruck machen. Es gibt von Diderot einen Essay über einen Schauspieler, in dem es sehr anschaulich heißt: »Die Tränen des Schauspieler rinnen aus seinem Gehirn herab, jene des empfindsamen Menschen steigen aus seinem Herzen empor.«

Mir hat früher, als die Psychoanalyse das Neutralitätsgesetz noch sehr streng gesehen hat, ein Supervisor von einer Borderline-Patientin erzählt, die ganz schwierig und aggressiv gewesen sei, ihn fortwährend beschimpft habe. Sie habe ihm nach acht Jahren Therapie gesagt: »Sie sind ja nichts als ein Stein!« Es sei ihm unbegreiflich, doch er habe ihr geantwortet: »Aber ich bin kein Stein!« Wie habe er das nur sagen können! Solch eine persönliche Äußerung! Er sei so entsetzt über sich gewesen, dass er gleich nach England zu einer sehr guten Supervisorin gefahren sei, um zu bearbeiten, wie er sich der Patientin derart persönlich habe zeigen können. Da hat sich heute in der Haltung der Psychoanalytiker bereits viel verändert und ich bin zufrieden, weil ich aufgrund meiner eigenen Haltung und meines beruflichen Werdegangs dazu beigetragen habe und diesbezüglich eventuell dem einen oder der anderen ebenfalls als ein Vorbild dienen konnte.

MF: Inwiefern lässt sich dann noch immer von therapeutischer Distanz sprechen?

EJ: Der Therapeut ist situativ distanziert und beteiligt. Wenn fünfzig Minuten um sind, sollte er den Patienten vergessen, denn es kommt der nächste. Natürlich bleiben einem manche Patienten mehr im Gedächtnis. Einige Patienten sind einem lieber als andere. Es gibt Patienten, die einem unsympathisch sind. Das kann sich ändern, aber auch so bleiben. Ich hatte einen Mann als Patienten, der war mit allem unzufrieden. Alle haben ihn böse behandelt, in seinem Leben war alles nur schrecklich. Da hatte ich oft das Gefühl, dass ich von diesem Patienten genug habe und dass das alles keinen Sinn mache. Ich habe mir vorgeworfen, was ich für eine schlechte Therapeutin sei, weil ich den Mann so wenig mochte.

Es half mir schließlich, mir zu sagen, wie armselig sein Leben sei und wie schlimm es für ihn sein muss, keine Freude zu spüren. Dadurch konnte ich mir doch noch ein echtes Verständnis für ihn erarbeiten und habe darüber hinaus gemerkt, dass er mich mag. Das war mir zwar ein bisschen verdächtig, aber es war sehr klar, dass er wusste, dass ich keinerlei Tendenzen in dieser Richtung hatte. Bei ihm spielte zudem nicht mehr als eine leise Verliebtheit mit in die Therapie hinein. Ich wusste aus beruflicher Erfahrung, dass das helfen kann, solange es nicht aktivere Gestalt annimmt und auf diese Weise destruktiv wird. Ich habe ihn also nicht weggeschickt.

Zwei Jahre nach der Therapie ist er noch einmal zu mir gekommen. Er hat mir erzählt, wie wohl ihm die Therapie getan und wie sich sein Leben inzwischen verändert habe. Er hatte zu seinem Christentum zurückgefunden. Dabei hatten wir nie über seinen Glauben gesprochen. Er hatte nur einige Male sein Interesse für theologische Literatur erwähnt. Das hatte auch mich interessiert, und so erzählte er mir manchmal, womit er sich gerade beschäftigte. Es ging dabei sehr oft um Fragen der Unsterblichkeit der Seele, um ein Weiterleben nach dem Tod und Ähnliches. Nie aber hatte er sich selbst als religiösen Menschen bezeichnet. In den Gesprächen nachher meinte er, wir hätten zwar wenig über Religion gesprochen, aber irgendwie sei die Therapie bei ihm doch in eine Richtung gegangen, die ihn dazu gebracht habe, sich mit einem evangelischen Pastor zu befreunden, der ihm jetzt eine Art Begleiter geworden sei. Er arbeite jetzt in seiner Gemeinde mit und das helfe ihm auch, seine immer wieder durchbrechenden negativen Stimmungen aufzuhellen.

MORALISCHE BEDENKEN UND GRENZEN IN DER THERAPIE

MF: Gibt es Patienten, deren Behandlung Sie von vornherein ablehnen?

EJ: Es gibt moralische Maßstäbe, die mir viel bedeuten. Erzählt ein Patient mir im Erstgespräch von Handlungen und Verhaltensweisen, die gemäß meiner Werteordnung verwerflich sind, weiß ich, dass es mir unmöglich ist, mit ihm mitzuempfinden und die für eine Therapie notwendige Teilnahme aufzubringen. Solche Fälle sind selten vorgekommen. Ich habe zum Beispiel eine Frau nicht therapieren wollen, die ihren Mann und ihre zwei Kinder verlassen hatte. Sie hat mir ihren Mann als verantwortungslosen Alkoholiker geschildert und erzählt, dass sie ihm dennoch die beiden Kinder überlassen habe. Es sei ihr nur ohne Kontakt zu den Kindern möglich, sich selbst zu finden.

Dass ich einen erwachsenen Menschen verlasse, weil ich feststelle, dass wir nicht zusammenpassen, ist verletzend, aber meines Erachtens nicht unmoralisch. Aber Kinder im Stich und bei einem Menschen zu lassen, von dem ich weiß, dass er sie nicht gut behandeln wird, halte ich für gewissenlos.

In einem anderen Fall ist eine Frau von selbst nach einiger Zeit nicht mehr zu mir gekommen, weil sie gemerkt hat, dass ich ihr Verhalten verurteile. Sie hat ihre zwei Kinder wegen eines Geliebten verlassen. Bis heute geht mir das nach. Sie hat den Koffer gepackt, und als ihre 3-jährige Tochter, die im Vorgarten spielte, sie fragte:

»Mami, wann kommst du wieder?«, geantwortet: »Bald.« Das Kind hat sie zwanzig Jahre lang nicht mehr gesehen. Die Frau hatte sich von der Vorstellung leiten lassen: »Jetzt bin ich glücklich und ich habe ein Recht auf mein Glück.« Es ist ihr dennoch die zwanzig Jahre nachgegangen, aber sie weiß inzwischen, dass aus ihrem Kind etwas geworden ist. Zu mir sagte sie: »Meiner Tochter geht es wunderbar. Sie ist eine erfolgreiche Ärztin.« Während sie das zu mir sagte, ging mir durch den Kopf: »Ich möchte mal hören, was die Kinder dazu sagen.« Ihr Egoismus war mir zuwider. Deshalb war es für sie besser, zu gehen und sich einen anderen Therapeuten zu suchen. Ich denke, sie hat meine Abneigung gespürt. Ein Therapeut, der merkt, dass er einen Patienten für sein Handeln verurteilt und dadurch nicht fähig ist, eine empathische Beziehung zu ihm zu entwickeln, sollte den Patienten fortschicken oder die begonnene Therapie beenden.

MF: Wie sieht es im umgekehrten Fall aus? Was ist, wenn ein Therapeut sich in einen Patienten bzw. eine Therapeutin in einen Patienten verliebt oder gar eine Liebesbeziehung mit ihr bzw. ihm anfängt?

EJ: Das gibt es viel öfter, als man früher gedacht hat. So waren die Psychoanalytiker lange der Auffassung, bei ihnen komme eine Liebesbeziehung zwischen Therapeut und Patient so gut wie nie vor. Wie die Forschung gezeigt hat, stimmte das damals so wenig, wie es heute stimmt. Egal, ob Gestalttherapeut, Verhaltenstherapeut oder Psychoanalytiker: Immer wieder einmal passiert es, dass ein Therapeut oder eine Therapeutin die emotionale Distanz verliert. Wird dann aus der therapeutischen Beziehung ein Liebesverhältnis, erweist sich das immer als gefährlich für den Patienten oder die Patientin. Er bzw. sie fühlt sich zu Recht missbraucht. Für Frauen ist das Risiko, Opfer sexueller Übergriffe des Therapeuten zu werden, erheblich höher als für Männer.

Das, was ein liebender Therapeut tut, erinnert in manchem an ein Elternteil, das sein Kind missbraucht. Es muss sich dabei gar nicht unbedingt um einen sexuellen Missbrauch handeln. Es reicht, wenn der Therapeut anfängt, seine eigenen Probleme darzustellen und sie dem Patienten aufzubürden. Der Therapeut ist derjenige, dem sich der Patient anvertraut. Wird seine Rolle und Funktion uneindeutig, geraten das ganze Beziehungsgefüge und Vertrauensverhältnis, auf denen die Therapie beruht, aus dem Gleichgewicht. Die Patienten wissen nicht mehr, woran sie sind, verlieren emotional und psychisch an Stabilität.

Ich habe Berichte von Therapeuten gelesen, die eine sexuelle Beziehung zu Patientinnen aufgenommen und der Kasse die Stunden berechnet haben. Sexuelle Übergriffe von Therapeuten sind kriminell und zum Glück entsprechend strafbar. Werden sie bekannt und angezeigt, hat der Therapeut lebenslang Berufsverbot.

Bei sehr wenigen Ausnahmen handelt es sich nicht um einen sexuellen Missbrauch von Seiten des Therapeuten bzw. der Therapeutin. Es kann geschehen, dass sich eine gegenseitige, von beiden Seiten gleichermaßen gewünschte Liebesbeziehung entwickelt. Lieben sich Therapeut und Patientin bzw. Therapeutin und Patient – natürlich ist ebenso gleichgeschlechtliche Liebe denkbar – muss klar sein, dass das ein Ende der therapeutischen Beziehung und damit auch der Therapie ist. Wenn so etwas passiert, sollte der Kontakt eine Zeit lang ruhen, so dass man herausfinden kann, ob es sich nicht nur um Projektionen handelt und inwiefern die Liebesbeziehung ohne den therapeutischen Zusammenhang Bestand hat.

Dass Patienten sich häufig in ihren Therapeuten verlieben, hängt bekanntermaßen nicht mit der Persönlichkeit des Therapeuten zusammen, sondern mit Projektionen der Patienten. Auf den Therapeuten werden Eigenschaften übertragen, die mit unbewussten Wünschen, Idealen und Erfahrungen zu tun haben. Wenn der Patient merkt, dass der Therapeut dem angedichteten Bild nicht entspricht, kann er abstürzen. Das sind Situationen, die in einer Therapie aufgefangen und fruchtbar gemacht werden. Es gibt jedoch Situationen, in denen ein Patient sehr feinfühlig wahrnimmt, wer der Therapeut eigentlich ist.

DAS BÖSE ALS BEZIEHUNGSKATEGORIE

MF: Wenn wir uns auf einen größeren Kontext beziehen, dann gehen wir häufig davon aus, dass unsere Kultur und unsere moralischen Grundsätze auf dem Christentum basieren. Dort spricht man von guten und bösen Menschen. Wie sind solche Kategorien einzuschätzen und was ist das Böse aus einer psychoanalytischen Sicht?

EJ: Mit Gut und Böse sollte man als Psychoanalytiker nicht operieren. Aufgrund meiner professionellen Perspektive weiß ich, dass auch der brutalste Mensch in einem Konflikt steht und in diesem Konflikt nicht nur seine Brutalität steckt, sondern beispielsweise auch die Angst vor dem, was ihm wehtut. Das ist einer der Gründe, warum in der Psychoanalyse sehr viel Wert auf die Vorgeschichte gelegt wird. Gewalttätige und brutale Verhaltensmuster lassen sich aus früheren Verletzungen und Opfererlebnissen des heutigen Täters heraus verstehen.

Dennoch habe ich aus moralischer Perspektive ein Problem mit Grausamkeit. So passiert es mir, dass ich bei Patienten auf gewissenlose Handlungen stoße, die mir die Analyse menschlich nicht zugänglich macht und die ich somit für böse halte. Ich finde es böse, dass eine Mutter ihre beiden Kinder verlässt, weil sie einen Geliebten hat. Ich war in dem Moment moralisch negativ gegen sie eingestellt, als sie mir zufrieden über ihre Tochter sagte: »Der geht es sehr gut. Die ist Ärztin«, nachdem sie diese nach zwanzig Jahren wiedergesehen hatte. Damit schien für sie alles in Ordnung, was sie getan hatte. Ich kann sehen, dass die Frau so geworden ist, weil ihr das Muttersein offensichtlich widerstrebt. Ich bin mir sicher, dass das mit ihrer Vorgeschichte zusammenhängt.

Das heißt, für mich als Mensch gibt es eine Kategorie des Guten und Bösen, die mir als Analytikerin allerdings hin und wieder ein schlechtes Gewissen macht. In bestimmten, seltenen Fällen würde ich tatsächlich von bösen Menschen sprechen, halte mich damit jedoch sehr zurück. Ich lehne dann eine Therapie ab, weil diese mich überfordern würde. Meine Mutter hat die ganze Welt in Gut und Böse eingeteilt. Für sie war das eine religiöse Kategorie, die ihre gesamte Lebenseinstellung ausmachte. Das ist bei mir aber natürlich nicht so.

MF: Es klang bereits einige Male an, dass Sie katholisch erzogen worden sind. Inwiefern hat die Tatsache, dass bei Ihren Eltern das Christentum eine große Rolle spielte, Ihre Einstellungen geprägt?

EJ: Religion war bei uns zu Hause das, was über allem stand und alles bestimmte, aber nie bedrückend war. Es war meine Mutter, die dafür sorgte, dass mir vieles in unserem Alltag, was mit dem Katholizismus unserer Familie zusammenhing, als schön erschien. Der Kirchgang und die kirchlichen Feste, das alles war in den Händen meiner Mutter. Jedes Fest hat sie gestaltet. Im Advent zum Beispiel wurde jeden Tag eine Lesung abgehalten. Die Tages-Heiligen wurden besprochen und Lieder gesungen.

Bei meiner Mutter war alles vom christlichen Glauben durchdrungen, das Äußere und das Innere, die alltäglichen Handlungen und die Einstellung, bei meinem Vater war es vor allem die menschliche Gesinnung und innere Haltung, sein Widerstand gegen die Nationalsozialisten und dann seine positive Einstellung gegenüber den Kommunisten, obwohl er zur konservativen Partei gehörte. Zu seinen Stärken in der Nachkriegszeit gehörte, dass es bei ihm kein Proporzdenken gab. Er hat immer erzählt, dass er im KZ so wohl viele Kommunisten als auch Sozialisten kennengelernt habe und sie sich alle gut verstanden hätten. Obwohl in meiner katholischen Familie keiner je die sozialistische Partei gewählt hat, hat mein Vater die Sozialisten und Kommunisten nie schlechtgemacht, sondern immer auch zu diesen anderen, nicht-christlichen demokratischen Parteien gehalten.

Die Ablehnung der Nationalsozialisten war bei meinen Eltern somit vor allem aus ihrem christlichen Glauben heraus entstanden. Meine Mutter hat außerdem das militärische Auftreten zutiefst verabscheut. Sie hat es weder ertragen, dass jemand die Hacken zusammengeschlagen hat, noch, wenn jemand blechern redete. Hitlers Reden wurden bei uns daheim immer karikiert.

Die bürgerlichen und katholischen Normen meiner Eltern waren mir aber zunehmend zu eng. Ich musste mich langsam aus der religiösen Sozialisation lösen. Bereits als junge Frau habe ich mein eigenes, intellektuell-psychologisches und freieres Menschenbild entwickelt. Mein erster Mann war wie gesagt Sozialist, mit ihm habe ich in ganz anderen Kreisen als denen meiner Eltern verkehrt. Es hat mir viel bedeutet, mit unterschiedlichen Denksystemen vertraut zu werden und zu erfahren, dass man auch ganz anders als in meinem Elternhaus denken kann. Einer meiner Leitsprüche war immer: Der Königsweg des Denkens ist der Vergleich. Ich habe schnell begriffen, wie ich die beiden Systeme, mein religiös-moralisches und mein analysierend-psychologisches auseinanderhalten muss. Sie harmonieren nicht immer miteinander, aber gerade die Reibung hält einen lebendig und wach. Anders ist es mit den christlichen Werten: Treue, Nächstenliebe, Liebe und Familie, und den Werten der Sozialisten: Freiheit, Gleichheit und Brüderlichkeit. Das sind nicht unbedingt diametral entgegengesetzte Werte.

Es gibt Werte und menschliche Stärken meines Elternhauses, die ich bis heute schätze und in mir trage. Ihre Verurteilung der Nationalsozialisten ist etwas, das mittlerweile viele Menschen teilen, und hat sehr viel mit der Betrachtung von Gewalttätern als böse zu tun.

Es gibt Kollegen, die können mit Gewalttätern, mit Mördern und Kindervergewaltigern arbeiten. Ich könnte es nicht. Wenn jemand ein Kind oder mehrere umgebracht hätte, könnte ich mich selbst mit dem Wissen, dass er selbst als Kind geprügelt und gedemütigt worden sei, nicht von der Vorstellung seiner Tat befreien und sie begreifen. Zum Glück bin ich noch nie gefragt worden, ob ich mit einem Vergewaltiger oder Mörder arbeiten wolle.

In einer Supervision hat mir einmal eine Frau von ihrer Arbeit mit Sexualstraftätern erzählt. Ihr Patient habe einem anderen den Penis abgeschnitten und ihn in eine Lampe hineingelegt. Ich wusste sofort: »Den könnte ich nicht therapieren.« Eine Mutter, die ihr Kind umbringt, ist etwas Entsetzliches. Das als Psychotherapeut zu ertragen und zu behandeln, stellt eine besondere Herausforderung dar. Es rüttelt an den Grundfesten unserer Kultur, die einem sagen, was menschlich ist.

Wenn einer seine Frau schlägt, dann werde ich bereits sehr viel mehr Verständnis aufbringen müssen als bei einem Zwangsneurotiker, der sich fortwährend die Hände waschen muss. Ich schaue, wie das mit der Gewalt in seiner eigenen Familie aussah, was ihn gerade an dieser Frau reizt usw. Das kann ich vielleicht behandeln und menschlich begreifen, ohne dass ich ihn als durch und durch böse ansehe. Wenn einer dem anderen jedoch den Kopf abschlägt und dabei lacht und das ganz toll findet, habe ich große Mühe, mir das analytisch klar zu machen und als menschlich einzustufen.

DIE VERROHUNG IN DEN BEZIEHUNGEN EINER GANZEN GESELLSCHAFT

MF: Inwiefern spielen bei Gewalttaten und Unmenschlichkeiten kulturelle und gesellschaftliche Faktoren eine Rolle?

EJ: Unter den Bedingungen einer kapitalistischen Welt gibt es grausame Straftaten wie zum Beispiel die Entführung von Kindern, um ihre Organe zu verkaufen. Es ließe sich somit behaupten, dass das kapitalistische Gesellschaftssystem einer Gewalt zuträglich ist, bei der das materielle Interesse alles andere außer Kraft zu setzen scheint. Ich glaube nicht, dass man alle derartigen Verbrechen auf Kindheitserfahrungen zurückführen kann. Der Kapitalismus hat vieles ökonomisiert. Nicht nur im medizinischen Bereich ergeben sich daraus Diskussionen im Hinblick auf die Menschlichkeit im Umgang miteinander. Ich habe unlängst im Tagesspiegel einen Artikel aus dem Jahr 2014 über das Leben im Altersheim mit dem Titel »Kein pfleglicher Umgang« gelesen. Viele Altersheime sind inzwischen in privater Hand. Sie wollen an den alten Menschen vor allem Geld verdienen. Was da alles versäumt wird, stimmt mich bedenklich hinsichtlich der Menschlichkeit unserer kapitalistischen Gesellschaft. Ich bin der Auffassung, dass es eine Art der Verrohung gibt, die eine ganze Gesellschaft oder Subgruppe der Gesellschaft erfasst. Im Zusammenhang der Identifizierung mit Gruppen und ihren Führern haben wir dieses Thema aus einem anderen Blickwinkel bereits gestreift.

MF: **Über die Pathologien der Führenden gibt es Untersuchungen. Wie sieht das aber mit den vielen Anhängern, die psychisch verrohen, aus?**

EJ: Hitler selber war hoch neurotisch. Das gilt sicher nicht für jeden der KZ-Ärzte, die nach dem Krieg unauffällig verschwunden sind. Es waren oft beliebte Ärzte, die besonders freundlich zu Kindern waren. Und von denen die Patienten und Nachbarn sagen, dass sie reizend gewesen seien. Dennoch haben sie Versuche mit Kindern gemacht. Da ist man schon sehr verblüfft. Wer sich die Listen der Ärzte ansieht, die das gemacht haben, kann nicht mehr behaupten, dass das nur Ausnahmen und kranke Menschen gewesen seien. Das gerade erst erschienene Buch »Hippokrates in der Hölle. Die Verbrechen der KZ-Ärzte« von Michael Cymes hat diesbezüglich Spurensuche betrieben. Wenn ich Auschwitz bedenke, kann ich mir nicht vorstellen, dass jeder Lagerleiter in seiner Kindheit nicht genug Liebe erlebt hatte und deswegen die Menschen, sogar Kinder mitleidslos ins Gas trieb. An dieser Stelle wird es schwierig mit den therapeutischen Konzepten psychischer Störungen. Es gibt Menschen, denen Grausamkeit Freude bereitet. Das lässt sich bestimmt unter das Label »Perversion« fassen. Man kann Menschen darüber hinaus dahingehend beeinflussen, dass sie sicher sein können, mit ihren unmenschlichen Gewalttaten Gutes zu tun, weil sie sie gegen eine minderwertige oder böse Menschenrasse anwenden und es für die Welt besser ist, wenn diese Rasse ausgelöscht wird. Den IS-Anhängern wird gesagt, Allah werde zufrieden sein. Zu töten, um die Welt zu retten, sei eine gute und nicht böse Tat.

Man hat mir unlängst erzählt, dass die kleinen Kinder, die die Radikalislamisten entführen und zu Kindersoldaten ausbilden, zwei Teddys bekommen. Und ihnen wird gesagt: »Das ist der gute und das der böse, und dem bösen hackst du jetzt den Kopf ab.« Es ist also kaum verwunderlich, wenn später Menschen ohne schlechtes Gewissen Menschen foltern und ihnen die Köpfe abhacken.

Bei sehr jungen Leute lässt sich leichter sagen, dass es nur eine Verirrung aufgrund von pubertären Allmachtsfantasien gewesen sei: »Nehmen wir sie wieder in die menschliche Gemeinschaft auf.« Sind es die Führer dieser jungen Leute, wird man nicht mehr bereit sein, sie aufzunehmen, sondern sagen: »Wir sperren sie lebenslang weg.«

Wie erwachsene Menschen relativ rasch von braven Berufsschulabsolventen zu Gewalttätern werden, ist als Massenphänomen erklärbar. Das Phänomen löst bei mir dennoch immer wieder emotionales Entsetzen und Fassungslosigkeit aus. Es geht mir nur schwer aus dem Kopf, wie in einem Werbespot der IS ein erwachsener Mann im Wasser herumplantscht und ständig wiederholt: »Djihad macht Spaß! Kommt doch auch! Djihad macht Spaß!« Auf wen wirkt so etwas verführerisch? Manche Menschen sind offensichtlich empfänglicher dafür, ihre Normen zu verändern oder dem Sog manipulativer Werbekampagnen zu verfallen, als andere. Das scheint von der Persönlichkeit und bedingt vom gesellschaftlichen Ort eines Menschen abzuhängen. Oftmals handelt es sich gerade um Menschen, die zuvor besonders unauffällig und normal wirkten. Wenn man sich die Lebensläufe im Nachhinein anschaut, waren die meisten durchschnittliche Menschen, zum Beispiel nette Familienväter, die ihre Kinder lieben und Mitleid mit anderen haben. Sie begehen auf einmal Grausamkeiten, an die sie zuvor nie in ihrem Leben gedacht haben – und zwar ohne schlechtes Gewissen.

Ein Freudianer würde sagen, dass Aggressionen in jedem Menschen stecken. Bei einer entsprechenden Umwelt lassen sie sich hervorlocken. Dann dominieren die Lust am Zerstören, die Lust, andere Menschen abzuwerten, und weitere destruktive Lüste. Der Mensch ist grundsätzlich nicht nur gut, sondern ebenso böse. Jeder Mensch kann sich wandeln, zunächst gut und später böse sein. Man kann natürlich auch davon ausgehen, dass nicht jeder dazu fähig ist, derart aggressiv und grausam zu sein. Denn es gibt auch die Gegenbeispiele zu denen, die sich manipulieren lassen: Menschen, die sich auf keinen Fall unterwerfen, die ihren eigenen Weg weitergehen. Wir kennen das alles. Menschen sind flexibel und doch auch wieder beständig. Natur und Kultur, innere und äußere Einflüsse sind untrennbar miteinander verbunden. Deshalb ist sehr schwer zu sagen: »Das ist unnatürlich und das ist natürlich. Das ist normal und das ist unnormal. Das ist menschlich und das nicht.« Dass der Mensch auch ein Kulturwesen und nicht nur ein Naturwesen ist, diese Erkenntnis ist eines der großen Verdienste von Freud – auch wenn er nicht der Einzige ist, der das erkannt hat.

KEINE LIEBE UND KEIN MENSCH OHNE KONFLIKT

MF: Ist es nicht vor allem das Unbewusste, das die Psychoanalyse Freud verdankt?

EJ: Freud hat das Unbewusste nicht erfunden, wie manche glauben. Das hat es schon lange zuvor gegeben. Das zwischen 1783 und 1793 von Karl Philipp Moritz herausgegebene »Magazin zur Erfahrungsseelenkunde« hatte unter anderem frühe Kindheitserinnerungen und Traumerfahrungen zum thematischen Schwerpunkt. Der Philosoph Christian Wolff verwendete 1720 als Erster den Begriff des Bewusstseins. Bei seinem Schüler Ernst Platner, einem Philosophen und Mediziner, finden wir die Ausdrücke »bewusstlose Vorstellungen« und »unbewusste Ideen«. Der Maler, Arzt und Naturphilosoph Carl Gustav Carus soll 1840 den Fachbegriff des »Unbewussten« in die Psychologie eingeführt haben. Das Unbewusste war Thema in vielen Romanen, bevor es so benannt wurde. Um zu erfahren, dass Menschen nicht wissen, wovon sie getrieben werden, und dass sie sich Illusionen über sich selbst und andere machen, hat es Freud nicht gebraucht. Aber er hat es, wie kein anderer, systematisiert und erforscht.

Man kann das Unbewusste in sehr unterschiedlicher Weise fassen. Bei Freud ist es der brodelnde Kessel der verschiedenen Triebe, die im Konflikt miteinander liegen. Bei Carl Gustav Jung ist es auch eine Ressource. Es gibt ein Triebreservoir und Konflikte, aber auch die Möglichkeit, aus dem Unbewussten Befriedigung zu schöpfen und Ergänzung zu finden. Für mich ist das eine Psychologie, die bereits in eine Richtung geht, die ich »Schönwetter-Psychologie« nenne. Das findet sich noch viel stärker bei Carl Rogers. Bei ihm hat der Mensch den Drang zur Selbstverwirklichung: Der Mensch ist gut, wenn man ihn nur lässt. Das ist meines Erachtens eine den Menschen idealisierende Vorstellung. Der eigentlich gute Mensch wird bei Rogers durch die Umwelt böse. Die Bibel kennt den Sündenfall, von dem an wir alle böse sind – und das von Jugend an. Bei Jung und Rogers ist der Mensch von Anfang an gut.

MF: Es gibt bei Jung das Konzept des Schattens, das sowohl eine individuelle als auch kollektive Komponente hat. In diesem Schatten stecken die dunklen und bösen Aspekte sowohl der Persönlichkeit als auch der Menschheit.

EJ: Dieser Schatten ist bei ihm nicht nur ein Reservoir für böse Impulse, sondern ebenso für gute. Das Unbewusste ist ein Schatz, den man heben muss, um seine unvollkommenen Teile vollkommen zu machen. Bei Jung gibt es darüber hinaus die Typenlehre, die meiner eigenen psychologischen Position mehr entgegenkommt. In der Therapie ist es zum Beispiel wichtig, dass beim Patienten nicht nur einseitig der emotionale Typ bzw. Anteil, sondern auch der kognitive zu seinem Recht kommt.

Es ist die Positive Psychologie, die in den 1990ern von dem Amerikaner Martin Seligman ausging, mit der ich gar nichts anfangen kann. Viele ihrer Begriffe gehen auf die ressourcenorientierte Psychotherapie zurück. Dies empfinde ich zwar als einen wichtigen neuen Gesichtspunkt für die Therapie. Doch erst die Positive Psychologie befasst sich explizit nur noch mit den positiven Aspekten des Menschen und mit dem, was den Menschen stärkt. Seligman geht davon aus, dass Glück und Lebensfreude von einer optimistischen Erwartungshaltung abhängen und eine solche Haltung erlernt werden könne. Das scheint mir allzu einseitig, etwas »unterkomplex«.

Wir haben in der Menschheitsgeschichte ununterbrochen Brutalitäten und Aggressionen erlebt. Natürlich gibt es immer wieder einzelne Menschen und manchmal auch Zeitalter, die weniger gewalttätig sind. Ich frage mich allerdings, wie es angesichts der IS-Gewalt und der Flüchtlingsströme möglich ist, daran zu glauben, dass es nichts bräuchte als die Aneignung einer positiveren Lebenseinstellung, um glücklicher zu werden. Das erscheint mir viel lebensfremder als Freuds Auffassung, dass das Streben nach Lust und Glück unerfüllbar bleibe und durch das Realitätsprinzip ersetzt werden müsse.

Ich wünsche mir etwas, bekomme es aber nicht, und wenn ich es bekomme, dann nicht in der Form, in der ich es eigentlich wollte. Das gilt auch für die Liebe. Liebe und Leben ohne Konflikt ist daher unmöglich. Das bedeutet, dass in jeder Liebe auch – meist unbewusst – Aggression steckt. Ich habe gerade erst einen Vortrag in der Katholischen Akademie in Berlin gehalten. Die Akademie hatte mich gefragt, ob ich etwas über den Himmel sagen könne, und als ich erwiderte: »Ich bin keine Theologin und als sehr religiös würde ich mich auch nicht bezeichnen«. Da hat man gemeint: »Nein, Sie sollen natürlich nicht als religiös gebildeter Mensch, sondern als Psychoanalytikerin sprechen.« Das hat mir wirklich Spaß gemacht. Ich habe mir die verschiedenen Vorstellungen vom Himmel angesehen, als ob Patienten sie träumen würden, und festgestellt, dass man an ihnen sehr schön die alltäglichen banalen Konfliktfelder sehen kann.

Der Wunsch, versorgt zu werden, frei zu sein, in der Liebe keine Probleme zu haben – all diese Wünsche führen im menschlichen Leben zu Konflikten. Die Himmelsbilder von der grenzenlosen Versorgung, von der Schwerelosigkeit und der bedingungslosen Liebe lassen all diese probleme des irdischen Alltags hinter sich.

Obwohl natürlich niemand, der solche Bilder entwickelt hat, Kenntnisse der Psychoanalyse hatte: Die Menschen haben gewusst, welche Konflikte sie bestimmen und wonach sie streben. Wenn man die Konflikte nicht richtig in Balance zu bringen vermag und zum Beispiel alles gierig an sich rafft, dann kommt man in die Hölle.

Hat man jedoch seine Konflikte im Gleichgewicht gehalten, kommt man in den Himmel und dort gibt es keine Konflikte mehr. Die anderen sind alle lieb zu einem, Leid und Eifersucht existieren nicht. Jeder kennt jeden, niemand ist einem fremd. Das könnte man als Konfliktlösung auf der ödipalen Stufe deuten. Die familiären Konflikte von Neid, Eifersucht und Aggression, die sich später auf die übrige Welt ausweiten, sind außer Kraft gesetzt: Niemand bevorzugt niemanden. Das sind ganz basale Wünsche und Konflikte, die angesprochen werden und deren Lösung aufgezeigt wird.

DIE LIEBE LEBT VON MYTHEN

MF: Nicht nur der Tod lebt von Mythen und Bildern, sondern ebenso die Liebe. Wie sieht es mit den Mythen in Bezug auf unsere Liebesbeziehungen aus?

EJ: Natürlich leben wir von Mythen und sind von ihnen in unseren Vorstellungen vom Menschen und seinen Beziehungen beeinflusst. Mythen wie »Philemon und Baucis«, dem alten, in großer Liebe verbundenen Ehepaar, das am Ende seines Lebens gleichzeitig sterben darf, oder von »Paris«, der von der Liebesgöttin Helena, die schönste Frau auf Erden, zugesprochen bekommt und damit den Trojanischen Krieg auslöst, sind in bestimmten Bildungsschichten noch immer sehr lebendig. Heute werden diese alten, über Jahrtausende tradierten Mythen von anderen Bildern überlagert. Die jüngeren Generationen leben von den Bildern, die ihnen die Medien, Fernsehshows und Fernsehserien liefern und die sehr schnell wechseln und sehr eindringlich sind.

Unsere Generation ist noch relativ stark von den archaischen Bildern der Mythen geprägt. Jeder möchte so alt wie Philemon und Baucis werden, wenn er einen Partner hat, mit achtzig einander die Hände haltend vor seinem Haus sitzen und wie die beiden im Mythos am Ende des Lebens zu Bäumen verwandelt werden, die zusammenwachsen. Mythen enthalten Traumvorstellungen, die unsere Hoffnungen beflügeln können.

MF: **Welche Rolle spielen Mythen in der Psychoanalyse?**

EJ: Freud war ein großer Liebhaber antiker Mythen. Viele seiner Begriffe, wie Ödipus-Komplex und Narzissmus, beziehen sich auf Mythen. Auch C. G. Jung hat sehr viel mit Symbolen und Mythen gearbeitet. Sein Konzept der Archetypen bezieht sich auf Urbilder menschlicher Vorstellungs- und Handlungsmuster, die wir in den Mythen und Märchen der ganzen Welt wiederfinden. Wenn ein Patient empfänglich dafür ist, kann man auf Mythen oder Metaphern verweisen, die aus verschiedenen Religionen, aus Psalmen, Märchen oder auch Romanen stammen. Das hilft manchen Patienten sehr. Es eröffnet ihnen einen nicht nur kognitiven Zugang zu sich und ihren Problemen. Die Jungianer arbeiten oft mit Märchen.

Ich finde es interessant herauszufinden, was die Lieblingsmärchen meiner Patienten sind. Die Patienten wissen sehr oft nicht, warum sie ein Märchen lieben. Wenn sie gemeinsam mit dem Therapeuten herausarbeiten, was das zentrale Thema des Märchens ist, stellen sie auf einmal fest: »Ach, deshalb ist mir das so wichtig«, und gelangen auf diese Weise zu einer neuen Selbsterkenntnis.

Es werden auch heutzutage noch Märchen vorgelesen. Das Vorlesen hat aber gegenüber dem Fernsehen oder den neuen Medien an Bedeutung verloren. Bücher sind insgesamt in den Hintergrund gedrängt worden. Mit den Bildern und Motiven der Märchen und Mythen macht sich die neue Generation vor allem durch Märchen- und Fantasy-Filme vertraut. Auch Walt Disney bediente sich der bekanntesten Märchen der Brüder Grimm, ihrer typischen Figuren wie der böse Hexen oder des schönen Aschenputtels. Seit 2005 strahlt das ZDF die Filmreihe »Märchenperlen« aus, die fast ausschließlich Grimmsche Vorlagen modernisiert. Doch auch Kinofilme wie »Star Wars«, »Harry Potter« oder »Der kleine Hobbit« werden zum Kult, der Kinder und Erwachsene verbindet. Dabei arbeitet inzwischen auch das Kino mit Filmreihen, Trilogien und Fortsetzungen und damit, die Spannung aufrechtzuerhalten.

Also, man könnte sich vorstellen, dass die nächste Generation von Patienten ihre überkulturellen Bilder nicht mehr aus den antiken Mythen, sondern aus den Medien schöpft. Von der »Biene Maja« bis zu den »Tributen von Panem« – all diese Filme enthalten noch immer archaische Leitbilder, die rezipiert werden, nur modernisiert, in stark suggestiv-eindringlichen Bildern. Auf welche Weise die mediale Wirklichkeit die Menschen und ihre Beziehungen beeinflusst, gehört zu den großen Fragestellungen heutiger Sozialwissenschaften; noch lassen sich aber keine sicheren Aussagen machen.

IDEALISIERUNG UND LEITBILDER IN DEN MODERNEN BEZIEHUNGEN

MF: Mythen vermitteln somit auch Vorbilder. Wie wichtig sind fest gefügte Vorstellungen und Leitbilder, wenn es um den Lebenspartner geht?

EJ: Um liebesfähig zu sein, muss man zwar einige Vorstellungen von Beziehungen entwickeln und mitbringen, aber man sollte in der realen Beziehung keinen Idealmenschen erwarten. Wenn ich mit Gleichmut ertragen kann, dass mein Partner keinem Ideal entspricht, trägt das zur Liebesfähigkeit bei. Ich kenne einen Fall, in dem der Mann an seiner Frau fortlaufend herumnörgelte, er warf ihr vor, dass sie keine Intellektuelle sei. Seine Frau war künstlerisch begabt und besaß eine ganze Reihe an Talenten, zu denen sehr viel Charme und ein besonderer Liebreiz gehörten, sie war ausgesprochen attraktiv. Dennoch fehlte es ihr an einer spezifischen Form analytischer Begabung, um seinem Ideal einer Frau zu entsprechen. Das war für ihn Grund genug, um ein paarmal aus der Ehe auszubrechen, auch für längere Zeit. Es brauchte viele Jahre, bis er merkte, was er an ihr hatte. Dabei spielte auch die Umwelt eine große Rolle. Alle haben ihm immer wieder gesagt: »Bist du wahnsinnig? Diese tolle Frau?« Er musste erst begreifen, was er mit ihr alles gemeinsam machen konnte und wie gut sie ihr Leben gestalten konnten. Jetzt, da sie beide alt sind, haben sie ihr gemeinsames Leben im Griff. Er weiß inzwischen, dass die Tatsache, dass sie keine Intellektuelle ist, durch ihre menschlichen Eigenschaften und durch ihre vielen Talente mehr als aufgewogen wird.

Die Idealisierungen hängen psychoanalytisch gesehen nicht nur mit kulturellen Leitbildern zusammen, sondern auch mit Wünschen und Idealen hinsichtlich der Eltern. Jeder, der sich verliebt, fällt in kleinkindliche Vorstellungen zurück. Das heißt, er regrediert und der Blick eines kleinen Kindes auf die Eltern wird neu geweckt. Die Eltern waren die Großen, die nichts falsch machen konnten, die einen schützten und bei denen man sicher war. Das sind Eindrücke, die mit zu einer bestimmten Kindheitsphase gehören. Mama ist die Schönste und Papa der Tollste. Das zieht sich bis in die Grundschulzeit hinein, in der die Schüler mit ihren Vätern angeben.

In der Verliebtheit kommt die erste Erfahrung mit einem Liebesideal, das die Psyche aufbewahrt hat, erneut zum Tragen. Der Geliebte ist der Schönste und Tollste. Man gibt bei den Freunden mit ihm an. Diese Idealisierung wieder aufzugeben und der Realität der Beziehung ins Auge zu sehen, ist kein leichter Schritt. Mein Lebenspartner ist ebenso wenig ein fertiges Produkt wie ich. Wenn die Beziehung gelingt, fängt das Paar an, sich zu verändern und einander neue Persönlichkeitszüge zuzuschreiben. Dinge, die man gar nicht an sich bemerkt hat, werden wichtig, im positiven wie im negativen Sinne.

Die Idealisierung übergießt vieles mit einem Honigmantel. Einer, der chaotisch ist, ist zum Beispiel interessant. Im Zusammenleben ist das Chaos des Partners jedoch nicht angenehm und wird zu einem Problem. Dann ist es nicht mehr so interessant. So ändern sich die Einstellungen im Laufe einer Beziehung, meist zum Negativen, manchmal zum Positiven hin. Die Zuschreibungen, die man macht, haben immer viele Facetten. Die Aussage: »Meine Frau ist ein sensibler Mensch«, kann ganz Unterschiedliches meinen. Am Anfang der Beziehung bedeutet sie: »Meine Frau ist ungemein feinfühlig und kann mich verstehen.« Nach einer Weile bedeutet sie: »Meine Frau hört das Gras wachsen und die Flöhe husten. Das, was sie sich alles einbildet, was bei anderen Menschen nicht funktioniert, geht mir auf die Nerven und langweilt mich.«

In der älteren Generation ist noch die Bescheidenheit ein Leitbild. Idealisiert und zu sehr bewundert und gelobt zu werden, ist einem unangenehm. Ich habe gerade erst einen Vortrag in Kassel bei der Verabschiedung eines Professors gehalten, der nicht gefeiert werden wollte. Es wurde mir gesagt, ich solle ihn gar nicht erwähnen. Er wolle das nicht. Mein Vortrag hatte die Dankbarkeit zwischen Lehrern und Schülern zum Thema und da habe ich auch darüber gesprochen, dass es üblich ist, in Dankesreden denjenigen, dem gedankt wird, zu idealisieren. Der Professor hat mich nach meinem Vortrag gefragt: »Na, finden Sie nicht, dass dieses Idealisieren furchtbar ist? Da werden lauter Dinge gesagt, die gar nicht so stimmen.« Ich meinte zu ihm: »Ach, wissen Sie, ich finde das eigentlich ganz schön. Ich werde ganz gern in solch einem Rahmen idealisiert.« Er hat gelacht und in seiner Dankesrede gesagt, er werde sich das durch den Kopf gehen lassen.

MF: Gerade junge, selbstbewusste und starke Frauen haben oft Probleme, einen Partner zu finden. Welche Leitbilder prallen hier aufeinander?

EJ: Das trifft vor allem für die Generation der Frauen zu, die jetzt in den mittleren Jahren ist. Bei denen gibt es noch immer das Leitbild, dass der Mann derjenige ist, der mehr erreicht oder zumindest nicht weniger. Ich habe den Eindruck, dass sich bei den Frauen zwischen 30 und 50 stärker als bei den jüngeren Frauen veraltete Leitbilder in die Beziehungen einmischen. Ich kenne viele Frauen in den mittleren Jahren, die tüchtig und attraktiv sind und bei denen es dennoch zu keiner Partnerschaft kommt. Die Männer sind oft sehr fasziniert von diesen Frauen, wünschen sich für das Zusammenleben jedoch eine weniger autonome Frau. Einige wenige sagen das direkt: »Mit der möchte ich nicht so viel zu tun haben. Die ist mir zu selbstbewusst.« Was da aufeinanderprallt, ist das alte Leitbild des Mannes als Alphatier und das neue Leitbild der intelligenten Frau, die beruflich qualifiziert ist. Das ist reizvoll, jedoch, um sich zu liieren und unter Umständen sogar zu heiraten, weniger erwünscht.

Es gibt negative Frauenbilder, die früh entstanden sind und bis ins 20. Jahrhundert reichen. Das Bild der bösen, verschlingenden Frau gehört zu ihnen. Die Frau ist eine Spinne, die den Mann aussaugt. Noch heute gibt es bei Männern die Vorstellung, neben einer Frau, die erfolgreich ist und sich präsentieren kann, als kleines Männchen zu erscheinen. Ein Prinzgemahl hat noch immer etwas Seltsames an sich und vermittelt das Gefühl, dass man sich über ihn lustig machen könne. Um solchen Bildern gewachsen zu sein, muss man ein gutes Selbstbewusstsein haben.

Bestimmte Weiblichkeitsbilder des 19. Jahrhunderts kommen noch bei Freud zum Tragen. Zu ihnen gehört die Vorstellung, dass Frauen diejenigen sind, die passiv empfangen, und somit auch ihre Sexualität eine passive ist. Die Frau ist nicht die Begehrende. Sie kann ihren Körper nicht akzeptieren, weil sie keinen Penis hat. Ich habe vor kurzem bei Freud nachgelesen, warum Menschen ihrem Analytiker oft nicht dankbar sein können. Freud meint, die Frau könne das nicht, weil der Analytiker ihr nicht den begehrten Penis verschaffen könne. Da drückt sich die Vorstellung aus, dass die Frau eigentlich ein Mann sein wolle. Deshalb könne sie nur zufrieden sein, wenn sie einen Sohn bekomme. Heute weiß man, dass das Unsinn ist. Nicht nur die Frauen, auch die Männer wünschen sich inzwischen häufig Mädchen.

Das Bild der Frau, die das Passive, Schwache oder als Gegenbild das Böse vertritt, weist weit zurück und findet sich unter anderem schon in der Bibel. Die Frau, die möglichst klein gehalten werden soll, hat eine lange Tradition. Das kulturelle Gedächtnis trägt solche Bilder weiter. Es hat erst seit einigen Jahrzehnten angefangen, andere Bilder zu produzieren.

Im Moment beziehen sich viele Angstfantasien auf den Islam. Im Roman »Unterwerfung« von Michel Houellebecq wird Frankreich von einem islamischen Präsidenten und seiner Muslimbruderschaft beherrscht. Die Frauen werden islamisiert und wieder demütig. Das ist in unserer Gesellschaft zu einem abschreckenden Bild geworden, das von einer fremden Kultur ausgeht.

In unserer Kultur gleichen sich die Geschlechter an. Keiner denkt mehr, dass ein Mann aufgrund seiner Gene nicht dazu bestimmt sei, Kartoffeln zu schälen oder Kinder zu wickeln. Hinter dieses Wissen können wir nicht mehr zurück. Die gleiche Augenhöhe ist bei den Befragungen das Idealbild, von dem die Männer sprechen, auch wenn es sie in der Realität beängstigt.

Es könnte jedoch sein, dass das bei den jüngeren Frauen bereits anders aussieht. Das muss sich erst noch zeigen, denn die jüngeren Frauen stehen meistens noch am Anfang ihrer Laufbahn. Mag sein, dass die Männer es hinnehmen, dass sie die gleichen Studienerfolge haben, aber wenn ein Mann dann merkt, dass die Frau und nicht er die Karriere macht, schreckt er zurück. Dass das gescheite Mädchen noch keine Bedrohung ist, kennt man von der Schule her. Wenn sie im Berufsleben etwas repräsentiert und öffentlich mit viel Beifall auftritt, fällt es den Männern schon schwerer, das zu akzeptieren.

In Angela Merkel haben wir Deutschen ja so etwas wie eine Leitfrau. Von ihrem zweiten Ehemann, dem Chemieprofessor Joachim Sauer, hört man wenig in der Öffentlichkeit. Er ist allerdings ein bedeutender Wissenschaftler, der fast den Nobelpreis bekommen hätte. Das gibt ihm vielleicht genügend Selbstbewusstsein, mit der politischen Karriere seiner Frau umgehen zu können. Da die beiden ihr Privatleben lieber geheimhalten, ist wenig darüber bekannt, wie gut es ihnen seit ihrer Hochzeit 1998 und seitdem Angela Merkel 2005 Bundeskanzlerin wurde gelingt, eine funktionierende Partnerschaft und Ehe zu führen.

Frauen in Führungspositionen sind oftmals attraktiv, haben viele Verehrer und einige Affären, sind jedoch oft nicht oder nicht mehr verheiratet. Ein mir bekannter Psychotherapeut, der mit einer Frau zusammen war, die eine Firma führte, und der sich überlegte, ob er sie heiraten solle, hat mir gesagt: »Ich habe keine Lust, am Abend heimzukommen und aus einer Flugkarte, die auf dem Kamin liegt, zu ersehen, dass meine Frau am nächsten Tag nach Nairobi fliegt.« Das störte ihn und darum hat er lieber eine Kollegin geheiratet.

Ebenso kompliziert sind die Beziehungen von erfolgreichen, selbstbewussten Frauen und psychisch labilen Männern. Manche im Beruf erfolgreichen Frauen tendieren dazu, sich eher in schwache und sanfte als in starke Männer zu verlieben. Das sind ebenfalls Beziehungen, die häufig scheitern.

Dazu, dass sich bestimmte alte Muster und Leitbilder in den Paarbeziehungen so hartnäckig halten, gibt es sich widersprechende Theorien: Das sei alles anerzogen, alles nur Sozialisation. Oder: Das sei biologisch fundiert. Oder: Das sei konstruiert. Es ist deshalb nicht möglich, diesbezüglich einen wissenschaftlich abgesicherten Standpunkt zu beziehen.

SEI AUTHENTISCH UND SELBSTBESTIMMT!

MF: **Studien und Statistiken zeigen, dass die Selbstbestimmtheit in unserer Gesellschaft zunehmend als wichtigster Wert angesehen wird. Überrascht Sie das?**

EJ: Nein, ganz im Gegenteil: Das ist doch das moderne Credo: »Sei autonom. Bestimme dich selbst. Bück dich nicht!« Das ist in unserer Gesellschaft einer der Leitwerte. Er ist nach und nach von den oberen Gesellschaftsschichten in die mittlere Schicht hinuntergetropft und erreicht inzwischen die untere Schicht: »Ich mache, was ich will. Ich lasse mich nicht bestimmen. Mir kann keiner was.« Das ist heute für viele ein Ziel, egal wie jämmerlich jemand lebt. Selbst wenn die äußeren Umstände es gar nicht zulassen, wird ein selbstbestimmtes Leben angestrebt. Man kann auf unterschiedliche Weise versuchen, dieses Ziel zu erreichen: entweder durch Arbeit oder durch Kriminalität. Wenn jemand keine Chancen oder Lust hat zu arbeiten, kommt er unter Umständen auf die Idee, sich das, was ihn zu einem selbstbestimmten Leben befähigt, illegal zu beschaffen, beginnt zu klauen und gerät in ein kriminelles Milieu.

Seine Lebenswelt selbst zu bestimmen, kann vieles heißen. Zum Beispiel, dass man selber bestimmt, was man isst und was man kauft. Bei manchen Dingen ist es leicht, autonom zu handeln, bei anderen schwerer oder gar nicht möglich. Ob man gesund ist oder nicht, kann man nur in sehr geringem Maße selber bestimmen. Ob man gute Freunde und Partner findet, hängt nicht nur von einem selber ab. Ob ich mit jemandem zusammenbleibe oder nicht, liegt durchaus mit an mir. Ich kann jederzeit sagen: »Ich will den Rest meines Lebens noch anders leben als bisher und dazu gehört, dass ich mich von dir und unserem Leben trenne.« Beziehungen sind auch aus diesem Grund unverbindlicher geworden. Wo es religiöse Werte gibt, sind sie sehr viel verbindlicher. Gott hat mich an den Platz neben diese Frau gestellt. Egal wie zänkisch, unsympathisch, hässlich und krank sie ist: Ich muss das aushalten.

Das hat sich bereits mit der Aufklärung verändert. In dem Maße, in dem religiöse Werte und gesellschaftliche Normen hinterfragt wurden, hat sich die Auffassung verstärkt: »Die Moral kommt aus mir selbst. Wenn ich authentisch mit mir bin, dann weiß ich auch, was ich tun muss.« Authentizität ist in diesem Zusammenhang der zweite gesellschaftliche Maßstab, an den ich mich halten kann. In bestimmten Schichten wird das auch folgendermaßen begründet: »Ich spüre, dass ich das jetzt tun muss. Eine innere Stimme sagt es mir. Ich bin in dieser Ehe nur noch unglücklich und habe ein Recht auf Glück.« Auf diese Weise werden Lebensentscheidungen häufig sehr willkürlich getroffen und gehandhabt.

Dass die Authentizität etwas sehr Beliebiges ist, ist mir schon als junger Frau bei einer Freundin aufgefallen, die viel über ihr authentisches Gefühl gesprochen hat. Dieses authentische Gefühl sagte ihr jedes Mal, wenn ich sie sah, etwas ganz anderes. Etwas war für sie im einen Moment authentisch, im anderen nicht mehr. Wenn ich von ihr hörte: »Dieser Mann ist der Mann meines Lebens. Das spüre ich«, wusste ich, dass es zwei Jahre später ein anderer Mann sein würde, von dem sie das spürte. Damals habe ich zum ersten Mal gedacht: »Mit dem Authentizitätsgefühl ist es nicht weit her. Das ist extrem beeinflussbar.« Theoretisch geht es bei der Authentizität darum, dass unmittelbarer Schein und eigentliches Sein übereinstimmen. Praktisch ist meiner Erfahrung nach meist genau das Gegenteil der Fall:

Der unmittelbare Schein siegt über das eigentliche Sein, sofern es so etwas überhaupt gibt.

Sozialpsychologisch gesehen, handelt eine Person authentisch, deren Tun in ihr selbst begründet und nicht von außen manipuliert ist. Ihr Handeln wirkt daher auf andere besonders echt. Zur Authentizität einer Person gehören Eigenschaften wie Selbstreflexion, Aufrichtigkeit und Ehrlichkeit. Alles Charakterzüge, die in unserer modernen Gesellschaft eine große Rolle spielen. Der Philosoph Charles Taylor hat sich in den 1990ern mit der Entstehung der neuzeitlichen Identität beschäftigt und eine »Ethik der Authentizität« entwickelt. Bei ihm gibt es eine Verbindung zwischen moderner Moral und Authentizität.

Ich habe einmal ein Video gesehen, in dem Carl Rogers mit einer Patientin geredet hat. Er hat dieser erklärt, dass sie einen inneren Schatz habe, den sie heben müsse. Das hat viel mit der Vorstellung: »Werde, der du bist« zu tun.

Wenn das überbetont wird, dann macht jeder, was er will. Zum Glück haben wir genügend allgemeine Normen, die uns zusammenhalten. Die Gefahr, dass jeder macht, was er will, ist nicht so groß, weil das ein Verhaltensmuster ist, das zurückschlägt. Wenn ich immer nur das mache, was ich will, machen die anderen auch, was sie wollen. Das ist eine Frage der Freiheit. Die individualistische Gesellschaft läuft darauf hinaus, dass es viel Freiheit und Ungebundenheit gibt. Damit ich diese Freiheit leben kann, muss ich gewisse Voraussetzungen haben. Sie sind unter Umständen durch eine gefestigte Kindheit und ein entsprechendes Selbstwertgefühl gegeben. Manche Leute haben ganz furchtbare Kindheitsgeschichten, sich selbst jedoch ein entsprechendes Netz geflochten und können sich dadurch dennoch genügend Halt geben. Manchmal geht es schief.

MF: Was hat es in einer individualistischen, auf Authentizität ausgerichteten Gesellschaft mit dem Recht auf Glück auf sich?

EJ: Jeder hat ein Recht auf eine eigene Entwicklung. Lebenslange Entwicklung ist eines der Schlagwörter moderner Authentizität. Heutzutage gibt es weniger moralische Sicherheiten als früher. Man kann seine Frau verlassen, wenn das der eigenen Lebensbestimmung dient. Früher gab es viel mehr soziale Kontrolle. Wenn sich ein alter Mann aus einer gut funktionierenden Ehe herausbegab, sagte das Umfeld: »Das ist unmoralisch.« Heute hat jeder das Recht, sich bis zum Lebensende noch einmal anders zu entscheiden und was anderes zu tun und anders zu leben als bisher.

Natürlich gibt es in solchen Fällen auch Kommentare, die hervorheben, wie ungerecht das dem Partner gegenüber sei. Man könne doch niemanden im Alter von 60, 65 Jahren alleine sitzen lassen. Aber es gibt ebenso die Kommentare, die entgegnen, dass sie oder er ihre oder seine Rente, Kinder und Enkelkinder haben, geistig und körperlich noch fit und in der Lage seien, ihr eigenes Leben ohne Partnerschaft zu gestalten. Es sei noch nicht einmal ausgeschlossen, dass auch er oder sie noch einmal eine neue Partnerschaft fände. Warum sollte er oder sie nicht endlich den eigenen Lebenstraum leben?

Eine Frau, die im Alter von ihrem Mann verlassen wurde, habe ich gefragt: »Wäre es Ihnen lieber, er wäre tot?« Und da hat sie geantwortet: »Wenn ich ehrlich bin, hätte ich das viel lieber.« Da haben sich die Kränkung und der Neid auf das Glück des anderen auszudrücken vermocht. »Ich wünschte, er wäre tot«, »Ich möchte, dass es der anderen Frau, die er jetzt hat, schlecht geht«, das sind Aussagen, die in Ordnung sind, weil sie einem bei der Bewältigung der Situation helfen. Es ist verständlich, dass es Momente gibt, in denen man so etwas denkt und wünscht – Momente, in denen man nicht viel Herz zeigt, weil man enttäuscht und wütend ist. Das höre ich öfters, dass eine Verlassene meint: »Wenn er gestorben wäre, wäre es nicht so schlimm.« Denn dann würde die Kränkung wegfallen. Meistens sind es die verlassenen Frauen, die das sagen, manchmal aber auch die verlassenen Männer. Ist der Partner gestorben, wird man bemitleidet. Verlässt einen der Partner, sagen viele: »Naja, es wird schon irgendetwas gewesen sein. Es sind immer beide beteiligt, wenn so etwas passiert.«

Als Psychologin würde ich sagen: »Das ist wirklich traurig. Sie haben jedes Recht, sich zu kränken, zu ärgern und Rachegefühle zu haben. Aber hinsichtlich der Realität brauchen wir uns nichts vorzumachen. Es hilft Ihnen nicht weiter, sich ewig zu sagen, wie gemein und abscheulich das gewesen ist, und sich zu fragen, wie er das hat tun können. Ich versichere Ihnen schon jetzt: Er kann es tun, weil es nicht ungewöhnlich ist, so etwas zu tun. Es gibt keine Norm, die ihm das verbietet.«

MF: Wie sieht es mit der Moral aus, wenn ein Mann nicht nur die Frau, sondern auch seine Kinder verlässt?

EJ: Das wird von der Umwelt je nach den konkret gegebenen Umständen unterschiedlich kommentiert. Eine Frau mit zwei Kindern alleine zu lassen, sich nicht mehr um die Kinder zu kümmern und um die Alimente zu streiten, gilt als verantwortungslos. Wenn der Mann zu verstehen gibt, er habe die Liebe seines Lebens gefunden und würde sich weiterhin um die Kinder kümmern, sieht es mit der moralischen Bewertung schon anders aus. Das wird von manchen bewundert und steht unter keinem strengen Verdikt mehr. Die Frau wird zwar bedauert, doch wird angenommen, dass erwachsene Menschen das schon hinbekommen werden. Es gibt heute in solchen Fällen keine generellen Normen. Die Regeln, die in Partnerschaften und Familienbeziehungen gelten, sind unklar. Weniges wird unter moralischen Gesichtspunkten gesehen, das meiste unter psychologischen. Freunde und Bekannte denken sich zum Beispiel: »Wie wird die Ehe schon gewesen sein, wenn er absolut nicht bleiben will? Naja, sie ist ja auch ein bisschen …«

Die meisten Menschen verlassen ihre Partner nicht sofort, sondern erleben sich zunächst in einer Krise: »Ich weiß nicht, was ich machen soll. Ich habe ein schlechtes Gewissen, wenn ich meinen Partner jetzt verlasse. Aber ich bin eben so verliebt.« Das sind typische Konfliktsituationen. Sie gehören mit zu den Situationen, in denen Menschen heute den Therapeuten aufsuchen. Da muss man als Therapeut aufpassen, das nicht moralisch zu beurteilen, sondern zu besprechen und eine Auseinandersetzung in Gang zu setzen: »Was ist in unserer Beziehung schwierig? Was fehlt? Warum ist es dazu gekommen, dass ich mich verliebt habe?« Dass es zu einer Trennung kommt, ist möglich. Es kann aber ebenso gut zu der Entscheidung kommen, den Partner wegen der Affäre nicht gleich zu verlassen. Es wird sich zeigen, welches Maß an Toleranz möglich ist. Der oder die Betrogene muss sich ebenfalls sagen: »Untreue kommt in allen Beziehungen vor. Ich bin mir aber nach wie vor sicher, dass wir ein festes, funktionierendes Paar sind, lasse die Affäre daher zu und warte ab.« Da drei Menschen betroffen sind, sollte der oder die Dritte fähig sein, das zu akzeptieren. Eine Affäre bedeutet auf jeden Fall nicht immer gleich: »Jetzt müssen wir uns scheiden lassen.«

Zur Authentizität und Liebe gehört im Hinblick auf unsere moderne Moral auch die Ehrlichkeit. Ich meine jedoch, dass es nicht immer nötig ist, dem anderen zu gestehen, dass man eine Affäre hat. Mit ein bisschen Vernunft kann man, wenn man vorhat, die Ehe zu erhalten, beschließen, den anderen mit der eigenen Untreue nicht zu belasten. Denn das ist, selbst wenn der andere tolerant ist, eine große Belastung für jede Beziehung. Man mutet dem anderen etwas zu.

Es kann jedoch den Punkt geben, an dem man die Affäre gestehen muss. Man erkennt, wie wichtig es ist, sein Ehekonzept neu zu überdenken. Ich habe einmal etwas sehr Kluges im Zusammenhang mit einer Frau gehört, die sich mit ihrem Ehemann sehr gut verstanden hat. Nur mit dem Sex hat es trotz aller Sexualtherapien nicht geklappt. Deshalb haben sie einander sexuell freigegeben. Das hat eine Zeit lang gut geklappt. Der Mann hatte sogar mit einer anderen Frau ein Kind und ist trotzdem in der Ehe geblieben. Solange die Frau ihre eigenen Affären hatte, hat ein Gleichgewicht bestanden. Als sie älter wurden, begann die Frau jedoch, unter der Situation zu leiden. Sie war ohne eine andere Beziehung und er hatte dieses Kind und diese andere Frau. Sie hat sich bei einer Freundin beklagt und gejammert: »Naja, wir haben ja diese Übereinkunft, dass jeder machen kann, was er will. Aber irgendwie bin ich jetzt dadurch doch sehr belastet.« Da hat die Freundin gemeint: »Verträge kann man wieder ändern. Ich denke, du solltest mit deinem Mann darüber sprechen, dass der Vertrag, den ihr in der Jugend geschlossen habt, jetzt, da ihr alt seid, verändert werden sollte. Verträge sind keine Naturgesetze. Sprich mit ihm drüber, dass dich seine Affären mehr als früher belasten«. Die beiden haben den Vertrag geändert und sind noch immer zusammen. Es gibt unterschiedliche Möglichkeiten, mit Außenbeziehungen und der individuellen Freiheit, Selbstbestimmung und Authentizität umzugehen.

UMGANG MIT KRANKHEIT UND DEMENZ

MF: Wie sieht es jedoch mit der Freiheit und Moral in der Beziehung aus, wenn ein Partner schwer erkrankt?

EJ: In jedem Fall verändert das die Beziehung. Es kommt oft zu Konflikten und sehr wahrscheinlich zu einer Beziehungskrise. Ich habe Fälle von Frauen erlebt, die Brustkrebs hatten, bei denen der Partner sehr stark das Gefühl hatte: »Es ist ungerecht, dass gerade meine Partnerin Brustkrebs gehabt hat und ihr am Ende die Brust amputiert wurde. Wie komme ich dazu, dass ich jetzt eine Frau habe, die nicht mehr perfekt ist? Wer sagt, dass ich bei ihr bleiben muss?«

Trotz aller Aussprachen und Bekundungen, dass man ein guter Mensch sei und nur den Menschen im anderen sehe, drängen sich Bilder und traditionelle Frauenideale zwischen die guten Vorsätze: »Ich habe eine so wunderschöne Frau geheiratet und jetzt auf einmal ist das alles hinfällig.« Die Partnerin hat nur noch eine Brust, der Partner hat eine Krankheit, an der er schnell und vor seiner Zeit altert. Das mitzuerleben und sich zu sagen: »Das ist noch derselbe Mensch«, gelingt nicht jedem.

Ich habe einmal einen Mann, dessen Frau eine furchtbare Krankheit gehabt hatte, bei der sie durch Muskelschwäche sehr schnell gealtert ist, gefragt: »Haben Sie sie noch bis zu ihrem Ende geliebt?« Er war sehr überrascht und meinte: »Natürlich! Das war doch immer meine Frau, derselbe Mensch, den ich geheiratet habe und den ich aus Liebe bis zu seinem Tode gepflegt habe.« Das gibt es auch, aber nicht immer. Es gibt auch den Partner, der den anderen verlässt, weil er ihm mit der Krankheit nicht mehr attraktiv genug ist. Natürlich werden in solch einem Fall andere Gründe vorgeschoben. Keiner sagt: »Ich gehe jetzt, weil meine Frau durch ihre Krankheit nicht mehr hübsch genug ist und niemals wieder hübsch sein wird.« Stattdessen wird man erklären: »Sie hat sich so verändert. Ihr ganzes Wesen ist mir fremd geworden. Das halte ich nicht mehr aus.« Man wird den anderen nicht gleich nach der Operation verlassen. Man wird ein bisschen warten.

In selteneren Fällen kommt es vor, dass der Partner einen bereits zu Beginn einer schweren Erkrankung verlässt. Ich kenne einen Fall, bei dem das so war. Die beiden waren nicht verheiratet, aber bereits seit Jahren zusammen. Bei der Frau wurde Krebs diagnostiziert und er war sofort weg. Gerade in Bezug auf ihre veränderte Körperlichkeit trifft ein derartiges Verlassenwerden im Moment einer schweren Erkrankung vor allem die Frauen. Ich weiß von einem Mann, der seine Frau, nachdem deren Brust amputiert worden war, nicht mehr berührte. Ansonsten war er nett und freundlich zu ihr, aber den körperlichen Kontakt konnte er nicht mehr ertragen. Wie verletzt, aber auch unattraktiv und abstoßend sich die Frau fühlte, lässt sich denken. Als sei sie für ihren Mann nie mehr als zwei Brüste gewesen! Sie empfand sich als schwach, brauchte Zuwendung, körperliche Nähe und Vertrautheit und er vermied jegliche Intimität, weil sie körperlich nicht mehr intakt war. Es ist kein Zufall, dass so viel mehr Frauen als Männer Schönheitsoperationen durchführen lassen.

Neben der Wesensveränderung gibt es das Argument, dass der andere selber an seiner Erkrankung schuld sei. Therapeuten haben durchaus dabei unheilvoll mitgewirkt herauszufinden, für welche Krankheiten der Patient selber vielleicht die Verantwortung trage, weil er sich psychisch nicht entsprechend hygienisch verhalten habe. Da muss man sich dann fragen: »Liegt es an mir, dass ich an Krebs erkrankt bin? Was habe ich falsch gemacht?« Lange Zeit gab es die sogenannte Krebspersönlichkeit in der Literatur. Sie hat sich als unhaltbar erwiesen und ist als Bild dennoch haften geblieben.

Schuldzuweisungen gibt es auch bei anderen Krankheiten: »Inwiefern habe ich falsch gelebt? Habe ich falsch gegessen? Habe ich mich zu wenig bewegt?« Bei manchen Krankheiten stimmt es, dass das eigene Verhalten mit Sicherheit, wahrscheinlich oder eventuell zur Erkrankung beigetragen hat. Wenn ich geraucht habe, ist meine Chance, Lungenkrebs zu bekommen, größer. In dem Maße, in dem man verantwortlich gemacht wird, entwickelt man Schuldgefühle. Wer frühzeitig altert, das Gefühl hat, dass die Haut nicht mehr straff ist und andere sich länger jung halten würden, bekommt in unserer Gesellschaft ein schlechtes Gewissen. Das ist bei Männern längst nicht so ausgeprägt wie bei Frauen.

Krankheit ist für eine Beziehung eine Bewährungsprobe. Vor allem wenn ein schwerkrankes Kind eine Rolle spielt, belastet das eine Partnerschaft erheblich. Es kann zu Vorwürfen kommen, zu unterschiedlichen Auffassungen, was zu tun sei. Es können Geschwister da sein, die sich überfordert oder vernachlässigt fühlen, eventuell Anteile der Elternrolle übernehmen. Es ist möglich, dass die Beziehung und Familie zerbrechen. Ist ein behindertes Kind, wie ich es in einem Fall erlebt habe, nicht von der Ehefrau, sondern von einer Außenbeziehung, wird es noch schwieriger, alle Beziehungen aufrechtzuerhalten und allen Beziehungsanforderungen gleichermaßen gerecht zu werden. In dem mir bekannten Fall war allen klar, dass der Mann bei seiner Ehefrau bleiben, mit dem Kind jedoch Kontakt haben und sich kümmern würde. Für die Ehefrau war es schwer, die Beziehung zu der anderen Frau und dem Kind auszuhalten. Es braucht sehr viel emotionale und psychische Kraft, Taktgefühl und die Fähigkeit, aufeinander einzugehen, um eine Lösung zu finden, die alle zufriedenstellt. Dieses Paar hat es geschafft.

Bereits vor der Geburt eines behinderten Kindes muss sich heute ein Paar damit auseinandersetzen, ob die Frau das Kind überhaupt zur Welt bringen sollte. Gut möglich, dass einer der Partner denkt: »Ich habe nicht das Gefühl, dass ich imstande bin, ein so stark behindertes Kind adäquat zu versorgen.« Ich habe unlängst einen Patienten gehabt, dessen Frau war schwanger und es war eine Zeit lang medizinisch nicht ganz klar, ob das Kind ein Down-Syndrom hatte. Beide waren eigentlich gegen Abtreibungen, aber nicht mehr so sicher, ob sie auch im Falle eines eigenen behinderten Kindes dagegen wären. Die Frage, wie sich ihr Leben mit einem behinderten Kind gestalten würde, hat zwischen ihnen zu Anspannungen geführt. Er war anderer Meinung als seine Frau und ist wegen der dadurch ausgelösten Beziehungskrise zu mir in die Therapie gekommen. Wir haben uns gemeinsam die Probleme angeschaut, die sich ergeben, wenn man mit einem Kind mit Down-Syndrom zusammenlebt und es großzieht. Es hat sich glücklicherweise dann herausgestellt, dass das Kind kein Down-Syndrom hatte. Aber ich habe für mich persönlich festgestellt, dass ich kein Kind mit diesem Syndrom gebären wollte.

Kurze Zeit darauf bin ich in das Theater Ramba Zamba gegangen, das hauptsächlich mit Down-Syndrom-Schauspielern arbeitet. Das war eine wunderbare Erfahrung. Die behinderten Schauspieler haben mit Begeisterung und sehr gut gespielt. Da wurde mir klar, dass die Behinderung nur eine Seite ist; ich hatte die andere Seite außer Acht gelassen: Wieviel Freude uns zum Beispiel diese »Downies«, wie sie sich selbst nennen, durch das Theaterspielen schon bereitet haben. Im Anschluss habe ich viel über unsere heutigen Normen und heutige Moral nachgedacht. Wir haben die Freiheit, selbst zu entscheiden, stehen mit dieser im Hinblick auf Krankheit und Tod jedoch ziemlich allein da. Wer hilft uns, wenn wir uns von unserer Freiheit überfordert fühlen? Im gerade geschilderten Fall war es für den Mann wichtig, sich noch einmal mit einem Therapeuten die einzelnen Perspektiven vor Augen zu halten: »Wie viel kann ich leisten? Was traue ich mir zu? Was traut mir meine Frau zu? Glaube ich, dass ich ein behindertes Kind lieben kann? Können wir es versorgen? Wird es uns zur Last werden? Wird es nur mir zur Last werden und unsere Beziehung daran zerbrechen?« Es gibt viele Überlegungen und Herausforderungen, die einzubeziehen sind und die ein Paar oft nicht für sich allein zu bewältigen vermag.

MF: Wie geht man damit um, wenn es der eigene Partner ist, dessen körperliche und geistige Gesundheit nachlassen?

EJ: Die Wahrscheinlichkeit, dass bei älteren Paaren einer der beiden Partner dement oder schwer krank wird, ist hoch. Frauen haben meist weniger Probleme damit, ihren Partner zu pflegen und sich um ihn zu kümmern, als Männer. Gerade im Bereich der Pflege zeigt sich, dass die traditionellen Geschlechterrollen noch immer gelten und Frauen für die Fürsorge zuständig sind. Die Frau hat immer den Mann versorgt, sich, wenn er krank war, um ihn gekümmert, und auf einmal braucht sie jemanden, der sie pflegt. Die Rollen kehren sich um. Männer kommen mit diesem Rollenwechsel häufig nicht zurecht. Sie vermitteln der Frau, die körperlich hinfällig ist, dass sie in ihr nicht mehr die Frau sehen können, von der sie sich einmal angezogen gefühlt haben. Die Bedeutung, die Sexualität und eine diesbezügliche Funktionsfähigkeit bei vielen, vor allem Männern im Alter noch haben, sollte man nicht unterschätzen.

Zu Beginn einer Demenz fällt es vielen schwer zu akzeptieren, dass die geistigen Kräfte des Partners nachlassen. Man denkt, man könne ihm beibringen, dass das, was er sagt, nicht stimmt. Er behauptet es dennoch immer wieder, scheint nicht zu wissen, wie oft man ihn bereits korrigiert hat. Er war schon immer stur und nicht besonders aufmerksam. Jetzt wird es immer schlimmer. Er will einfach nicht zuhören. Man wird ungeduldig, ist wütend und streitet, bis der Moment kommt, in dem man sich sagt: »Er kann sich nicht erinnern. Das ist kein böser Wille. Er ist dement«, und langsam milder im Umgang wird.

Ich habe, als ich von der Wahlfreiheit älterer Menschen in unserer Gesellschaft und Partnerschaften im vorgerückten Alter sprach, die Frau erwähnt, die ihren Lebenspartner in dem Moment verlassen hat, in dem er dement geworden ist. Sie hat zur Rechtfertigung aufgezählt, was er alles nicht getan habe. Wenn er sich anders verhalten und sie geheiratet hätte, würde sie ihn jetzt nicht einem Heim überlassen. Alte, unbeglichene Rechnungen können den Umgang mit einem Dementen beeinflussen.

In einem mir bekannten Fall baut der 88-jährige Ehemann, ein früher bedeutender Mann, zunehmend geistig ab. Seine Frau organisiert ihr gemeinsames Leben so um, dass sie nicht immer nur an ihm hängt und zehnmal dieselbe Frage beantworten muss. Sie sagt: »Ich lade jetzt oft zum Mittagessen gemeinsame Freunde oder Bekannte ein. Abends ist es nicht so gut. Da ist mein Mann müde und vom Tag gestresst. Aber mittags, das geht. Ich sage den Leuten: »Nicht zu lang, weil er sich dann hinlegen muss.« Auf diese Weise habe ich jemanden zum Reden und bekomme selber geistige Anregung. Mein Mann kennt die Leute, sie kennen ihn, haben ihn immer sehr geschätzt und wissen, dass er jetzt geistig nicht mehr auf der Höhe ist.« Oder sie sagt: »Ich brauche auch meine eigenen Leute. Deshalb habe ich einen jungen Mann eingestellt, der immer, wenn ich mich mit meinen Freundinnen treffe, kommt.« Es ist ein Student, der dann kommt und für ihren Mann, der schon ein paarmal hingefallen ist, da ist, wenn irgendetwas schiefgehen sollte. Sie sorgt für ihren Mann wie für ein kleines Kind und hat auch keinerlei Probleme mit Intimität und dem veränderten Körper ihres Mannes. Ihr Mann wacht sehr früh auf und da hat sie mir Folgendes erzählt: »Ich bin noch im Bett – wir schlafen getrennt –, da kommt er in mein Zimmer, legt sich in mein Bett und wir kuscheln ein bisschen. Er ist immer so dankbar und sagt, wie schön es sei, dass er mich habe. Dann steht er auf, ich mache ihm einen Tee und er geht in die Bäckerei in derselben Straße. Dort findet er noch immer hin und auch wieder zurück, bekommt seinen Kaffee. Die wissen, dass ich alles einmal im Monat bezahle. Er liest dort sogar die Zeitung. Er kann mir nicht mehr erzählen, was in der Zeitung steht, aber er liest sie, wie er es immer jeden Morgen getan hat.« Ihr Mann schläft viel und ihr Leben hat nicht mehr viele Abwechslungen, ist nicht mehr das aufregende und anregende Leben, das sie früher zusammen hatten. Sie sind viel gereist, waren in der ganzen Welt unterwegs. Sie meint, dass es doch selbstverständlich sei, dass sie ihm das nun zurückgeben müsse. Nur permanent bei ihm sein, das müsse sie nicht, das würde sie nur ungeduldig machen, weil er sie immer wieder dieselben Dinge frage. Sie selber ist ebenfalls über 80, aber relativ gesund und geistig fit.

Das gemeinsame Leben mit einem Menschen, der krank oder dement ist, lässt sich ganz individuell und kreativ gestalten. Jeder kann es wieder ganz anders machen und seine eigene Lösung finden. Das ist der Vorteil, wenn es keine festen Regeln und Normen gibt. Es können eigene, individuelle Ideen entwickelt werden, die einem entsprechen. Das bedeutet aber auch, dass nichts selbstverständlich ist und man auch im Alter noch an der Beziehung arbeiten und Möglichkeiten des Zusammenlebens entwickeln muss. Beziehungen sind ein Prozess mit sich ständig ändernden Voraussetzungen, Situationen und Umfeldern. Das gilt vor allem im Alter. Der Partner muss gar nicht unbedingt dement sein. Es kann ebenso gut sein, dass er eine Herzoperation hatte und sich mehr als früher schonen muss.

Die gemeinsame Situation sollte immer wieder neu reflektiert werden. Das ist das, was die Ehefrau in meinem Beispiel getan hat. Sie ist zu dem Schluss gekommen: »Ich habe mit ihm ein schönes Leben gehabt, in dem er mich zu vielem motiviert hat und ein aktiver Lebenspartner war. Jetzt sind die Rollen anders verteilt. Am besten versuche ich, das zu akzeptieren, ihn zu nehmen, wie er jetzt ist, und zugleich dafür zu sorgen, dass ich weiterhin meine Anregungen und Aktivitäten habe. Ich bin noch nicht dement und sollte das, so lange es geht, zu genießen wissen.«

Ich habe bei meiner eigenen Mutter etwas Ähnliches erlebt. Nachdem meine Eltern sich nach zwanzig Jahren Ehe getrennt hatten, ist sie nach einiger Zeit wieder eine Partnerschaft eingegangen. Sie hat mit ihrem neuen Partner, der sehr viel älter als sie war, sehr viel unternommen. Als er dann sehr gebrechlich und halb dement wurde, hat sie ihr Leben so gestaltet, dass es für sie beide weiterhin schön blieb. Sie haben noch nicht einmal zusammen gewohnt, aber er war sehr viel bei ihr. Meine Mutter hat ihren Alltag neu geregelt und dafür gesorgt, dass sie für ihn da ist und gleichzeitig auch noch was Eigenes hat. Ihre Worte waren dieselben wie im vorherigen Fallbeispiel: »Ich habe so viel profitiert von ihm. All diese wunderbaren Reisen, die ich niemals allein gemacht hätte! Jetzt bin ich dran zu geben.«

BEZIEHUNGEN UND MENSCHENBILDER IM VIRTUELLEN ZEITALTER

MF: Wie man sein Leben gestaltet, hängt vor allem auch an dem eigenen Menschenbild und dem Sinn, dem man seinem Leben gibt. Verschiedene Menschenbilder kennenzulernen und zu vergleichen, gehört zu Ihren Arbeitsschwerpunkten. So haben Sie sich in Ihrem Buch »Zu heilen die zerstoßnen Herzen. Die Hauptrichtungen der Psychotherapie und ihre Menschenbilder« speziell diesem Thema gewidmet.

EJ: Es war mein erster Versuch, die zentralen Unterschiede der verschiedenen therapeutischen Richtungen herauszufinden und zum Beispiel zu sehen, in welchem Therapiesystem der Mensch prinzipiell als gut oder böse angesehen wird. Ein Leben lang hat es mich beschäftigt, auf welcher Basis die verschiedenen Therapieschulen arbeiten, was ihre jeweilige Vorstellung vom Menschen ist und wie diese mit dem Zeitgeist, der gerade vorherrscht, zusammenhängt. Ich habe mich gefragt, welche Systeme zum Beispiel den Menschen grundsätzlich als ein Geschöpf betrachten, das immerfort von seinen Konflikten weitergetrieben wird. Wo ist es die Aggression, wo die Sexualität, die allem Menschlichen zugrunde gelegt wird? Oder: Warum ist gerade zu einer bestimmten Zeit das Menschenbild des »Kreativen« so wichtig? Oder das Bild des »Guten«?

Alle therapeutischen Ansätze lassen sich mit derartigen Fragen zu ihrem Menschenbild analysieren. Das finde ich nach wie vor interessant. Aus den Schriften zu den verschiedenen Ansätzen lässt sich darüber hinaus ableiten, dass die Beziehung zwischen Therapeut und Klienten sehr unterschiedlich aufgefasst wird. In manchen Therapiekonzepten wird sie als eine Art sublimierte Liebesbeziehung angesehen, in anderen als kameradschaftliche Gemeinschaft, in der man gemeinsam Pläne »ausheckt«, und in wiederum anderen als ein autoritäres Miteinander, eine Art Eltern-Kind-Beziehung, in der der Therapeut den Elternteil verkörpert.

Mich faszinieren derartige Unterschiede in den Menschen- und Beziehungsauffassungen sowohl beruflich als auch privat. Selbst wenn ich mit jemandem persönlich über ein Alltagsproblem rede, frage ich mich oft, was sich an Vorstellungen über den Menschen hinter seinen Äußerungen verbirgt. Gesellschaftliche, künstlerische und wissenschaftliche Strömungen hängen immer mit Basisbildern vom Menschen zusammen, von denen ausgegangen wird.

Aktuell ist das Menschenbild der virtuellen Welt das zentrale Thema. Wir befinden uns an einer Schwelle weltweiter Entwicklungen, an der wir erleben, wie der virtuellen Welt und den sozialen Medien eine immer größere Bedeutung zukommt. Niemand kann wissen, wie sich das längerfristig auf die Gesellschaft, ihr Menschenbild und alle Arten von Beziehungen auswirkt. Alles, was wir kennen, sind einige wenige Symptome, zu denen die Mediensucht gehört.

Ich höre von vielen Eltern, dass sie Angst um ihre Kinder wegen deren Medienkonsum haben. Eine Gymnasiallehrerin hat mir erzählt, wie schwer es sei, die Schüler dazu zu bringen, dass sie ihre Handys ausschalten. Sie erwische sie ständig dabei, wie sie während des Unterrichts mit Facebook oder WhatsApp beschäftigt seien. Sie nehme ihnen sofort das Handy weg und gebe es erst am nächsten Tag wieder zurück. Sie habe deswegen mit den Eltern gesprochen, sei aber auf wenig Verständnis gestoßen. Denn die Eltern würden sich wenig anders verhalten. Sie empfinde es inzwischen als Ausnahme, wenn eine Mutter oder ein Vater, während sie mit ihr bzw.

ihm rede, zwischendurch nicht immer einmal wieder auf das Handy schaue. Eine andere Lehrerin hat mir geschildert, wie eine Mutter in der Pause, in der sie sich eigentlich habe ausruhen wollen, zu ihr gekommen sei und sich beschwert habe: »Endlich habe ich sie einmal erwischt! Ich muss unbedingt mit Ihnen über meine Tochter sprechen.« Bereits in ihre ersten Sätze hätten zwei Handys hineingeklingelt und sie habe das Gespräch kurz unterbrochen, erst das eine, dann das andere hervorgeholt, geschaut, wer anrufe, und dann erst weitergesprochen. Es kommt den Leuten inzwischen offenbar ganz normal vor, dass man sich zwischendurch kurz dem Handy und damit einem anderen zuwendet.

Ich kann mir die ganze Problematik der Social-Media-Kontakte nur schwer vorstellen, weil mir die virtuelle Welt persönlich fremd ist. Das ist einer der Gründe, warum ich keine jungen Leute mehr in Therapie nehme. Ich weiß, welche Bedeutung Facebook, WhatsApp und andere soziale Internet-Netzwerke für sie und ihre Beziehungen haben. Ich bin mir aber sicher, dass ein Menschenbild, das aus virtuellen Kontakten resultiert, neue Störungen mit sich bringen wird. Das, was ich bisher erzählt bekommen habe, bestärkt mich in der Befürchtung, dass es hinsichtlich des Erlebens der virtuellen Beziehungen und des real gelebten Alltags zu Störungen kommt.

Es soll inzwischen bei Jugendlichen Partys geben, die hauptsächlich darin bestehen, dass man einander fotografiert und die Fotos denen, die nicht bei der Party sind, zuschickt. Ich beobachte immer häufiger in der Öffentlichkeit Szenen, in denen ein Paar oder Freunde zusammen sind, sei es in einem Restaurant, in einem Café oder in einem Verkehrsmittel, und anstatt wie früher miteinander zu reden, ist jeder mit seinem Handy beschäftigt. Mich erstaunt vor allem, dass der andere das gar nicht als etwas Besonderes und eine Kränkung empfindet. Wir alle, die nicht mit Internet und Handy aufgewachsen sind, denken: »Das kann doch wohl nicht sein! Wer bin ich denn, dass ich so wenig beachtet werde! Nicht mit mir!«, und möchten am liebsten sofort aufstehen und gehen. Aber genau damit scheinen wir den anderen zu zeigen, dass wir außerhalb eines modernen Menschenbildes stehen, zu dem das Handy als ständiger Begleiter gehört. Das Handy gewährleistet den Zugang zur elektronischen Welt, und der ist inzwischen anscheinend bereits bei vielen nötig, um sich sozial eingebettet, vollständig und wohl zu fühlen.

MF: In den sozialen Netzwerken spielen Selbstdarstellungen eine wichtige Rolle. Verstärken diese das narzisstische Bedürfnis der Menschen?

EJ: Das könnte ich mir denken. Die Repräsentation persönlicher Erlebnisse, Erfahrungen und Fotos, die sich nicht nur an einen bestimmten Menschen, sondern an eine nur noch schwer oder gar nicht mehr zu überblickende Allgemeinheit richtet, erzeugt den Eindruck, dass sehr viele Menschen einen mögen, vor allem wenn sie das, was man von sich gepostet hat, »liken«. Mir ist allerdings noch immer nicht klar, wie man zu Hunderten von Freunden kommt. Ich höre jedoch häufig, dass es sich dabei zu einem großen Teil um Menschen handelt, die man gar nicht richtig kennt. Ich klicke das immer weg, wenn ich gefragt werde, ob ich mich mit jemanden vernetzen möchte, bin nicht bei Facebook und habe auch nicht vor, das zu sein. Ich bin allerdings per WhatsApp erreichbar. Das empfinde ich nicht als störend. Ich kann mir vorstellen, dass man das Gefühl entwickelt, dass man ohne diese Vernetzung gar nicht existiert. Möglicherweise gewöhnt man sich derart daran, alle Ereignisse und besonderen Erlebnisse per Internet zu teilen und ihren Wert zurückgemeldet zu bekommen, dass man in dem Moment, in dem keiner den Post, dass man gerade in einem teuren Restaurant Mittag isst, bestätigt, meint: »So was Tolles, wie ich gedacht habe, ist es gar nicht, hier zu essen. Das nächste Mal mache ich lieber etwas, was noch interessanter ist.«

Ich kenne eine Philosophiestudentin, die hat mich mit ihrem Freund besucht und sich beklagt, dass sie, wenn sie in einem Seminar sei, nicht mehr anders könne, als immer wieder zu schauen, ob ihr jemand eine Nachricht hinterlassen habe. Das habe etwas Zwanghaftes, das sie an sich selbst stören würde. Sie spürt genau, dass mit ihr etwas nicht ganz stimmt. Bei ihr hat sich bereits ein Suchtcharakter ausgebildet, den sie nicht mehr willentlich zu kontrollieren vermag. Damit beginnt der Umgang mit dem Handy sich in Richtung einer Persönlichkeitsstörung zu entwickeln.

Offensichtlich sind die elektronischen Medien und ihre sozialen Netzwerke zudem mit viel Geld und wirtschaftlich maßgeblichen Unternehmen verbunden. Das heißt, wenn diese Unternehmen finanziell scheitern, resultiert daraus eventuell sogar eine Wirtschaftskrise. Das System der neuen Medien muss sich somit selbst erhalten und immer weiter ausbreiten. Das sind alles Spekulationen. Ich bin keine Wirtschaftswissenschaftlerin, sondern Psychologin und Psychotherapeutin. Als solche interessiere ich mich für alle gesellschaftlichen Veränderungen, die sich auf die Persönlichkeit der Menschen auswirken. Ich beobachte kritisch, wie der Einfluss der sozialen Netzwerke die Beziehungen in unserer Gesellschaft verändert, sehe aber auch, dass sich im Hinblick auf die Konsequenzen und den zukünftigen therapeutischen Bedarf im Moment nur vage Hypothesen aufstellen lassen.

ENTWICKELN WIR UNS ZU EINER NARZISSTISCHEN GESELLSCHAFT?

MF: Narzissmus ist ebenfalls eines der zentralen Themen unserer modernen, virtuell ausgerichteten Gesellschaft. Wir sprachen im Hinblick auf die verwöhnten Kinder bereits davon. Wenn wir uns der Gesellschaft insgesamt zuwenden, stellt sich die Frage: Lässt sich eine Zunahme narzisstischer Verhaltensmuster beobachten?

EJ: In einer Gesellschaft der Individualisten ist man dem Narzissmus ausgesetzt. Man ist stolz auf seine Besonderheit. Wenn ich als Individuum hingegen nicht so gefragt bin und stattdessen das Kollektiv wichtiger ist, zum Beispiel die Dorfgemeinschaft, ist meine eigene Besonderheit weniger wichtig. In der vormodernen Gesellschaft war es stärker üblich, die Werte einer Gruppe zu vertreten und sich als Teil dieser Gruppe zu empfinden und zu präsentieren. Die anderen sollten sehen, dass man dazugehörte. Also zeigte man sich in einer Weise, in der die anderen die Maßstäbe und Vorstellungen wiedererkannten, die auch sie teilten. In einer Gemeinschaft von Individualisten ist das Gegenteil der Fall. Die anderen sollen erkennen, dass ich meine eigenen Maßstäbe, Vorstellungen, speziellen Vorzüge, Fähigkeiten und Talente besitze. Das wird von ihnen dann belohnt. Um mich als Person wahrzunehmen, müssen sie erst einmal merken, dass ich außergewöhnlich bin, ein Individuum, das es so nur einmal gibt. Das nährt natürlich narzisstische

Gefühle. Die sozialen Netzwerke verstärken die Darstellung meiner individuellen Seiten und Qualitäten noch. Selbstverständlich folge ich damit wiederum einer geforderten Anpassungsstrategie.

In dem gesellschaftlichen Diskurs der Hochbegabung habe ich einige Eltern erlebt, die das Ganze reflektieren und darüber stehen können: »Jaja, wir haben ein hochbegabtes Kind! Da ungefähr 90 Prozent der anderen Kinder ebenfalls hochbegabt sind, ist das ja nicht so was Besonderes.« Darin kann man eben auch eine der Besonderheiten der Moderne sehen: Es ist die Dauerreflexion auf eben das, was sich gerade als feste Form etabliert. Damit wird sie wieder aufgehoben. Ich sehe die Entwicklung heutiger Eltern-Kind-Beziehungen somit einerseits weniger einseitig und negativ narzisstisch geprägt, als sie in der öffentlichen Diskussion im Moment erscheint. Ich glaube, dass viele moderne Eltern zu relativieren und ihr Kind realistisch einzuschätzen vermögen. Dass für Eltern ihr Kind etwas ganz Besonderes ist, ist völlig in Ordnung und sollte auch so sein. Nur sollte man als Mutter oder Vater gleichzeitig reflektieren können, dass die anderen Kinder für ihre Eltern ebenfalls etwas Besonderes sind. Ich beobachte aber andererseits, dass es immer mehr Einzelkinder, das heißt Ein-Eltern-Familien gibt und dass das ein Elternverhalten fördern kann, bei dem das Kind übermäßig im Mittelpunkt steht und »bemuttert« wird.

Es sind nicht unbedingt die Eltern, die den Narzissmus in unserer Gesellschaft vorantreiben. Zum einen ist es die Ökonomie, die von den Menschen zunehmend herausragende Leistungen erwartet. Diejenigen, die durch das, was sie vollbringen, herausragen, werden gesellschaftlich besonders beachtet, gelobt und medial präsentiert. Das ist eine Tendenz unserer Leistungsgesellschaft, die sowohl sehr eng mit der Ökonomie als auch mit der medialen Entwicklung zusammenhängt. Überall ist Präsenz gefragt. Man kann sich heute sehr viel leichter in den Medien darstellen, als das früher der Fall war. Dass dadurch viele Menschen in der Öffentlichkeit auftreten, steigert die narzisstischen Verhaltensmuster, die gesamtgesellschaftlich wahrnehmbar sind. Wer Schauspieler oder Politiker ist, neigt oft persönlich zu narzisstischem Verhalten. Das eine bedingt das andere.

Castingshows wie »Deutschland sucht den Superstar« oder Reality-Shows wie das »Dschungelcamp« sind beliebt und führen dazu, dass sich die Möglichkeit medialer Präsenz nicht nur auf Prominente und bestimmte Berufe, sondern auf alle Menschen bezieht. Es sind ja häufig ganz mittelmäßig begabte Menschen, die mit etwas, was sie können oder gelernt haben, ins Rampenlicht treten. Diese eine Sache, die sie beherrschen, wird herausgehoben und macht sie für den Moment des Auftritts zu Stars. Im 19. Jahrhundert hat es das Hauskonzert gegeben. Die Dame oder Tochter des Hauses hat gut Klavier gespielt oder gesungen und da wurden Gäste eingeladen, die sich das angehört und applaudiert haben. Das war eine Präsenz im kleinen Kreis, die sich somit in Grenzen hielt und das Selbstbewusstsein einer musikalisch begabten Frau heben konnte. Was den Narzissmus betrifft, ist ein gesunder von einem krankhaften zu unterscheiden. Jeder Mensch benötigt ein Maß an Selbstliebe und Selbstvertrauen. Es stärkt die Persönlichkeit und das persönliche Handeln. Da die Frauenrolle im 19. Jahrhundert wenig Raum für Anerkennung bot, förderten Auftritte im häuslichen Rahmen meist eher ein gesundes als krankhaftes Selbstbild. Erst wenn das gesunde und realistische Maß an Selbstbewusstsein überschritten wird, entwickelt sich ein narzisstisch gestörtes Persönlichkeitsbild.

In Castingshows werden Menschen ihrem bisherigen Alltag und häuslichem Umfeld entrissen und innerhalb einer grenzenlos wirkenden Präsenz auf einen Sockel gehoben, von dem die meisten schnell wieder herabstürzen. Wer sich einmal berühmt gefühlt hat, dem fällt es eventuell schwer, in seine Gewöhnlichkeit zurückzufallen. Der Sockel kann zu einer Sucht werden. Man möchte wieder und wieder auf ihm stehen und den öffentlichen Beifall erleben. Solch narzisstische Zufuhr empfinden viele als Glücksmoment. Für andere ist und bleibt es furchtbar, in der Öffentlichkeit zu stehen. Bei denjenigen Menschen, die das genießen, kann es zu einem narzisstisch gestörten Selbstbild kommen. Sobald sie ein für alle Mal vom Sockel fallen, kommt es zur Lebenskrise.

Sehr narzisstische Menschen machen daher eine schwierige Lebensphase im Alter durch. In den meisten Fällen ist man heutzutage, wenn man alt ist, nicht mehr gefragt. Schönheit, körperliche und geistige Kräfte vergehen. Man ist nicht mehr in der Weise präsent, die man ein Leben lang gewöhnt war. Was man konnte, ist nicht mehr gefragt. Sich in die zweite Reihe zu begeben, ist für Narzissten schwierig. Sie reagieren mit Verbitterung und müssen alle und alles schlecht machen.

Es gibt aber auch Narzissmuskonzepte, die vor allem die positive Kraft des Narzissmus hervorheben. So existiert die Vorstellung eines paradiesischen Zustandes, in dem der Mensch sich und andere liebt. Die Selbstliebe ist besonders wertvoll, weil sie erst dazu führt, dass man andere liebt. Wer keine Eigenliebe entwickelt, vermag den Nächsten nicht zu lieben.

In der Folge von Otto Kernberg werden zwei narzisstische Typen unterschieden: der offene und der verdeckte. Der offene Narzisst ist grandios, unbeirrt und dickhäutig, der verdeckte hingegen minderwertig-depressiv, hypervigilant, das heißt in erhöhter Weise wach und aufmerksam für das, was andere über ihn denken, sowie dünnhäutig. Der erste Typus will sich präsentieren und fordert möglichst viel Lob ein, der zweite zieht sich zurück, ist permanent brüskiert, weil er das Gefühl hat: »Schon wieder jemand, der mich nicht schätzt.« Bei Letzterem handelt es sich also um Narzissten, die aus allem eine Beleidigung oder Demütigung herausspüren, deshalb ständig gekränkt sind und diese Kränkungen mit nichts anderem als Rückzug und Abwertung abwehren können. Andere ebenfalls abzuwerten ist für sie ein Mittel, sich die zum großen Teil selber eingeredeten Kränkungen erträglich zu machen.

Beide Typen beziehen sich ständig auf sich selbst. Andere Menschen sind nur im Hinblick auf ihre Anerkennung und ihr Lob wichtig. Der offene Narzisst ist progressiv. Er verschafft sich anhand bestimmter Begabungen oder Eigenschaften, aufgrund seines Charmes oder Aussehens das Lob anderer. Der verdeckte Narzisst ist regressiv und spürt von vornherein, dass er nicht genug Lob bekommt. Er sucht sich deshalb oft einen Partner, der von anderen bewundert wird und an dem er sich festhalten kann, das heißt, der verdeckte verliebt sich in einen offenen Narzissten. Das funktioniert manchmal ganz gut. Wenn es zu unausgeglichen ist, dann sagt sich der progressive Typ: »Dass mich ein solch jämmerlicher Mensch toll findet, befriedigt mich wenig. Da suche ich mir doch jemanden, dessen Lob ich ernst nehmen kann!«; »Du redest zwar immerfort, als wärest du der Tollste im Bett, aber ich weiß ja, wie du in Wirklichkeit bist.« Dass die neurotischen Dispositionen der Partner einander ausgleichen oder ineinander greifen, kommt bei verschiedenen psychischen Störungen vor. Jürg Willi hat dafür den Begriff Kollusion geprägt.

MF: Wie entsteht überhaupt das Selbstwertgefühl? Glauben Sie, dass es bei aller Beeinflussung von außen stark gesellschaftlich bestimmt ist?

EJ: Das Selbstwertgefühl wird nicht allein von der Gesellschaft bestimmt, es entsteht zunächst einmal durch Primärpersonen, die einen erziehen. Diese sind wiederum von der Gesellschaft und ihren Werten bestimmt. Wenn eine Mutter ihrer Tochter einprägt, dass sie sich auf keinen Fall vor der Ehe auf eine sexuelle Beziehung einlassen solle, und sie es doch tut und ungewollt schwanger wird, dann wird das entsprechende negative Auswirkungen auf ihr Selbstbewusstsein haben. Wer das Gefühl hat, er sei nicht liebenswert und stelle sowieso nichts dar, weil ihm ein Elternteil dieses Gefühl vermittelt hat, der lässt sich leicht unterkriegen und wird unter Umständen tatsächlich kein interessanter Partner sein. Findet man einen Partner, dem das gefällt, bleibt die Gefahr bestehen, dass man auch ihm irgendwann langweilig wird. Das heißt: Jemand mit einem schlechten Selbstwertgefühl hat Schwierigkeiten in der Partnerschaft. Er verlangt unter Umständen, dass der Partner die eigene Schwäche ausgleicht.

DIE PSYCHOLOGISIERUNG UNSERER GESELLSCHAFT

MF: Ein weiteres Kennzeichen unserer modernen Beziehungen ist – wie schon mehrfach erwähnt –, die Reflexion, also die Art, wie viele Paare in psychologischen Kategorien denken und miteinander sprechen. Können Sie das näher erläutern?

EJ: Dass selbst Menschen, die keine langjährige Therapien gemacht haben, im Umgang miteinander ihre Beziehung psychologisch reflektieren, ist – wenn es nicht missbraucht wird – in vieler Hinsicht ein Fortschritt. Viele Leute erzählen anderen inzwischen ganz unbefangen, dass sie eine Therapie gemacht haben. Dass das kein Tabu mehr ist und als ganz normal angesehen wird, gilt inzwischen in vielen Kreisen. Wer früher in psychischer Behandlung war, galt als geistig krank und nicht gesellschaftsfähig. Heute kommen Menschen mit Fragestellungen zu mir, die sie zwar für ganz normal, aber ohne therapeutische Hilfe für nur schwer lösbar halten. Das sehe ich als einen großen Gewinn an. Nicht alle, die zu mir kommen, wünschen sich eine Therapie. Oft geht es inzwischen darum, in einem einzelnen, vom Patienten selbst konkret eingegrenzten Konflikt therapeutisch zu beraten.

Viele sehen im Therapeuten inzwischen jemanden, zu dem sie gehen können, um über bestimmte Probleme und Konflikte zu sprechen, auch ohne dass sie psychisch gestört sind. Vor Kurzem ist eine Frau zu mir gekommen, die hat gesagt: »Ich ärgere mich so oft über meinen Mann und meinen Sohn, bin insgesamt ständig mit meiner Familie unzufrieden. Das möchte ich mit Ihnen mal klären.« Es sind somit oft keine psychischen Störungen und Krankheiten mehr, die ich in meiner Privatpraxis behandele. Es sind Fragen wie: »Wie sollte eine Ehe sein? Stimmt in meiner alles?« Man setzt sich damit auseinander, wie es sein sollte und wie nicht, möchte die eigenen Beziehungen und Partnerschaften mit dem, was man sich wünscht, vergleichen und reflektieren, was möglich ist und was nicht. Sie sind eigentlich keine Patienten mehr und fragen sich, welche gesellschaftlichen Bilder ihre Vorstellungen und Verhaltensweisen beeinflussen. Meist spielen individuelle Erlebnisse und Erfahrungen eine Rolle, die gerade zu bewältigen sind: Freundinnen, die sich mit einem zerstritten haben, Ehemänner, die eine Geliebte haben, Kinder, die in der Pubertät sind und sich nichts mehr sagen lassen. Die Klientin oder der Klient sagt: »Ich will nicht, das wir so enden wie die Familie einer Bekannten, bei der jeder inzwischen mit einem anderen Partner und Kind zusammenlebt, und jetzt fangen wir auch bereits an, uns wegen jeder Kleinigkeit in den Haaren zu liegen.«

Immer mehr Patienten erklären mir explizit oder implizit, warum es ihrer Meinung nach mit ihrem Lebenspartner nicht mehr oder nach einer Krise wieder geht. Diese Psychologisierung der Gesellschaft hat spätestens mit den Ideen der Generation der 68er eingesetzt und über die intellektuelle Schicht hinaus immer mehr Kreise der Gesellschaft erfasst. Inzwischen ist sie relativ weit fortgeschritten. Wenn ich Paare miteinander reden höre, bin ich oft überrascht, wie viele ihrer Wörter einem psychologisch inspirierten Vokabular entstammen. Sie brauchen sich eigentlich nur Filme und Serien im Fernsehen anzusehen. Da reden die Paare oft psychologisch miteinander und benutzen eine Art »Psycho-Jargon«, wenn sie über Beziehungen, menschliche Krisen und Konflikte sprechen. Manchmal handelt es sich um eine Laienpsychologie, die ich als sehr ungeschickt empfinde, manchmal werden die Probleme psychologisch erstaunlich geschickt und professionell angegangen.

Die ganze Psychologisierung besagt ja nichts anderes, als dass man die Kategorien verändert hat, in denen man andere Menschen, seine eigene Person und seine Beziehungen sieht. Wenn Menschen, die nicht unbedingt Freud, Jung und modernere Psychologen gelesen haben, Ihnen sagen: »Ich glaube, dass meine Tochter unbewusst noch immer trauert. Sie verdrängt das alles nur«, oder: »Ich könnte mir vorstellen, dass mein Mann seine wirklichen Wünsche abwehrt«, versuchen sie, die Psyche der Menschen, die sie lieben, zu verstehen. Sie glauben, dass die Verhaltensweisen und Einstellungen, die sie erleben, auf etwas verweisen, das sie erkennen können, indem sie das Innere der Menschen erschließen. Dieses allgemeine Psychologisieren kann man auch als etwas Positives beurteilen, weil es den Menschen die Möglichkeit bietet, sich selbst zu analysieren und in ihren Beziehungen verständnisvoller zu reagieren. Man führt verletzende Handlungen des anderen auf psychisch komplexere Zusammenhänge und frühe emotionale Erfahrungen zurück, anstatt sie sofort zu verurteilen. Man will etwas gemeinsam bearbeiten, anstatt es zu bestrafen. Das ist eine andere Art, mit der Welt umzugehen, als die, die auf moralischen und religiösen Kategorien basiert.

Negative Folgen hat das Ganze unter anderem dann, wenn man beginnt, alles, was ein anderer tut, zu pathologisieren. Wer psychologisch nicht geschult ist, kommt zu wenig fundierten Schlüssen und vermittelt seine Laiendiagnosen eventuell sehr ungeschickt. Es kommt vor, dass man behauptet, besser als der Partner zu wissen, warum dieser etwas tut. Das Psychologisieren kann dann eine Beziehung belasten. Wer immer über andere Menschen redet und sie zu analysieren versucht, wird anderen schnell lästig. Dem Partner permanent zu erklären, wie er funktioniert und wie man selber funktioniert und wie die Bekannten funktionieren, ermüdet ihn mit der Zeit. Das gilt privat auch für einen Therapeuten. Legt er seine Rolle hinter seiner Praxistür nicht ab, kommt es zu einer »Déformation professionelle«. Das Unbewusste ist nicht auf die Freunde und Bekannten anzuwenden, sondern auf die Patienten. Es gehört in die therapeutische Beziehung und nicht in Partnerschaft und Freundschaft.

Mir wird öfter gesagt, wie angenehm es sei, dass ich nicht laufend meine Umwelt analysiere. Natürlich hat jeder bestimmte Vorstellungen, wie die Freunde und Lebenspartner funktionieren. Aber guten Freunden die eigenen Deutungen aufzuerlegen, ist etwas anderes und stört das Einvernehmen. Jede therapeutische Beziehung ist ungleichgewichtig. Es gibt ein Gefälle vom Therapeuten zum Patienten. Wenn man bei gleichgewichtigen Freundschaften oder in der Liebe die höherwertige Position des Deuters einnimmt, ist das eine Demütigung für den anderen. Ich will nicht gedeutet werden. Eine Deutung, die nicht sehr vorsichtig vorbereitet wird, erzeugt selbst in der Therapie Abwehr. Eine Therapieregel gibt vor, dass der Therapeut nur den Weg bereitet. Der Patient muss selber auf die Lesart und Auslegung kommen, die ihm weiterhilft. Manchmal ist der Therapeut der Erste, der fragt: »Könnte es nicht so sein?« Aber es ist der Patient, der das bestätigt: »Ja, natürlich, da hätte ich auch selbst drauf kommen können!«, oder widerspricht: »Nein, das glaube ich kaum.«

Nicht alle Menschen sind offen für eine Psychologisierung. Es gibt Menschen, die haben derartige Angst davor, psychische Qualen aushalten zu müssen, dass sie ihr psychisches Leben lieber verleugnen. Solche Menschen sträuben sich, in Therapie zu gehen, auch wenn ihre Umwelt ihnen rät: »Du solltest herausfinden, was hinter deinen psychischen Problemen steckt, und es einmal mit einer Therapie versuchen.«

Für manche Menschen ist nur das Äußere wichtig. Ein Freund hat mir gegenüber einmal ironisch festgestellt: »Ich bin übrigens einer der wenigen Menschen, die kein Unbewusstes haben.« Bei ihm war das ein Scherz, bei anderen ist es mehr. Sie möchten sich mit ihrer Psyche nicht befassen. Sie funktionieren wunderbar, sind erfolgreich. Aber dass sie irgendwelche Seelenregungen haben, die über die primitivsten Gefühle hinausgehen, wollen sie einfach nicht zur Kenntnis nehmen und kommunizieren. Wenn solche Menschen dann in eine Lebenskrise geraten, kann das sehr schnell tragisch enden und zum Beispiel zum Selbstmord führen. Auf einmal bringt sich einer um, der immer fröhlich war.

CHRISTLICHE WERTE UND MODERNE ETHIK IM FAMILIENLEBEN

MF: **Die Lebensentwürfe sind heute nicht nur reflektierter, sondern insgesamt auch eigenständiger geworden. Woran liegt das?**

EJ: Dass bestimmte Normen hinfällig geworden sind, ist ein Erbe der Aufklärung und Wissenschaft. Durch die Technisierung ist es zu einem Wohlstand gekommen, der vieles im Leben und in unseren Beziehungen ermöglicht, was früher undenkbar war. All dies hängt zusammen. Lange Zeit hat das Christentum die Lebensentwürfe in erheblichem Maße bestimmt. Es hat nicht nur strenge Gebote mit sich gebracht, sondern auch zu einer Verfeinerung des seelischen Lebens geführt. Irgendwann waren die christlichen Werte und das christliche Menschenbild als einzige Werteordnung überholt. Das hat nicht zuletzt auch damit zu tun, dass in unserer Gesellschaft Staat und Kirche voneinander getrennt wurden. Eine Gesellschaft, in der hinsichtlich Religion und Lebensform Wahlfreiheit herrscht, hat entsprechende Gesetze. Ihre Verfassung verhindert, dass sie sich von religiösen Geboten bestimmen und beherrschen lässt. Dort, wo Staat und Kirche nicht getrennt sind, entwickeln sich andere Verhaltensmuster und Emotionen. Die aktuellen weltweiten Entwicklungen lenken derzeit in ganz besonderer Weise unsere Aufmerksamkeit auf derartige Unterschiede zwischen den Staaten.

Die Kirche hat dem Menschen früher vorgegeben, wie er sich angesichts bestimmter Probleme in seinen Beziehungen zu verhalten habe. Diese Sicherheit fehlt den Menschen in ihren heutigen Beziehungen. Sie müssen ihre eigenen Umgangsweisen entwickeln. Wenn man genau weiß, was man im Falle eines Ehebruchs zu tun hat, dann ist es zwar schmerzhaft, aber weniger mühsam, die Situation zu klären. Eine junge Frau, die unerwünscht schwanger wurde, wusste, was sie zu tun hatte. Sie musste, um nicht geächtet zu werden, den Mann dazu bringen, sie zu heiraten.

In meiner Generation galt das noch. Ich habe erlebt, wie bei einem Mann und einer Frau, die sich sehr liebten, der Mann einige Male mit einer anderen schlief. Als diese schwanger wurde, musste er sie heiraten, obwohl er eigentlich die andere Frau liebte. Alle waren streng katholisch und sich einig, dass es keine andere Möglichkeit gab. Trotzdem war es eine große Katastrophe, die sogar zu einem Selbstmordversuch der Frau führte, die er eigentlich liebte. Auch er war in seiner Ehe nicht glücklich. Als er sich deswegen von seiner Frau im Einvernehmen trennte, war es ihm dennoch nicht erlaubt, seine Geliebte zu heiraten.

Als ich jung war, hielten sich die gläubigen Katholiken noch an derartige Gebote oder wurden vom Pfarrer aus der Gemeinde ausgeschlossen. Mir selber ist einmal von einem Gottesdienst erzählt worden, in dem der Pfarrer von der Kanzel herunter jemandem das Recht abgesprochen hat, die Kirche zu betreten, weil dieser sich standesamtlich erneut verheiratet hatte. Inzwischen hat die offizielle katholische Kirche diesbezüglich ihre Einstellung verändert. Papst Franziskus hat 2015 Geschiedenen die Möglichkeit in Aussicht gestellt, die Sakramente empfangen zu dürfen.

Auch wenn Menschen sehr an den christlichen Normen hängen, so kommt es selbst im streng katholischen Milieu kaum noch vor, dass eine Frau oder ein Mann allein aus religiösen Gründen heiraten und verheiratet bleiben, obwohl alles andere dagegen spricht. Der Sohn einer Patientin ist in der katholischen Kirche sehr aktiv.

Er hat sich vor einiger Zeit scheiden lassen und lebt mit einer Frau zusammen, die er vielleicht irgendwann einmal heiraten wird. Er ist dennoch gemeinsam mit seiner Freundin weiterhin in der Kirche engagiert.

In Deutschland gibt es nicht mehr viele Gläubige, die das Gespräch mit ihrem Pfarrer suchen, wenn sie Sorgen haben. Wer recht kirchenfern lebt, entwickelt oft einen eher ungebundenen christlichen Glauben und lockeren Umgang mit den christlichen Geboten. Es gibt Menschen, die sagen: »Ich glaube an Gott, aber dazu brauche ich keine Kirche.« Manche von ihnen gehen in die Natur und finden dort Gott. Andere glauben auch nicht an Gott, aber an einen ihnen übergeordneten Geist. Andere glauben an gar keine übergeordnete geistige Instanz. Dazu, wie viele Deutsche nicht oder doch an Gott glauben, findet man unterschiedliche Zahlen. Zum Teil ist von einem Drittel Atheisten in Deutschland die Rede. Einig sind sich alle darüber, dass es in Ostdeutschland sehr viel mehr Ungläubige als in Westdeutschland sind.

Die religiösen Gefühle der Menschen sind insgesamt gesehen sehr unbestimmt geworden. Das Christentum erweist sich inzwischen für viele nur noch als vages Leitbild. Wenn die Gebote und Rituale des Glaubens nicht durch eine Gemeinschaft gestützt werden, verlieren sie ihren Halt und ihre Bedeutung für den eigenen Lebens- und Eheentwurf. Solange ich in einer Gemeinschaft lebe, in der der Glaube praktiziert wird, die Menschen religiöse Lieder singen, beten, Gottesdienste besuchen, wird mein religiöses Gefühl auch in Zeiten, in denen es für mich persönlich gar nicht so wichtig zu sein scheint, durch die Gemeinschaft geschützt und gestärkt. Obwohl kaum noch jemand in Deutschland jeden Sonntag in die Kirche geht, würden die meisten Deutschen noch immer von sich sagen, dass sie Christen seien. Das heißt, die Kirche hat in unserer Gesellschaft nach wie vor eine Bedeutung, auch wenn ihre Normen und Regeln sehr viel an Macht verloren haben. Mit der Vorstellung, Christen zu sein, setzen wir uns nach wie vor von anderen wie zum

Beispiel den verschiedenen muslimischen Gemeinschaften ab. An die Stelle strenger, unumstößlicher kirchlicher Regeln und Normen sind in unserer Gesellschaft ethische Fragen und Probleme getreten, die man nach allen Seiten hin diskutiert. Das fängt bei der Abtreibung an und setzt sich fort mit Fragen der Reproduktionsmedizin, der pränatalen Diagnostik und künstlichen Befruchtung. Mit dem technischen und medizinischen Fortschritt gehen ethische Probleme einher, die mit den zehn Geboten nicht zu lösen sind. Es ist inzwischen möglich, Entscheidungen im Hinblick auf Leben und Tod zu treffen, die die Kirche mit ihrer überlieferten Moral überfordern. Warum sollten wir behinderte Menschen auf die Welt kommen lassen? Eine Regelung der christlichen Ethik lautet: Gott gibt Leben, Gott nimmt Leben, wir greifen nicht ein. Ist eine solche Regelung noch zeitgemäß? Greift der Mensch mit seinen medizinischen Möglichkeiten nicht längst in das Leben und Sterben ein?

Der Fortschritt der Medizin hat dafür gesorgt, dass die Mütter- und Kindersterblichkeit sich extrem verringert haben. Er verlängert das Leben vieler Menschen, so dass sie im Durchschnitt immer älter werden. Wie sieht es mit dem Leben und Sterben von Komapatienten aus? Sie werden künstlich ernährt und ihre Lebensfunktionen durch Apparaturen aufrechterhalten. Wo fängt das, was wir Leben nennen, an, wo endet es? Wann ist ein Mensch tot? Ist der Hirntod ein sicheres Zeichen dafür, dass ein Mensch gestorben ist? Wie sieht es mit einem Leben aus, das durch künstliche Befruchtung gegeben wurde? Eine künstliche Befruchtung bedeutet für eine Frau sehr großen Stress und eine enorme körperliche Anstrengung, der Hormonhaushalt verändert sich ständig. Man muss ein Kind wirklich unbedingt wollen, um das auf sich zu nehmen. Die Kirche ist bei all diesen Fragen häufig überfordert.

Ein Bereich, in dem religiöse Gebote unter Umständen in unserer Gesellschaft jedoch noch sehr stark nachwirken, ist die Scham im Hinblick auf die eigene Leiblichkeit und Sexualität. Sich anderen entblößt zu zeigen, fällt manchen Menschen schwer. Sie vermögen bestimmte Hemmungen, die ihnen im Hinblick auf ihren nackten Körper und ihre Geschlechtsorgane als Kinder eingeprägt wurden, nur schwer abzulegen.

Schamgefühle gibt es aber offenbar in jeder Kultur. Es stellt sich jedoch die Frage, worauf sich die Scham jeweils bezieht. In einer Kultur, in der jeder öffentlich nackt oder halbnackt herumläuft, wird man gegenüber dem eigenen unbekleideten Körper kein Schamgefühl entwickeln. Es sind dann andere Bereiche, in denen sich das Schamgefühl ausbildet. Es können sehr verschiedene Bereiche sein, die in einer Gemeinschaft tabuisiert werden. Scham kann bestimmte Pflanzen oder Tiere, die man gegessen hat, betreffen. Es ist die Gemeinschaft, die vorgibt, auf was man stolz sein kann und wessen man sich zu schämen hat. Das Schamgefühl ist somit direkt mit den Normen und religiösen Geboten einer Gruppe verbunden. Wenn die Religion es verbietet und als Sünde empfindet, sich dem Ehepartner nackt zu zeigen, wird zum Beispiel Sexualität in der Dunkelheit stattfinden.

Ein weiterer Bereich, in dem Glaubensfragen und religiöse Rituale nach wie vor wichtig sind, ist der Tod. Es sind vor allem die alten Menschen, die sich mit dem Tod auseinandersetzen. Bei manchen älteren Paaren bewirkt das, dass der Kinderglaube wieder aktiviert wird. Wenn man immer öfter an Krankenbetten sitzt oder zu Beerdigungen geht, fragt man sich: »Wann ist es bei mir so weit und was bedeutet das für mich?« Ich habe erlebt, wie ein Naturwissenschaftler, der sein Leben lang nicht gläubig war, aber vom Arzt wusste, dass er nicht mehr lange leben würde, um den Besuch einer Pastorin bat. Er wolle mit ihr seine Beerdigung besprechen. Die Pastorin hat in ihrer Traueransprache über ihn in einer Weise gesprochen, die uns überraschte; er hatte sich mehr, als wir je gedacht hatten, mit dem Tod und einem möglichen Weiterleben befasst.

Das eigene Leben bekommt in dem Moment, in dem es zu Ende geht oder in dem man erkrankt, wieder mehr Relevanz. Wenn ein alter Mensch zunehmend schwächer wird, beschäftigt er sich oft vermehrt mit dem, was den Sinn seines Lebens ausmacht und was von seinem Leben bleiben wird, wenn er einmal nicht mehr ist. Er möchte wissen, was nach dem Tod kommt und ob es einen höheren Sinn gibt, in den sein Leben und Tod eingebettet sind. Stirbt ein Mensch, bieten die christlichen Beerdigungs- und Trauerrituale denen, die diesen Menschen geliebt haben, einen Halt, auf den viele gerne zurückgreifen.

MF: Welche Rolle spielt die Frage nach dem Lebenssinn in Ihren Therapien? Kommen Menschen zu Ihnen, weil sie das Gefühl haben, dass ihr Leben völlig sinnlos ist?

EJ: Derartigen Fragen begegne ich bei meinen Patienten eher implizit als explizit. Patienten fragen mich häufig: »Was für einen Sinn hatte diese Beziehung für mich? War das ganz blöd, was ich gemacht habe? Wie habe ich meine Kinder erzogen? Hätte ich sie ganz anders erziehen sollen? Was habe ich in meinem Leben alles falsch gemacht? Habe ich etwas im Leben erreicht?« Das sind ja alles Probleme, in denen indirekt die Frage mitschwingt: »Wie sinnvoll oder sinnlos war mein Leben?«

Mit Überlegungen zum letzten Sinn werde ich seltener konfrontiert. Für die Sterbe- und Trauerbegleitung sind andere Fachkräfte zuständig. Es gibt spezielle Therapieangebote und einige ambulante Hospizdienste, die Fortbildungen zu diesem Thema anbieten. Manche Therapeuten spezialisieren sich auf das Thema Tod und Trauer. Bei den Menschen, die zu mir kommen, geht es mehr darum, das bisherige Leben zu bilanzieren, als sich mit dem zu beschäftigen, was nach dem Tod ist. Selbst als ich eine krebskranke Frau in Therapie hatte, konzentrierten sich ihre Fragen nicht auf das ungewisse Nachher, sondern auf ihre Erinnerungen. Ein Therapeut achtet darauf, auch das herauszuarbeiten, was im Leben alles gut gelaufen ist und als Ressource zur Verfügung steht.

INTEGRATION: DIE NEUE GESELLSCHAFTLICHE HERAUSFORDERUNG

MF: Wenn wir nochmals zu den bikulturellen Beziehungen zurückkehren, ist eines der großen Themen, das die Öffentlichkeit insbesondere in Deutschland und Österreich bewegt, die Frage nach dem Umgang mit Flüchtlingen aus der islamischen Welt. Was sollte Ihrer Meinung nach geschehen, damit eine Annäherung und auch Integration gelingt?

EJ: Das ist ein ganz langsamer Prozess, bei dem wir Kriterien finden müssen, um zu sagen, was geht und was auf keinen Fall geht. In unserem Grundgesetz ist sowohl die Gleichberechtigung aller Menschen als auch die der beiden Geschlechter gewährleistet. Hinter diese Forderungen nach der Würde aller Menschen können wir nicht mehr zurück. Wir haben Kriterien der Gleichbehandlung entwickelt, denen sich diejenigen, die in unserer Gesellschaft leben, anpassen müssen. Väter und ihre Söhne müssen Lehrerinnen und nicht nur Lehrer als pädagogische Autorität anerkennen. Schweinefleisch muss hingegen nicht jeder essen. Welchen Gepflogenheiten sie sich anpassen müssen und welchen nicht, das müssen sich die Migranten erst noch erarbeiten. Sie müssen basale Kriterien des Zusammenlebens, die für uns selbstverständlich sind, erst noch entwickeln. Das fällt ihnen umso schwerer, je unterschiedlicher die Leitbilder zwischen den Kulturen sind. Wir müssen uns sicher sein, was unsere gesellschaftlichen Leitbilder, Werte und unsere Identität ausmacht, und gleichzeitig tolerant sein.

Gestern hat mir eine Bekannte von einer deutschen Frau erzählt, die einen türkischen Mann geheiratet hat. Die Familie der Frau hat die Familie des Mannes zu Weihnachten eingeladen. Die türkische Familie hat verlangt, dass kein Wein auf dem Tisch stehen dürfe, wenn sie die Einladung annehmen solle. Die deutsche Familie habe erwidert: »Wir besorgen alles für euch und stellen es auf den Tisch: Wasser, Säfte, was immer ihr trinken möchtet! Aber wir trinken gerne Alkohol, wenn wir feiern. Das gehört für uns zum Fest. Wenn ihr das nicht akzeptieren könnt, könnt ihr nicht mit uns feiern.« Intuitiv wurde die Einladung sofort zurückgewiesen, anstatt sich erst einmal damit zu beschäftigen und näher zu reflektieren: Was steckt dahinter? Warum ist eine Flasche Wein auf dem Tisch eine Beleidigung?

Obwohl Psychologisierung und Reflexion in unserer Gesellschaft sehr ausgeprägt sind, werden viele von uns in derartigen Situationen spontan gemäß ihrer eigenen kulturellen Einstellung reagieren. Ich bin sicher, dass viele muslimische Menschen keine Probleme damit haben, dass der andere Wein trinkt und dass das Weintrinken zu unserer Kultur gehört. Dennoch veranschaulicht das Beispiel sehr gut, wie schwierig eine Annäherung aneinander und die Gestaltung der interkulturellen Beziehungen ist. Die Prozesse weisen auf einen langen Weg, den wir noch zu gehen haben. Gewalt, Leid und Kummer werden anhalten. Das Miteinander wird existenziell bedrohlich bleiben. Es ist ein schwieriger Weg, aber auch einer, der unseren Horizont und unsere Beziehungen erweitern kann. Das Zusammenleben kann sich nur weiterentwickeln, wenn beide Seiten lernen, vieles im Kleinen auszuhandeln.

Das, was die Erzieher im Moment in den Integrationskursen erleben, sind psychisch belastende Situationen. Wenn junge Männer die Autorität der Lehrerinnen in Frage stellen und von ihnen nichts lernen wollen, wenn ein junger Vater eine Lehrerin mit den Worten abweist: »Mit dir rede ich nicht!«, greift das die persönliche Identität an. Die einzige Möglichkeit einer Verständigung besteht dann in einem Aushandlungsprozess, an dem von beiden Seiten noch weitere, gesprächsbereitere Frauen und Männer teilnehmen sollten.

Was im Moment gefragt ist, ist situativer Takt. Mir hat eine Frau, die sich über die Kirche intensiv mit Flüchtlingen beschäftigt, berichtet, dass diese ihr Handy nie ausschalten und beiseitelegen. Sie hätten interreligiöse Veranstaltungen in der Kirche organisiert, das wurde gut von allen angenommen. Als Deutsche hätten sie nur schwer damit umgehen können, dass die muslimischen Flüchtlinge ihr Handy in der Kirche benutzt hätten. Sie habe sich dann jemanden ausgesucht, der erstens gut Englisch sprach und zweitens eine Art Führungsposition bei den anderen besaß. Dem habe sie gesagt, dass es in Deutschland schlecht ankomme, wenn man in der Kirche das Handy nicht ausschalte. Er hätte genügend Autorität gehabt. Seitdem er mit den anderen Flüchtlingen gesprochen habe, würden alle Flüchtlinge den Ton ihrer Handys in der Kirche ausstellen.

Es müssen auf diese Weise sehr unterschiedliche Möglichkeiten der Verständigung entwickelt werden, die nur langsam greifen werden. Wir werden manche Dinge hinnehmen müssen. Unlängst war ich in einem Integrationscafé. Da habe ich mich sehr gut mit einem 18-Jährigen aus Pakistan unterhalten. Er war mir sympathisch und konnte ein bisschen Deutsch und ein bisschen Englisch. Als ich gegangen bin, habe ich ihm instinktiv die Hand gegeben und er hat meine Hand genommen und auf seinen Kopf gelegt. Einander die Hand zu geben, das geht zwischen Mann und Frau in seiner Kultur nicht. Er hätte sich auch wegdrehen können, hat jedoch den Kontakt auf eine freundliche Weise beenden wollen. Im Islam ist es eine Geste des Respekts, älteren Frauen die Hand zu küssen und sie dann auf die eigene Stirn zu legen. In den körperlichen Berührungen stecken bestimmte Menschenbilder und Beziehungsvorstellungen. Sich damit zu befassen, ist eine gute Möglichkeit, etwas voneinander zu lernen und zu begreifen.

INTERKULTURELLE BEZIEHUNGEN: EIN AUSBLICK

MF: **Wir haben über Paare und die Beziehungen in unserer modernen Gesellschaft gesprochen. Zu einer Welt, in der die verschiedenen Kulturen miteinander leben, gehören auch interkulturelle bzw. binationale Paare.**

EJ: Persönlich kenne ich nur einige wenige binationale Paare. Bei einem dieser Paare ist er Ägypter und sie Deutsche. Er hat in Berlin Informationstechnik studiert und arbeitet inzwischen bereits seit dreißig Jahren in diesem Bereich. Er pflegt einen sehr lockeren Umgang mit der islamischen Religion und sagt Dinge wie: »Wenn Mohammed gewusst hätte, wie gut Schweinefleisch schmeckt, hätte er erlaubt, es zu essen.« Auf einem intellektuellen Niveau ist es ihm und seiner Frau gelungen, sich mit der Kultur und Religion des anderen vertraut zu machen. Doch beide haben sich immer wieder mit ihren kulturellen Unterschieden auseinandersetzen müssen. Seine Frau hat mir erzählt, dass er es, als sie jung waren, ganz selbstverständlich fand, dass sie diejenige sei, die alle bediene, wenn es Besuch gab. Als er als Student seine Freunde eingeladen hatte, habe sie ihm erst beibringen müssen, dass die Rollenverteilung in Deutschland eine andere und die Frau nicht dafür zuständig ist, die Männer zu bedienen. Er könne ebenso gut wie sie in die Küche gehen und die Gäste mit Essen und Trinken versorgen. Größere Schwierigkeiten bereitete es ihr, sich gegen seine religiösen Vorstellungen in Bezug auf Hunde durchzusetzen. Hunde seien für Ägypter unreine Tiere, erklärte sie mir. Sie müsse auf ihren Wunsch nach einem Hund verzichten, weil ein Hund als Haustier für ihn dasselbe sei, wie mit einem Schwein eng zusammenzuleben. Als ein Nachbar dann einen Hund hatte, den er gern mochte, und erneut die Rede auf ihren Wunsch kam, meinte er überraschenderweise von sich aus: »Probieren wir es einmal aus!« Inzwischen ist er ein begeistertes Herrchen.

Ein Ergebnis der Globalisierung ist die Zunahme von binationalen Paaren. Manche dieser Paare scheitern, doch ist die Scheidungsrate nicht höher als unter deutschen Paaren, sie soll tendenziell sogar etwas niedriger sein. Sie haben wie alle Paare ihre individuellen Beziehungsprobleme. An denen zu arbeiten, ist für sie zunächst das Wichtigste.

Wenn Millionen flüchten müssen, weil sie bedroht werden und ihre Kinder weder zu essen noch Medikamente haben und jederzeit getötet werden können, erscheint es vielleicht verantwortungslos zu meinen: Das Wichtigste sind die Beziehungsprobleme. Doch die Probleme und Konflikte, deretwegen Menschen zum Therapeuten gehen, beziehen sich eben auf die individuellen Beziehungen, die jedoch oft gesellschaftlich geprägt sind. Es kommt niemand in die Therapie, weil es der Gesellschaft schlecht geht.

Natürlich kann einen der Klimawandel beunruhigen oder dass ein Krieg näher an das eigene Land heranrückt. Doch ist das selten der direkte Grund dafür, dass man psychisch erkrankt und therapeutische Hilfe braucht. Wenn jemand einen Therapeuten benötigt, weil die Umwelt vergiftet ist, muss er einen Enkel haben, der sich vergiftet hat und im Sterben liegt. Ansonsten unterstützt er Greenpeace. Viel mehr kann er nicht machen, um die Welt zu retten. An seinen Beziehungsproblemen kann man jedoch persönlich arbeiten und dadurch eventuell dafür sorgen, dass eine Beziehung wieder oder weiterhin funktioniert.

Es gibt einige Menschen, denen die Lage der Welt Angst macht und die sich zum Beispiel sorgen, wie das mit all den Flüchtlingen werden soll. Ob solche Ängste begründet, realistisch oder krankhaft übertrieben sind, kann eine Gratwanderung sein. Was man sich genauer überlegen sollte, ist jedoch, für wen man sich eigentlich derart fürchtet. Hat man um die eigene Zukunft Angst oder um die der Kinder oder Enkelkinder? Wir werden von den Flüchtlingen nicht erdrückt. Wie unsere Kinder und Enkelkinder mit der Integration zurechtkommen werden, wird sich zeigen. Unproblematisch und ohne Konflikte wird die Integration nicht verlaufen. Aber es ist absurd zu behaupten, dass die Flüchtlinge uns alles wegessen würden.

Ich bin sicher, dass schwierige Zeiten auf uns zukommen. Aber das macht mir keine Angst. Als mein Mann und ich unlängst in Amerika waren, haben wir einiges an Immigrationsliteratur gelesen und uns angeschaut, wie es im 18. und 19. Jahrhundert mit der Verständigung zwischen den Kulturen gelaufen ist. Es war ein schwieriger, langer und oft auch gewalttätiger Prozess. Die Neuen in Amerika wurden verfolgt und abgewertet. Dennoch ist die Integration im letzten Jahrhundert mit Ausnahme der Afro-Amerikaner gut gelungen. Bei diesen wird es hoffentlich langsam auch gelingen. Die Welt verändert sich. Sie bleibt nicht, wie sie ist. Sie ist noch nie so geblieben, wie sie einmal war. Was bleibt und woran man als Therapeut weiterhin arbeiten kann, das sind die Beziehungen zwischen den einzelnen Menschen. Wir sollten nicht vergessen, wie sehr wir Menschen einander und die Liebe füreinander brauchen.

KATHARINA LEY

ANDERS ÄLTER WERDEN

SO GELINGEN DIE BESTEN JAHRE

Hardcover, 12,5 x 18,5 cm, 158 Seiten
ISBN 978-3-903072-32-9

WER MÖCHTE NICHT GUT, GESUND und lange leben? Gutes Älterwerden heißt neben einer richtigen inneren Haltung auch in sozialer Verbundenheit zu leben, in der Familie sowie in der Gesellschaft. Dann ist Solidarität gefragt, und die muss bewusst gestaltet werden. Wie kann z. B. Großelternschaft gut gelebt werden? Lösungen für ein gutes Miteinander kommen nicht von selbst, es braucht Toleranz und Dialogfähigkeit, auch Neinsagen ist erlaubt. Katharina Ley beschreibt in berührenden Fallgeschichten viel Ermutigendes, und sie zeigt anschaulich, wie wahrhaft gelingendes Älterwerden in Zufriedenheit, Liebe und Verbundenheit aussehen kann.